TANJA-GABRIELE SCHMIDT/DR. MATHIAS R. SCHMIDT

Urnahrung

W0192846

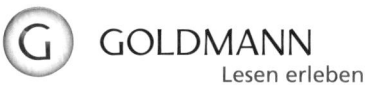

GOLDMANN
Lesen erleben

Für Frau Winter

Tanja-Gabriele Schmidt
Dr. Mathias R. Schmidt

Urnahrung

Wie wir die Vitalkraft von Wildkräutern,
alten Obst- und Gemüsearten nutzen

GOLDMANN

Die in diesem Buch vorgestellten Informationen und Empfehlungen sind nach bestem Wissen und Gewissen geprüft. Dennoch übernehmen die Autoren und der Verlag keinerlei Haftung für Schäden irgendwelcher Art, die sich direkt oder indirekt aus dem Gebrauch der hier beschriebenen Anwendungen ergeben. Bitte nehmen Sie im Zweifel oder bei ernsthaften Beschwerden immer professionelle Diagnose und Therapie durch ärztliche oder naturheilkundliche Hilfe in Anspruch.

Obwohl Blätter, Blüten und Früchte zahlreicher Pflanzen essbar sind, gibt es einige darunter, die man aufgrund ihrer giftigen Inhaltsstoffe meiden sollte. Beim Sammeln ist also Sachkenntnis erforderlich, die Sie beispielsweise bei Kräuterführungen erwerben können. Es sind Wechselwirkungen mit Medikamenten möglich, und im Körper losgelöste Giftstoffe können Symptome hervorrufen. Vor allem bei Schwangeren, Kleinkindern und Allergikern ist besondere Vorsicht geboten.

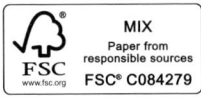

MIX
Paper from
responsible sources
FSC® C084279

Verlagsgruppe Random House FSC® N001967
Das für dieses Buch verwendete FSC®-zertifizierte Papier
Profimatt liefert Sappi, Ehingen.

1. Auflage
Originalausgabe Mai 2015
© 2015 Wilhelm Goldmann Verlag, München
in der Verlagsgruppe Random House GmbH
Umschlaggestaltung: UNO Werbeagentur, München
Umschlagmotiv: Gettyimages / Erika Craddock
Lektorat: Ralf Lay, Mönchengladbach
SSt · Herstellung: cb
Satz: EDV-Fotosatz Huber/Verlagsservice G. Pfeifer, Germering
Druck: Print Consult, München
Printed in Slovak Republic
ISBN: 978-3-442-22100-4

www.goldmann-verlag.de

Inhalt

Vorwort

Dieses Buch zu schreiben hat uns viel Freude bereitet, denn es behandelt ein Thema, das man riechen, schmecken und fühlen kann. Es gibt Antworten auf eine Frage, die sich immer mehr Menschen stellen: Wie kann ich mich gut ernähren, besser als bisher? Wie findet man in einer Welt der Kunstprodukte den Weg zurück zu den Wurzeln? Viele ursprüngliche, naturbelassene Nahrungsmittel sind im Laufe der Zeit in den Hintergrund gedrängt worden und oft in Vergessenheit geraten. In diesem Buch holen wir sie wieder hervor und rücken sie ins Scheinwerferlicht. Und siehe an: Diese »Urnahrung« ist über die Jahrhunderte erstaunlich frisch geblieben.

Unser Buch hat zwei Autoren und ist dennoch in Ichform geschrieben. Denn Tanja-Gabriele Schmidt beschäftigt sich seit vielen Jahren mit diesen essbaren Originalen und lässt die Leser auch an ihren ganz persönlichen Erfahrungen teilhaben.

Dies ist kein Bestimmungsbuch mit langatmigen fachsprachlichen Pflanzenbeschreibungen. Wir wollen vor allem Anregungen für die praktische Verwendung der hier vorgestellten Schätze der Natur bieten: Betrachten Sie diesen Ratgeber als Wegweiser durch den Garten Eden ursprünglicher Lebensmittel, die dabei sind, eine Renaissance zu erleben.

Wir stellen wichtige Wildkräuter, alte Obst- und Gemüse- sowie Getreidearten und Nüsse vor, bieten Hintergrundinfos und geben Tipps zur Verarbeitung. Hierzu gehören auch Rezeptvorschläge, die wir nicht immer als grammgenaue Anweisungen, sondern eher als kreative Impulse verstehen. Wir versprechen Ihnen, Sie werden so manches entdecken, was Ihnen richtig gut schmeckt! Denn Urnahrung ist gesund und köstlich, traditionell und topaktuell, altbewährt und zukunftsweisend zugleich.

Tanja-Gabriele und Mathias Schmidt

Einleitung

Urnahrung, was ist das? Ganz einfach: eben das, was uns seit Urzeiten zur gesunden Ernährung zur Verfügung steht – je nachdem, wo wir leben. Und das ist in unseren Breiten ganz eindeutig eine Vielzahl von essbaren Pflanzen und Früchten, die schon unsere frühesten Vorfahren sammelten. Lange bevor sie vor mehr als 10 000 Jahren sesshaft wurden, streiften sie durch die Natur, durch Wiesen und Wälder, und lernten kennen und schätzen, was ihnen guttat.

Als sie sich schließlich an ausgewählten Orten niederließen, versuchten sie, viele dieser Urpflanzen entsprechend ihren langjährigen Erfahrungen und Vorlieben zu kultivieren, weiterzuzüchten und zu konservieren. Aber immer blieben sie dabei dem natürlichen Kreislauf der Natur verbunden, beobachteten Witterungseinflüsse, jahreszeitliche Veränderungen, den Einfluss der Gestirne und vieles mehr. Niemals wäre es ihnen in den Sinn gekommen, das, was ohne ihr Zutun rund um ihre Siedlungen wuchs, also in freier Natur, von heute auf morgen aus ihrem Speiseplan zu streichen. Ganz genau das haben wir modernen Menschen aber gerade in kürzester Zeit getan – oder, besser gesagt, mit uns machen lassen.

Es geht hier nicht darum, einen Rundumschlag gegen die im Laufe der letzten Jahrzehnte immer größer und mächtiger gewordene Nahrungsmittelindustrie zu vollziehen, ohne die wir uns im Übrigen ein Leben heute kaum mehr vorstellen können. Nein, es geht darum, in einem gewissen Umfang, den jeder für sich selbst ausloten muss, endlich wieder zu unseren eigentlichen Wurzeln zurückzukehren. Zu Nahrung, für die unser Körper seit Tausenden von Jahren gemacht ist, die ihn nach wie vor stärkt, ihn gesund und in Einklang mit sich selbst erhält. Denn es geht hier um keine trendige Diät, sondern um das Normalste der Welt: dass man sich aus der Natur ernährt, wo sie noch weitgehend urwüchsig belassen ist.

Die Unzufriedenheit vieler Menschen mit der »normalen« konventionellen, mit allen möglichen Rückständen belasteten Nahrungspalette ist inzwischen mit Händen zu fassen. In einer Zeit, in der in den zivilisierten Ländern trotz medizinischen Fortschritts und Rundumversorgung lebenszeitverkürzende ernährungsbedingte Krankheiten dramatisch um sich greifen – und das bei einem Nahrungsangebot ohnegleichen –, wird offensichtlich, dass da etwas nicht stimmen kann. Und immer mehr Verbrauchern wird klar, dass wir so auf Dauer nicht weitermachen können.

Gehen Sie mal in einen Naturkostladen, wenn Sie das nicht ohnehin schon tun, und schauen Sie sich um. Sie werden erstaunt sein, wer da inzwischen alles einkauft. Fragen Sie Ihren Bio-Händler, und er wird Ihnen gern bestätigen, dass es inzwischen so etwas wie eine Trendwende gibt, auch und gerade unter jungen Leuten. Eine allgemeine Rückbesinnung oder Sehnsucht *nach* altbewährter naturbelassener, möglichst wenig behandelter Nahrung. Und das ist auch gut so!

Ernährungswissenschaftler in aller Welt sind sich einig darüber, dass wir ohne die frische Vielfalt pflanzlicher Kost

auf lange Sicht nicht fit bleiben und gesund alt werden können. Pflanzen sorgen in unserem gesamten Organismus für
die Gesundheit erhaltende und reparierende Harmonie. Und
das bedeutet nun einmal, so oft wie möglich viel gutes Gemüse und auch Obst zu essen. Sie kennen beispielsweise
sicher den alten englischen Spruch »An apple a day keeps
the doctor away«, nach dem der Genuss eines Apfels täglich
zu den besten prophylaktischen Maßnahmen zur Erhaltung
unserer Gesundheit zählen soll. Schön und gut, wenn es
sich dabei wenigstens nicht um einen jener massenprodu-
zierten nährstoffarmen »Modeäpfel« handelt.

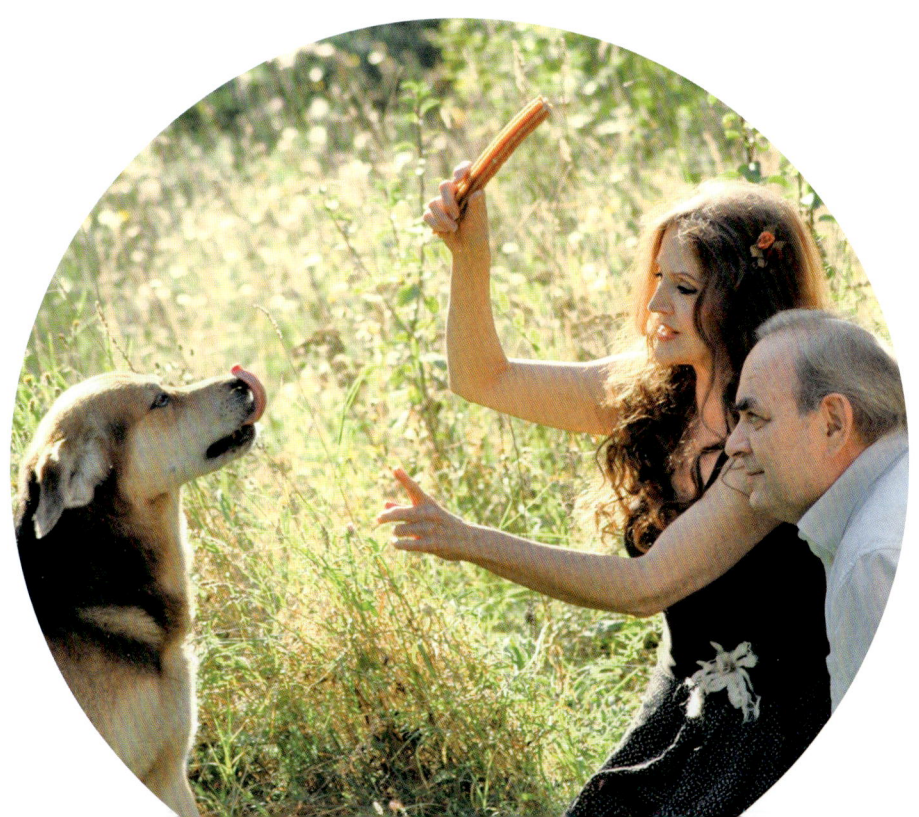

Aber selbst das reicht heute bei weitem nicht aus. Zählen Sie den Apfel höchstens als eine von möglichst sieben bis zehn vegetabilen Portionen, die wir pro Tag zu uns nehmen sollten! Sind Sie einmal auf den Geschmack gekommen, ist das überhaupt nicht so viel, wie es auf den ersten Blick erscheinen mag. Sie nehmen ja schon in einem einzigen Smoothie mehrere Obstarten und Salatvarianten zu sich (siehe »Green Smoothie – der grüne Krafttrunk aus der Natur« in Kapitel 1). Kommen dann noch eine oder zwei Gemüsemahlzeiten hinzu, sind Sie bereits »auf der sicheren Seite«. Essen Sie je nach Konstitution mindestens 500 Gramm Frisches aus der Pflanzenwelt statt der durchschnittlich kaum mehr als 100 Gramm, die Otto Normalverbraucher täglich verspeist.

Essbare Pflanzen saugen die Nährstoffe aus der Erde, sie speichern Licht und Wasser, nehmen also insgesamt eine Vielzahl von Substanzen und Energien auf, die sie selbst vor Witterungseinflüssen, Fraßschäden und Krankheiten schützen. Dieses ganze Spektrum stellen sie uns Menschen in einem so ausgewogenen Verhältnis zur Verfügung, dass wir sie problemlos verzehren und verdauen können. Da wurde nichts nachträglich isoliert, extrahiert, hinzugesetzt und denaturiert. Da müssen wir uns keine Sorgen um saure Verstoffwechslung und dergleichen mehr machen.

Hält man sich einmal vor Augen, dass der menschliche Körper bis zu 80 Billionen und mehr verschiedenster Zellen hat und in jeder Sekunde in einer jeden dieser Zellen um die 100 000 Reaktionen stattfinden, dann kann einem angesichts dieser in ihrer Vielschichtigkeit schier unermesslichen Fülle von interaktiver Kommunikation fast schwindlig werden. Machen wir uns klar: Unser Körper ist ein Wahnsinns-»Computer«! Ein solches Wunderwerk muss kompetent gewartet werden. Und er braucht angemessenen Input, um möglichst reibungslos zu funktionieren. »Gutes Futter«, um heil zu bleiben.

Und hier kommen Sie ins Spiel. Ihre ureigene Verantwortung. Sie spüren das, sonst würden Sie diese Zeilen wohl kaum lesen. Und Sie sind mit Ihrer Meinung beileibe nicht allein.

Auch wenn die meisten Menschen noch keine Veganer sind, machen sie sich heute immer mehr Gedanken darüber, was da auf ihrem Teller landet. Man fällt nicht mehr ganz so leicht auf ausgeklügelte Werbestrategien herein. An unabhängige, das heißt nicht von Unternehmen gesponserte Informationen kann man heute, nicht zuletzt über das Internet, schneller kommen als je zuvor. Und das nutzen viele.

PRAXISTIPPS

Pflanzliche Nahrung ist mit Sicherheit eines der besten Mittel überhaupt gegen all die sich gegenseitig bedingenden, auch und gerade ernährungsabhängigen Krankheiten wie Allergien, Diabetes, Bluthochdruck, Herzinfarkt, Krebs, um nur einige zu nennen. Stärken Sie Ihr körpereigenes System und nehmen Sie die Geschenke der Natur an, die sie Ihnen in Gestalt zahlreicher Pflanzen anbietet. Hier ein paar altbewährte Regeln:

- Essen Sie im wahrsten Sinne *bodenständig,* frisch und einfach: viel Grünes, viel Gemüse und Obst.
- Trauen Sie sich wieder an die nahrhaften und heilkräftigen wilden Pflanzen, die in Ihrem Lebensraum in freier Natur wachsen.
- Kaufen Sie biologisch einwandfrei angebautes Kulturgemüse. Bevorzugen Sie Rohes und »alte Gemüsearten«.
- Verzehren Sie bei einer Mahlzeit nicht zu viel durcheinander. Ein gesundes Menü aus wertvollen pflanzlichen Le-

bensmitteln lässt sich auch mit wenigen Zutaten schmackhaft zubereiten.
- Und: Essen Sie nicht zu viel! Das belastet Ihren Organismus
und macht übergewichtig und krank.

Wen wundert es da noch, dass so mancher angesichts der an
die Öffentlichkeit gelangten Lebensmittelskandale die Nase
inzwischen gestrichen voll hat von Nahrung, die verantwor-
tungslos produziert wird und mit unüberschaubar zahlreichen und unkalkulierbar aufeinander einwirkenden chemischen Zusatzstoffen versetzt ist?

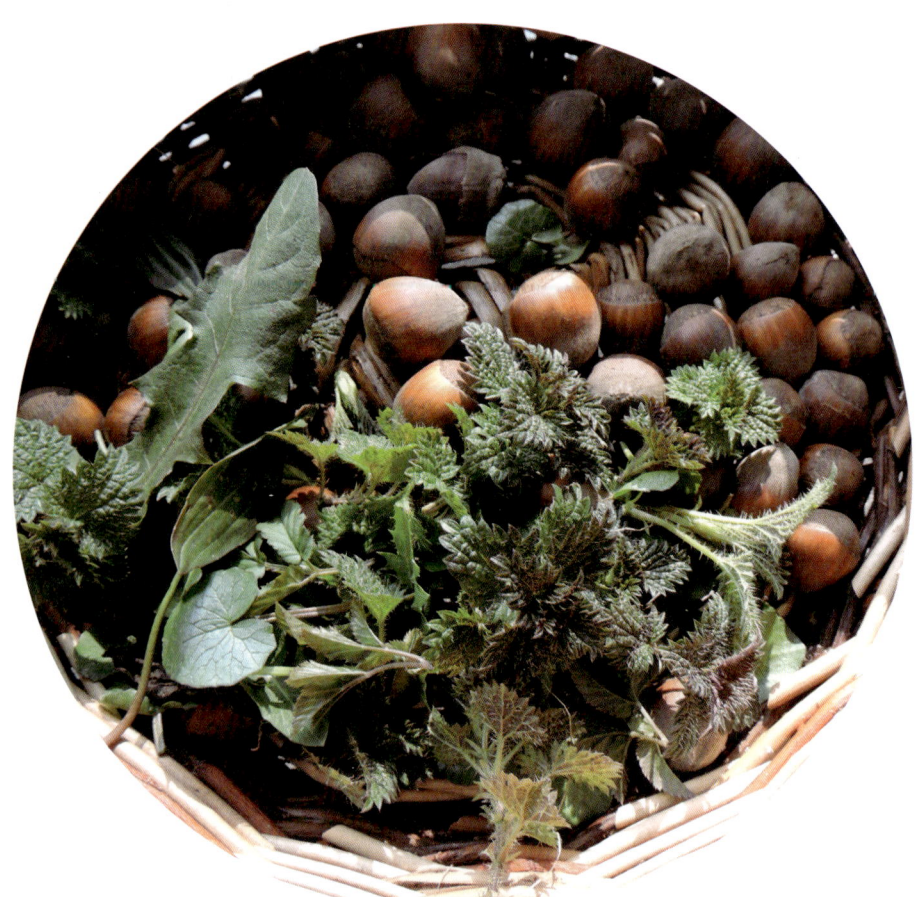

»Lebensmittel« werden verfälscht, eingefärbt, geschmacks-verstärkt, auf fragwürdige Weise haltbar gemacht, kurz ge-sagt in Laboren »entwickelt«, nur um uns vorzugaukeln, dass das in Ordnung für uns und unsere Kinder wäre und wir uns etwas Besseres nicht wünschen könnten. Dabei gab und gibt es so viel Besseres, genau vor unserer Nase: *draußen vor der Tür.* Es sprießt aus der Erde, ganz in freier Natur oder in Maßen kultiviert, es reift an Bäumen und Sträuchern. Es ist nahrhaft, baut auf, hält gesund und schmeckt hervorragend. Kraftspendende Wild- und Küchen-kräuter, Blatt- sowie Knollen- und Wurzelgemüse, köstliches Obst, Getreide, Nüsse und Samen. Urnahrung eben, keine Notnahrung. Das, was wir brauchen, um den vielfältigen An-forderungen unserer Zeit zumindest auf körperlicher Ebene gut gerüstet begegnen zu können.

Urnahrung ist nicht nur ein bunter Gaumen- und Augen-schmaus, sondern ein echter Lebensquell voller gesunder-haltender bioaktiver und zugleich heilender Substanzen. Dieser Brunnen sprudelt seit vielen Jahrtausenden und tut es immer noch. Es ist an der Zeit, dass sich so viele von uns wie nur möglich dieser urig-gesunden Fülle wieder bewusst werden. Auch als vielbeschäftigte moderne Menschen. Denn jeder kleine Schritt zählt. Dazu möchte dieses Buch seinen Beitrag leisten.

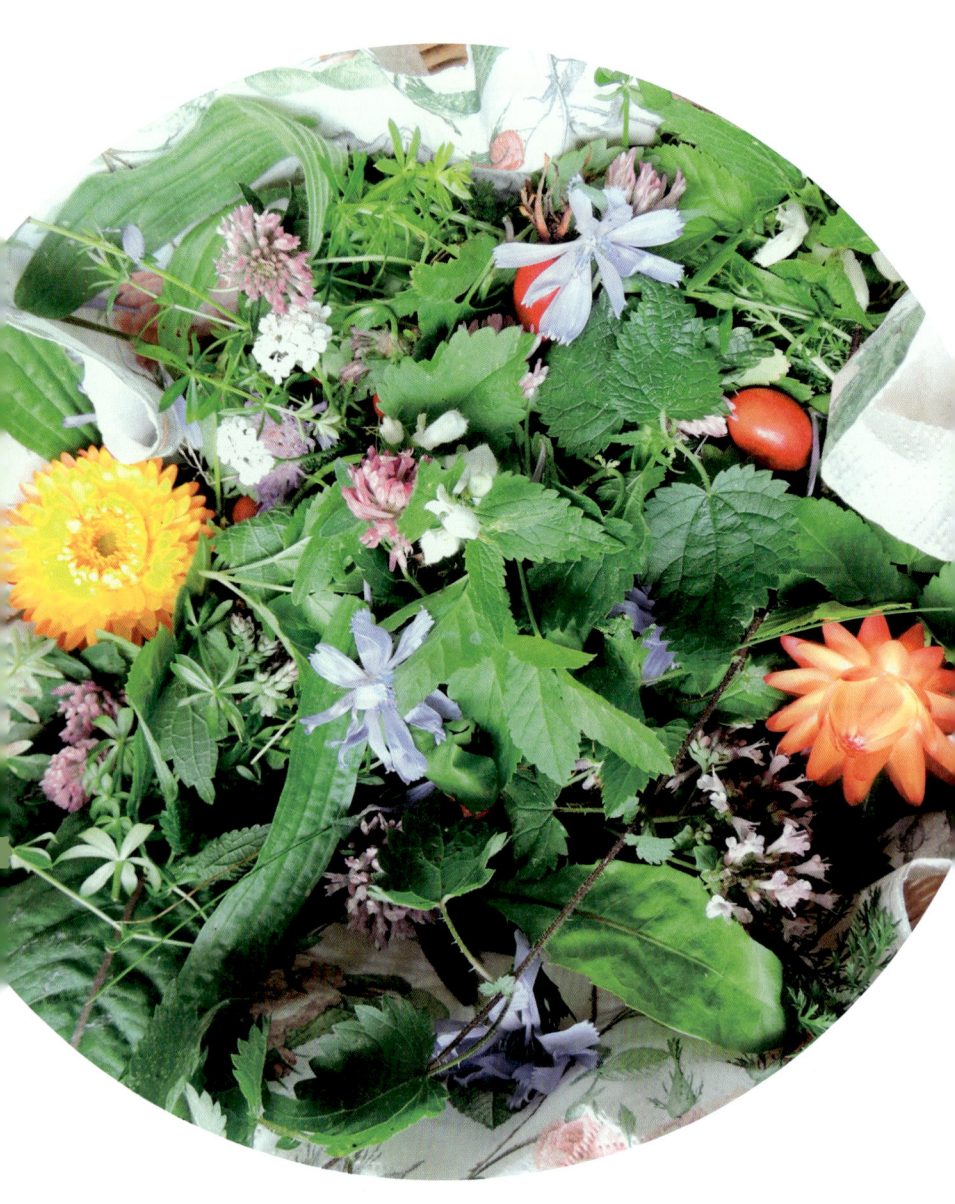

Kapitel 1

Wild wachsende Kräuter

Wenn etwas wahre Urnahrung ist, dann sind es die wilden Kräuter. Sie sind genau diejenigen Lebensmittel, die Jahrtausende der Menschheitsgeschichte am unverfälschtesten überdauert haben. Und das ohne direkte menschliche Eingriffe. Man hat sie über lange Zeit für Nahrungs- und Heilzwecke gesammelt, sie respektiert und besungen, aber sie in ihrem Wachsen und Gedeihen weitestgehend sich selbst überlassen. Sie brauchten keine besondere Pflege, man musste sie nicht wässern oder gar düngen und sie von Krankheiten befreien. Sie wuchsen einfach. Die Natur versorgte sie mit allem, was sie benötigten. Sie speicherten das Sonnenlicht, tranken den Regen, saugten die Nährstoffe aus der Erde und waren mit all dem biologischen Leben um sie herum, ob mit Pflanzen, Tieren oder Mikroorganismen, bestens vernetzt. Und trotz aller klimatischen Veränderungen, Witterungseinflüsse und der beklagenswerten Umweltverschmutzung sind viele von ihnen auch *heute* noch hier bei uns zu finden.

Immer mehr Menschen haben deshalb ein großes Interesse daran, sich auf das zu besinnen, was altbewährt und immer noch aktuell ist. Auf *Lebens*mittel eben, die uns guttun und unser Wohlbefinden steigern. Sie empfinden Achtung gegenüber all den Pflanzen, die die meisten von uns in den letzten Jahrzehnten allerhöchstens als Unkraut registriert haben und die in Wahrheit oft nicht nur ausgesprochen schön anzusehen, sondern Überlebenskünstler und gesunde Kraftpakete allererster Güte sind.

Wildkräuter weisen eine ungeahnte Fülle an Vitaminen, mineralischen Mengen- und Spurenelementen, vitalen Enzymen und unzähligen bioaktiven Substanzen auf, die konventioneller und auch kultivierter biologischer Pflanzennahrung oft abhandengekommen sind. Heilkundige, die sich mit chronisch degenerativen Erkrankungen wie Krebs, Alzheimer und dergleichen befassen, hegen den dringenden Verdacht, dass wir heute trotz überquellender Supermarktregale oft »mangelernährt« sind, weil unsere normalen Nahrungsmittel eine Vielzahl der ursprünglichen Pflanzeninhaltsstoffe nicht mehr enthalten. Regulations- und Reparaturmechanismen können in unserem Körper aber auf Dauer nur störungsfrei ablaufen, wenn unsere tägliche Nahrung die nötigen Bausteine mitliefert.

Kräuter haben ein nicht zu unterschätzendes Heilpotenzial. Deshalb ist die Unterscheidung in Heil-, Würz- und Küchenkräuter auch bei frei wachsenden Kräutern nicht so einfach. Natürlich wird man den altbekannten beruhigenden Baldrian oder die Schafgarbe eher als Heilkräuter, den wilden aromatischen Schnittlauch und den Quendel (Wilder Thymian) aber eher als Küchenkräuter einstufen. Doch meist fließt beides zusammen. Wilde Kräuter tun doppelt gut: Sie nähren *und* heilen uns. Die altbekannte Forderung »Lasst eure Nahrungsmittel Heilmittel und eure Heilmittel Nahrungsmittel sein«, die man dem griechischen Arzt und »Vater der Heilkunde« Hippokrates von Kos zuschreibt, wird in Bezug auf die wild wachsenden Heil- und Küchenkräuter aufs Beste erfüllt. Auch uns geht es in diesem Buch in erster

Linie um Pflanzen, die von alters her gut essbar sind, etwa in Salaten, Shakes, Suppen und dergleichen, *und* die damit auf vorbeugende Weise gleichermaßen kräftigend wie heilend sind. Die beiden Wirkweisen gehören untrennbar zusammen und formen erst gemeinsam das gesunde Ganze.

Die folgende Auswahl an leckeren wilden Kräutern beruht auf tradiertem Kräuterwissen, modernen wissenschaftlichen Erkenntnissen, langjähriger Erfahrung, permanentem Austausch mit anderen Kräuterkundigen sowie persönlichen Vorlieben. Von den allein in unseren Breiten noch reichlich draußen in der Natur vorhandenen essbaren und gesundheitsfördernden Pflanzen wollen wir solche vorstellen, die leicht zu finden sind und die es verdienen, vielen Menschen wieder nähergebracht zu werden.

Zunächst präsentieren wir Ihnen fünf wunderbare (ur)-altbewährte, universal einsetzbare Kräuter: den Spitzwegerich, die Vogelmiere, den Giersch, die Brennnessel und das Labkraut. Nicht ganz so ausführlich, aber umso bunter geht es danach zu, wenn wir zusammen »über die Wiese« streifen und nach Blättern und Blüten Ausschau halten, die man immer schon wahrgenommen hat, aber deren Vorzüge man eigentlich gar nicht so genau kennt. Alle Pflanzen zusammengenommen bilden einen sehr guten Grundstock für eine wilde naturbelassene und supergesunde Urnahrung.

SAMMELN UND ANWENDEN

- Besuchen Sie einen Kräuterkurs oder nehmen Sie an geführten Kräuterwanderungen teil und lassen Sie sich die Pflanzen dort genau zeigen. Ein Bestimmungsbuch allein ist zu wenig.
- Fragen Sie, wenn Sie etwas nicht verstanden haben. Aber bedenken Sie bitte, auch Kräuterexperten kennen zwar

eine ganze Reihe von Pflanzen, sie sind aber nicht allwissend!

- Sammeln Sie nur Pflanzen, die Sie gut kennen und sicher bestimmen können. Wenn Sie – auch nur ein bisschen – unsicher sind, lassen Sie sie stehen! Denn zahlreiche Kräuter sind zwar essbar, es gibt aber auch ein paar richtig giftige darunter!

- Besorgen Sie sich einen hübschen luftdurchlässigen Korb. Das ist allemal besser als eine Plastiktüte, in der das Sammelgut vor sich hin schwitzt. Zur Not tut es auch eine geeignete Papiertüte.

- Sammeln Sie nicht in der Nähe von befahrenen Straßen und nahe an Wegrändern, wo viele Hunde ausgeführt werden. (Wir lieben übrigens Hunde!) Es gibt genug andere Stellen.

- Ernten Sie keine verschmutzten oder von Fraßschäden verunstalteten beziehungsweise von Insekten befallenen Pflanzenteile.

- Treten Sie achtsam auf, »trampeln« Sie also nicht aus Versehen auf den Kräutern herum.

- Sammeln Sie weitläufig und nicht immer nur an einer Stelle.

- Veranstalten Sie keinen »Kahlschlag«! Sammeln Sie nur wenig von einer Population, etwa 10 Prozent sind schon viel. Eine Faustregel lautet: Man darf es danach nicht sehen!

- Nehmen Sie pro Einzelpflanze wenig mit nach Hause. Dann kann sie draußen problemlos weiterwachsen. Oft ist ein Blatt genug.

- Reißen Sie Kräuter nicht einfach aus, sondern gehen Sie beim Sammeln behutsam vor.

- Behandeln Sie die Pflanzen mit Respekt, denn sie sind viel mehr als bloße Molekülkomplexe; und bedanken Sie sich für die Gaben aus der Natur. Das ist keine Spinnerei, sondern sollte eine Selbstverständlichkeit sein.

- Und last, but not least: Kümmern Sie sich, zu Hause angekommen, um die Pflanzen, die Sie gesammelt haben. Reinigen Sie sie vorsichtig und verarbeiten Sie die Kräuter gleich.
Oder stellen Sie sie in ein mit Wasser befülltes Glas, beziehungsweise lagern Sie Ihre Ausbeute in einer von innen
leicht feuchten, mit kleinen Löchern versehenen, lebens-
mittelechten Tüte im Kühlschrank.

Eine Handvoll wildes Grün – kraftvoll und urgesund

Der Spitzwegerich ist einfach spitze

Wer auf Spitzwegerich baut,
heilt Husten und Haut ...

...doch nicht nur das. Unter Kräuterkundigen für den Spitzwegerich eine Lanze brechen zu wollen wäre in etwa so, als trüge man Eulen nach Athen oder Holz in den Wald. Die Kräfte dieser Pflanze sind offensichtlich.

Ihre Blätter sehen aus wie kleine Lanzen: lang und spitz zulaufend, mit aufstrebenden Blattnerven, einfach unverkennbar. Diese Nerven muten wie stabile Fäden an, die man sogar herausziehen kann. Vielleicht hat Pfarrer Kneipp auch deshalb über die uralte, wohl schon in der Steinzeit und später von den Germanen genutzte Heilpflanze gesagt: »Wie mit goldenen Fäden näht Wegerich den klaffenden Riss, die Wunde zu.«

Und diese wunderschöne Rosette, ganz unten am Boden haftend, aus der alles sprießt! Zum Beispiel auch der mit bis zu 50 Zentimetern ziemlich hoch aufragende Schaft, der etwa ab Mai Blütenstände trägt, die kleinen, mit unscheinbaren Blütchen bestückten Walzen ähneln, aus denen später Früchte und Samenkapseln wachsen. Die verzweigte Wurzel reicht übrigens bis zu 60 Zentimeter tief in die Erde.

Wenn ich während der Blütezeit über eine Wiese gehe und Ausschau nach Spitzwegerich halte, muss ich nicht lange suchen. Die Ähren ähnelnden, sich aus der Blattrosette aufrichtenden Blütenschäfte scheinen mir geradewegs zuzuwinken: »Komm her. Hier bin ich doch ...« Sie schmecken vorzüglich – sowohl roh, etwa als Salatbeimischung, als auch zart angeschwitzt oder in Öl eingelegt.

Und ich möchte wetten, sehr viele Menschen haben den Spitzwegerich durchaus schon bemerkt, kennen ihn und seine Vorzüge aber leider kaum. Ob als frischer knackiger Salat allein oder mit anderen Blättern gemischt, als ganz besondere und schmackhafte Spinatvariante, als leckere Suppe oder wirkungsvolle Zutat im grünen Kraftshake, dem Grünen Smoothie: Diese vom Frühjahr bis in den Herbst hinein fast überall auffindbare Pflanze ist schlicht und ergreifend Nahrungs- und Heilmittel in einem.

Nicht umsonst wurde sie gerade von Wissenschaftlern der Universität Würzburg zur »Arzneipflanze des Jahres 2014« gekürt, und das hat sie wahrlich verdient. Denn außer seinen Vorzügen im normalen Alltag in der Küche ist das Kraut wie gesagt ein wirkungsvoller Husten- und Hautheiler, um zwei der wichtigsten medizinischen Anwendungsgebiete noch einmal hervorzuheben. Der Spitzwegerich ist einfach überwältigend vielseitig.

Ich weiß noch sehr genau, wie mir mein Mann eines Abends – natürlich war es am Wochenende – ziemlich blass um die Nase seine Hand zeigte. Er hatte sich beim Holzhacken eine blutende Wunde zugefügt, es sah ziemlich schlimm aus. Ich habe sofort frischen Spitzwegerich aus dem Garten geholt, ihn gewaschen und unverzüglich mit einem Nudelholz gewalkt, um den grünen Saft aus den Blättern herauszupressen. Die saftigen Blätter kamen auf die

Verletzung und wurden mit einer sauberen Binde fixiert. Bereits am nächsten Morgen sah die Wunde viel besser aus. Ich wiederholte die Prozedur, bis klar war, dass die Heilung weiter gute Fortschritte machte. Wir wohnten sehr abgelegen damals, ein Mediziner war auf die Schnelle nicht verfügbar. Doch die Verletzung heilte hervorragend, was uns Tage später ärztlicherseits bestätigt wurde, und es blieb auch keine Narbe zurück.

Damals wusste ich nur, dass Spitzwegerich als Erste-Hilfe-Kraut Großartiges leisten kann, mir war aber nicht klar, warum das so ist. Auch unseren Urahnen wird das nicht bewusst gewesen sein, trotzdem setzten sie die Pflanze ein, denn sie hatten aus Erfahrung gelernt, dass sie helfen kann. Schon in der Steinzeit legte man offenbar Blätter auf Wunden. Erste schriftliche Zeugnisse stammen übrigens aus der Zeit der Assyrer. In der Antike soll sie gegen Husten und Schüttelfrost verwendet worden sein. Spätestens im Mittelalter setzte man das Kraut auch bei Brandwunden, Geschwüren und Hundebissen ein.

Der schon lange vermutete Heileffekt des Spitzwegerichs rührt vielleicht auch daher, dass man damals viel genauer als heute beobachtete und daraus seine Schlüsse zog. Befassen Sie sich mit der Pflanze, die auch »Wegtritt« genannt wird, ein bisschen intensiver, werden Sie ganz schnell feststellen, dass sie sehr robust sein muss, also augenscheinlich auch über enorme Selbstheilungskräfte verfügt. Denn Wegerich ist selbst auf vielgenutzten Wegen kaum kleinzukriegen, er scheint geradezu immun gegenüber Verletzungen zu sein. Ob Hufe, Reifen oder eisenbeschlagene Räder, es macht ihm nichts aus. (In diesem Zusammenhang ist es interessant, dass das Wort »Wegerich« seinen Ursprung wahrscheinlich im althochdeutschen Begriff *weg* für »Weg« und dem alten Wort *rîch* für »König« hat. Der »König der Wege«, was für ein edler Name! Oder sehen Sie sich mal eine als Parkfläche für ein Volksfest bestimmte Wiese am Tag danach an: Dem Spitz- und auch seinem engen Verwandten, dem Breitwegerich, dessen Blätter rundlicher, ausladender, eben breiter sind, scheint es verhältnismäßig gut zu gehen. Vielleicht dachte man, dass eine Pflanze, die so viel wegstecken kann, einfach heilen *müsse* – und das tut sie ja auch. Eine weitere Beobachtung: Der aus Spitzwegerichblättern gepresste Saft schimmelt so schnell nicht, er muss also eine Substanz enthalten, die Fäulnis- und Krankheitskeime abwehrt.

Zudem hatte und hat dieses altbewährte Kraut eine nicht zu übersehende Wirkung bei Husten und Bronchial- wie Lungenleiden. Daher auch der in manchen Regionen gebräuchliche Name »Lungenblattl«. Es kräftigt das Lungengewebe und beruhigt die gereizten Schleimhäute. Antibiotisch wirkende Substanzen im Spitzwegerichkraut töten krankheitsauslösende Erreger ab, schädigen dabei aber die Darmflora nicht.

Dass der Spitzwegerich ein hochwirksames Hustenkraut ist und eine wahre Speerspitze gegen Verletzungen und Infektionen der Haut, dass er die Mundschleimhäute saniert und wundheilend wirkt, ist aber noch lange nicht alles. Er wirkt beruhigend auf das Verdauungssystem, bei Augenentzündungen, bei Leberproblemen, bei Insektenstichen und, und, und.

So weit, so gut. Aber hält dieses traditionell genutzte breite Wirkspektrum auch unseren heutigen wissenschaftlichen Anforderungen stand? O ja, das tut es! Und das Schönste ist, wir können von all dieser robusten Gesundheit jener sehr häufig anzutreffenden Pflanze profitieren, indem wir sie uns nicht nur im akuten Bedarfsfall, sondern vorbeugend so oft wie möglich im Salat, im Smoothie oder auch hin und wieder als Tee gönnen.

Wie wirkt Spitzwegerich?

Wichtige Eigenschaften

- antibiotisch
- antibakteriell
- wundheilend
- reizmildernd
- hustendämpfend
- auswurffördernd
- blutstillend
- schmerzlindernd

Wichtige Inhaltsstoffe

- Schleimstoffe, die einer ummantelnden Schutzschicht gleich die Schleimhäute umhüllen und Krankheitserreger abwehren
- Gerbstoffe, die zusammenziehend und blutstillend wirken
- magensaftlockende und verdauungsfördernde Bitterstoffe
- Iridoidglykoside, etwa das Aucubin, die für die antibakterielle/antibiotische Wirkung verantwortlich sind
- cholesterinbindende Saponine
- stabilisierende festigende Kieselsäure
- antioxidativ wirkende, entzündungshemmende Flavonoide
- immunstärkendes Vitamin C
- stoffwechselrelevante Mineralstoffe wie Zink und Kalium

SAMMELN UND ANWENDEN

Spitzwegerichblätter sammelt man – wie andere Wildkräuter auch – am besten in einem luftigen Korb. In der Blütezeit dürfen Sie natürlich auch ein paar Blütenstände mitnehmen. Das Kraut wächst vom Frühling bis in den Herbst hinein fast auf jeder Wiese (ich habe es auch schon mitten im Winter gefunden ...) und natürlich an Wegrändern. Ernten Sie nicht direkt an befahrenen Straßen oder dort, wo gedüngt und gespritzt wurde. Und seien Sie bitte achtsam. Nehmen Sie nur wenig von jeder einzelnen Pflanze, sodass diese gut weiter wachsen kann. Junge zarte Blätter sind besonders vitamin- und mineralstoffreich. Das gilt im Übrigen für alle hier aufgeführten Wilden.

Wenn Sie das Kraut nicht gleich für Salat oder Suppe, ein grünes Pesto, einen selbstgemixten (Frucht-)Shake beziehungsweise kraftspendenden Smoothie verwenden möchten, trocknen Sie es unverzüglich und rasch. Spitzwegerich bekommt sonst leicht unschöne braune Stellen. Ausgebreitet an einem luftigen schattigen Ort, aufgefädelt oder zu lockeren Sträußchen gebunden und aufgehängt, können die Blätter in hübschen Dosen oder in mit spezieller Folie ausgeschlagenen Tüten gelagert werden. Warten Sie damit aber, bis sie krachtrocken sind und so richtig rascheln.

Spitzwegerichrezepte

Hier als Erstes ein Spitzwegerichrezept, mit dem Sie wahrscheinlich nicht gerechnet haben. Nein, keine köstliche Suppe und auch kein wertiges Pesto, sondern ausnahmsweise mal was ganz anderes, nämlich ... Plätzchen!

Spitzwegerichplätzchen
Ergibt etwa 15 Stück

REZEPT

Was Sie brauchen

1 gute Handvoll nicht allzu kleiner Spitzwegerichblätter
  (ca. 30–50 g)
40 g Kakaobutter
ca. 2 EL Kakaopulver
ca. 2 EL Rohrohrzucker oder Dattelmus oder ein anderes
  Süßungsmittel Ihrer Wahl
ca. 1 EL Mandelmus
ca. 2 EL Kokosraspeln
ca. 2 EL Haferflocken
1 Vanilleschote oder ein Tütchen Bourbonvanillepulver
zur Dekoration eine Handvoll Gänseblümchen oder
  Mandelblättchen

Das klingt vielleicht nach mehr Vorbereitung, als es in Wirklichkeit ist, aber es schmeckt einfach köstlich, versprochen! Sie können die Kokosflocken auch, wenn Sie die nicht so mögen, durch gepoppten Amaranth oder Puffreis ersetzen. Es gibt viele Variationsmöglichkeiten, nur die Kakaobutter-Grundlage muss stimmen, damit die Plätzchen nicht auseinanderfallen.

Wie Sie vorgehen

Spitzwegerich waschen und sehr fein hacken. Kakaobutter im Wasserbad schmelzen, von der Kochstelle nehmen, Kakaopulver und Süßungsmittel einrühren, Mandelmus, Kokosraspeln und Haferflocken untermengen und Vanille hinzugeben. Probieren, ob es jetzt schon schmeckt! Die Masse soll sich gut mit einem Teelöffel in kleinen Häufchen auf einem mit Backpapier ausgelegten Blech oder Holzbrett portionieren lassen. Sie können auch mit den Händen kleine Konfektkugeln formen. Auf jedes ein Gänseblümchen oder Mandelblättchen drücken. Vorsicht, der »Plätzchenteig« ist noch nicht stabil und muss erst eine halbe Stunde an einem kühlen Ort »trocknen«, bis sich die Kakaobutter wieder verfestigt hat. Sie brauchen also nicht mal einen Herd! Die fertigen Plätzchen lassen sich dann mühelos vom Backpapier lösen und auf einer Platte hübsch anrichten. Eine durchaus »heilkräftige« Leckerei, die man sich zwischendurch ohne Reue leisten darf!

Aber natürlich folgt jetzt eine der vielen möglichen Rezeptvarianten für einen erfrischend gesunden Spitzwegerichsalat.

Spitzwegerichsalat
Für etwa 4–6 Personen

Was Sie brauchen
2 Handvoll Spitzwegerich (1 Handvoll entspricht etwa 30–50 g)
1 helle Zwiebel
2–3 saftige Orangen
4 Handvoll Feldsalat
2 EL kaltgepresstes Olivenöl
2 EL Balsamicoessig
4 EL Orangen- oder Apfelsaft
Salz, Pfeffer

Wie Sie vorgehen
Waschen Sie die Spitzwegerichblätter, und schneiden Sie sie quer zu den Blattnerven in lange und danach noch einmal in kleine kurze Stückchen. So franst später nichts aus. Mischen Sie alles zusammen mit der in sehr kleine Stückchen gehackten Zwiebel

und den ebenfalls in mundgerechte Stücke geschnittenen Orangen unter den gereinigten Feldsalat. Erst kurz vor dem Servieren
heben Sie Öl, Essig, Saft sowie Salz und Pfeffer unter. Vor Ihnen
steht ein Kraftsalat der Spitzenklasse

Und so können Sie das Kraut als traditionellen Tee, als Pflanzensaft oder Smoothie, Tinktur oder Sirup einsetzen:

Spitzwegerichtee   REZEPT

Überbrühen Sie für einen gesunden Aufguss 2 TL getrocknetes
Spitzwegerichkraut oder etwa so viele frische Blätter, wie Sie bequem zwischen Daumen, Zeige- und Mittelfinger einer Hand halten können, mit circa 200 Milliliter kochendem Wasser. Lassen
Sie das Kraut mindestens 10 Minuten abgedeckt ziehen, bevor
Sie es abseihen. (Sie können es auch bis zu 2 Stunden ziehen
lassen und anschließend erwärmen.) Trinken Sie ein paar Tassen
pro Tag oder auch weniger, ganz nach Belieben. Ihr Körper signa-
lisiert Ihnen, wann es genug ist. Mit kochendem Wasser übergossen, eignet sich Spitzwegerichtee auch wunderbar zum Gurgeln,
zu Mundspülungen, zum Inhalieren sowie für Umschläge.

Spitzwegerichsaft oder -smoothie   REZEPT

Wenn Sie den frischen Pflanzensaft aus den Blättern nicht selbst
auspressen wollen, schauen Sie sich im Reformhaus, in der Apotheke oder in guten Bioläden um. Sie werden garantiert fündig.
Möchten Sie aber ganz schnell, sehr effektiv und dazu noch
schmackhaft von dem heilsamen Blattsaft profitieren, nehmen
Sie etwa 1–2 Handvoll Spitzwegerich mit nach Hause – gern auch
ein paar Blütenstände –, waschen Sie alles, und geben Sie es allein oder gemischt mit anderen Kräutern und gemeinsam mit
Obst (Äpfel, Beeren, Bananen, Orangen … Ihrer Fantasie sind keine Grenzen gesetzt!) sowie Wasser oder Apfelsaft in einen guten

Mixer. Vor Ihnen steht ein Krafttrunk der Sonderklasse! Sehr lecker und richtig gesund. Auf Ihr Wohl! (Siehe auch das Kapitel »Smoothie – der grüne Krafttrunk«).

WANDERERTIPP

Sind Sie unterwegs und haben Sie sich verletzt, pressen Sie, die Blätter reibend, den Saft aus dem Spitzwegerich und tupfen Sie diesen auf die Wunde. Man kann das Spitzwegerichblatt auch wie eine kleine Ziehharmonika im 90-Grad-Winkel zu den Blattnerven hin und her falten, um an den heilsamen Saft zu gelangen. Als Pflasterersatz dient wiederum ein schmales langes Spitzwegerichblatt, das Sie gut etwa um Finger oder Zehen wickeln können.

Sollten Sie sich eine schmerzende Blase erlaufen haben, hilft auch sehr gut ein Breitwegerichblatt als Auflage. Wenn Sie *Spitz*wegerich schätzen gelernt haben, erkennen Sie auch den *Breit*wegerich auf einen Blick (siehe oben).

Sie sind von einem Insekt gestochen worden? Spitzwegerich wirkt auch hier schnell, indem er Schmerz, Juckreiz und Schwellung rasch eindämmt. Und ist man schließlich nach einer ausgiebigen Wanderung zu Hause angekommen, erweist sich Spitzwegerichsaft allein oder mit Kamillentee vermischt als wirksamer Umschlag für überbeanspruchte oder gar wunde Füße.

Hausmittel

Spitzwegerichtinktur   REZEPT

Eine Spitzwegerichtinktur ist sinnvoll in der Hausapotheke. So hat man die heilenden Substanzen im Bedarfsfall als Tropfen gleich griffbereit.

Was Sie brauchen

ca. 1–2 Handvoll Spitzwegerichblätter
2 Schraubdeckelgläser (z. B. Honig-Standardgläser mit einem
*   Fassungsvermögen von jeweils ca. 300 ml)*
etwa 40–70%igen Alkohol (Doppelkorn, Wodka)
Kaffeefilter
dunkle Apothekerfläschchen mit Tropfverschluss
*   (Fassungsvermögen 30–50 ml)*
Papieraufkleber

Wie Sie vorgehen

Füllen Sie die gewaschenen und zerkleinerten, trocken getupften Spitzwegerichblätter locker in ein Glas mit Schraubdeckel, sodass es etwa zu drei Vierteln damit gefüllt ist. Nun schütten Sie den Alkohol darüber, er soll das Kraut richtig gut bedecken. Das Glas wird jetzt verschlossen etwa 1–3 Wochen an einen warmen, sonnigen Ort gestellt. Hin und wieder (alle paar Tage reicht aus) schütteln Sie das Ganze sacht. Sie werden erkennen, wie der Alkohol im Laufe der Zeit immer mehr Farbe annimmt.

Die fertige Tinktur wird dann durch einen Kaffeefilter in das zweite Glas abgefiltert. Wiederholen Sie notfalls den Vorgang, damit Schwebestoffe keine Chance haben. Nun gießen Sie die Tinktur am besten in ein Gefäß mit geeigneter Schütte und befüllen je nach gewählter Größe 5 bis 10 Apothekerfläschchen. So viele brauchen Sie gar nicht? Dann setzen Sie entsprechend weniger der Spitzwegerichtinktur an oder verschenken Sie einige Fläschchen im Bekanntenkreis. Ein tolles Mitbringsel! Ganz wichtig: Sobald ein Fläschchen gut verschlossen ist, beschriften Sie es unbedingt mit Angaben zu Datum und Inhalt. An einem dunklen, kühlen Platz sollte sich die Tinktur mindestens 12 Monate halten.

Mit Wasser verdünnt bei Verletzungen oder Insektenstichen mit einem Tuch auf die Wunde tupfen. Nehmen Sie bei Bedarf

3-mal täglich je nach Konstitution 10–30 Tropfen pur oder ebenfalls verdünnt mit Wasser ein.

Es ist klar, dass Kinder und Schwangere keinen Alkohol zu sich nehmen sollten.

Übrigens: Spitzwegerichsirup, eine dickflüssige konzentrierte Zuckerlösung, ist wegen des hohen Zuckergehalts für Diabetiker natürlich nicht geeignet und auch sowieso nur bei Husten sinnvoll. Gerade Kinder mögen aber nun mal gern süße Medizin, obwohl normaler Haushaltszucker – wie jeder inzwischen weiß – nicht nur die Zähne schädigt. Daher unser Rat: Ersparen Sie sich das Geklecker und kaufen Sie im Bedarfsfall besser einen guten Spitzwegerichhustensaft in der Apotheke.

Seit Jahrhunderten gepriesen

»Und du, Wegerich, Mutter der Heilwurze, mächtig im Innern. Über dich Wagen karrten, über dich Frauen ritten, über dich Bräute schritten, über dich Stiere stampften. Allen widerstandest du, allem Druck. So widerstehe du auch dem Gift und der Ansteckung und dem Übel, das über das Land dahinfährt.«

In diesem angelsächsischen Kräutersegen, niedergeschrieben in Wessex im 11. Jahrhundert, kommen die magischen Eigenschaften, die man dem Spitzwegerichkraut von alters her zuschrieb, klar zum Ausdruck: Heilung, Stärke, Abwehr und Schutz.

PRAXISTIPP

Hallo, Raucher! Spitzwegerich, oft und regelmäßig als Tee getrunken, stärkt die Lunge und kann Sie, wenn Sie das wollen, sogar von Ihrer Sucht befreien, denn: Dieses Kraut soll Widerwillen gegen den Genuss von Tabak auslösen! Probieren Sie's doch einfach mal aus.

Die Vogelmiere erfrischt Körper und Seele

Vogelmiere, zarte Ranke
für Gesunde wie für Kranke,
tut nicht nur dem Körper gut,
gibt dir Kraft und Lebensmut.

Gehören Sie zu den Menschen, die wissen, wo in ihrer Nähe Vogelmiere wächst? Herzlichen Glückwunsch! Dann haben Sie eigentlich das ganze Jahr über Zugang zu einem frischen und ganz besonderen Kraut: Diese Pionierpflanze, die gern und rasch ungeschützte Böden bedeckt, auf Brachland wie an Ackerrändern, und auch mal mitten in einer Wiese zu finden ist, habe ich kennen und schätzen gelernt, als es mir mal gar nicht so gut ging.

Ich weiß noch, wie ich nach einem Vortrag auf einer Fensterbank ein Schüsselchen mit einem mir bis dahin unbekannten Kraut entdeckte, das mit seinem frischen duftenden Grün so einladend auf mich wirkte, dass ich es gleich probieren musste und gar nicht mehr damit aufhören konnte, es in mich hineinzustopfen! Der Anfang einer langen innigen Beziehung ... Denn erstens schmeckte es mir vorzüglich, zweitens roch es sehr aromatisch, und drittens bemerkte ich nur wenig später die so vitalisierend aufrichtende Wirkung dieses Krauts. Wie gesagt, ich hatte bis dahin von dem Pflänzchen noch nichts gehört, hegte also keinerlei Erwartungen. Vielleicht kann dieses wegen seiner schönen kleinen Blüten auch »Sternenkraut« oder »Sternenkind« genannte Kräutlein wahrhaftig die Sterne vom Himmel holen?

Genug geschwärmt. Die Vogelmiere gilt als Urzeitpflanze, auch »Archäophyt« genannt. Es ist wohl Gott sei Dank unmöglich, sie auszurotten, da sie jährlich bis zu fünf neue Pflanzengenerationen mit insgesamt bis zu 20 000 Samen und mehr hervorbringen kann, die wiederum im Boden bis zu sechzig Jahre keimfähig ausharren können. Kräuterkundige rühmen ihre verjüngende und lebensverlängernde Wirkung aufgrund ihrer starken Abwehrkraft gegen Viren, Bakterien und Pilze.

Sie ist nicht nur in der wildkräuterarmen Zeit zwischen Spätherbst und Frühling eine verlässliche Größe. Wenn der Schnee nicht zu hoch ist, kann man sie fast immer finden. Sie bildet regelrechte Kissen aus leuchtendem Grün mit winzig kleinen Blüten, die sich in der kälteren Jahreszeit zu Hause in der warmen Küche sogar oft öffnen und einen anstrahlen. Da dieses Kraut praktisch während der gesamten Vegetationsphase Samen produziert, können Sie auch versuchen, diese in Balkonkästen auszusäen oder einem mit Wurzel geernteten Pflänzchen dort eine Heimat zu geben.

Und noch etwas: Es gibt ein gutes Erkennungszeichen, das ich Ihnen natürlich nicht vorenthalten möchte. Wenn Sie einen der Stängel mit beiden Händen vorsichtig auseinanderziehen, erscheint ein langer dünner Faden, der sich im Innern verbirgt.

Menschen und Tieren (die Pflanze heißt nicht umsonst *Vogel*miere), die ihr Potenzial erkannt haben, scheint sie das Ernten offenbar leicht machen zu wollen. Es gibt kaum ein Kraut außer dem anschmiegsamen Klettenlabkraut, das sich so problemlos ablösen lässt. Die langen dünnen Stängel mit den hübschen Blättchen daran bilden am Boden ein ziemliches Gewirr, das man, sobald man es leicht nach oben zieht, ohne Schwierigkeiten ernten kann. Seien Sie aber immer achtsam, ernten Sie die oberen Triebe, reißen Sie keinesfalls die Wurzeln mit aus, und nehmen Sie von jedem Kissen nur wenig. Das sind Sie der Pflanze schuldig.

Ob bei Beschwerden der Bronchien und der Lunge (Husten und Asthma), der Niere, Leber und Blase, bei Halsschmerzen, Herzschwäche, Entzündungen der Darmschleimhaut, Hautproblemen (Schnitte, juckende Ekzeme, Schwellungen, Insektenstiche), ermüdeten, überanstrengten Augen und vielem mehr: Vogelmiere erquickt, hilft und heilt. Es gibt unglaublich viele Anwendungsgebiete.

Denn dieses altbewährte Kraut, so frisch und zart wie zäh und langlebig, ist nicht nur mit seinem Vitamin- und Mineralienreichtum nachweislich ein wahres Lebenselixier. Nutzen Sie die blutreinigende entgiftende Pflanze für sich und andere so oft wie möglich. Sie kann Körper und Gemüt klären, und gegen einen wohldosierten Energieschub hin und wieder kann doch auch keiner ernsthaft etwas haben.

Wie wirkt die Vogelmiere?

Wichtige Eigenschaften

- kraftspendend, energetisierend
- schleimlösend
- entzündungshemmend
- hautklärend
- schmerzlindernd
- abschwellend

Wichtige Inhaltsstoffe

- Saponine, die unter anderem entzündungshemmend, schleimlösend und hormonstimulierend wirken sowie Cholesterin binden können und die Aufnahme von Nährstoffen im Darm fördern
- stabilisierende Kieselsäure für Haut und Haare
- Mineralstoffe wie das intrazellulär lebenswichtige Kalium, muskelstärkendes Magnesium, für die Immunabwehr unverzichtbares Zink sowie Selen, knochenrelevantes Calcium, blutbildendes Eisen ...
- Vitamine A und C sowie nervenstärkende B-Vitamine
- zusammenziehende, die Heilung fördernde Gerbstoffe
- entzündungshemmende ätherische Öle
- die Schleimhaut schützende, Erreger abwehrende Schleimstoffe
- antioxidativ, also gegen freie Radikale wirkende Flavonoide

Vogelmierenrezepte

Am besten nutzen Sie das Wirkspektrum der Vogelmiere, wenn Sie sie frisch genießen. Nach dem Ernten, das ganzjährig möglich ist, spülen Sie das Kraut ab und drapieren es in einer schönen Schüssel – guten Appetit! Es ist von sich aus so mild-aromatisch und knackig-zart, dass es eigentlich gar kein Dressing nötig hat. Sollten Sie das anders sehen, geben Sie zum Beispiel ein wenig Zitrone und eine Spur Rapsöl, Salz und Pfeffer hinzu und/oder mischen Sie es mit anderen Kräutern oder Blattsalaten. Wichtig ist eigentlich nur, dass die Salatsoße nicht zu schwer ist und das fragile Kraut erdrückt.

Wegen des milden Aromas und der zarten Struktur der Pflanze ist die Vogelmiere gerade für Kinder ein gutes Einstiegswildgemüse, ob in der Suppe oder als Salat. Probieren Sie sie doch mal in einer Vinaigrette aus Öl und wenig Apfelessig, gemischt mit ein paar Esslöffeln gekochter Maiskörner und einer halben sehr fein geschnittenen Zwiebel.

PRAXISTIPP

Vogelmiere schmeckt frisch als Salat und in einem Smoothie oder kurz gedünstet am besten. Sie können sie auch als Pesto verarbeiten. Zum Trocknen eignet sie sich nicht so gut. Wenn Sie sich aber einen Tee brühen wollen, tun Sie das, und zwar mit dem frischen Kraut. Schließlich steht diese Pflanze ganzjährig zur Verfügung.

Wenn Sie wegen des besonderen Eigenaromas der Pflanze nicht allzu viel davon in den Mixer geben, macht sie sich auch optimal in einem köstlichen, so richtig Auftrieb gebenden urigen grünen Krafttrunk (Smoothie).

Natürlich kann man die Vogelmiere auch als Gemüse kurz dünsten (2–3 Minuten reichen aus), sie schmeckt zusammen mit zum Beispiel in wenig Olivenöl angeschmorten Zwiebeln und gemeinsam mit anderen Kräutern einfach köstlich. Sie können sie selbstverständlich auch als Tinktur zubereiten, die manche Kräuterkundige zum Durchziehen statt ins Sonnen- ins Mondlicht stellen. Ich mag sie sehr gern in einer kräftigenden aufmunternden Suppe.

Vogelmierensuppe
Für etwa 4 Personen

Was Sie brauchen
2 Frühlings- oder eine rote Zwiebel
1–2 Knoblauchzehen
etwas kaltgepresstes Olivenöl
ca. 1 l Wasser
ca. 1 Würfel gekörnte Brühe oder nach Geschmack auch mehr
2–3 gekochte oder in ganz dünne Scheiben geschnittene rohe
  normale oder Süßkartoffeln
Salz, Pfeffer
2 Handvoll Vogelmiere
Mandelmus, alternativ 2 EL Mandelblättchen
evtl. Sojamilch

Wie Sie vorgehen
Schneiden Sie die Zwiebeln und Knoblauchzehen möglichst klein, braten Sie sie in Ölivenöl an, löschen Sie mit Wasser ab, geben Sie die gekörnte Brühe dazu und die geschnittenen Kartoffeln sowie Salz und Pfeffer. Warten Sie kurz, bis die Kartoffeln gar sind, nehmen Sie das Ganze vom Herd, werfen Sie die gewaschene und klein geschnittene Vogelmiere hinein und rühren Sie 1–2 EL Man-

delmus unter. Jetzt wird alles mit dem Pürierstab oder im Mixer schön cremig gerührt. Eventuell etwas mehr Wasser oder auch Sojamilch zugeben. Sollten Sie kein Mandel- oder anderes Nussmus im Haus haben, machen sich auch ohne Fett leicht angeröstete Mandelblättchen oder Pinienkerne, kurz vor dem Servieren darüber gestreut, so richtig gut!

WANDERERTIPP

Im Freien schmeckt es oft besonders gut: Vogelmiere auf dem Brot oder ganz einfach roh gegessen, zusammen mit einem saftigen Apfel. Das ergänzt sich optimal und wirkt für eine ganze Weile kraftspendend und sättigend. Vielleicht haben Sie noch einige Ihrer Lieblingsnüsse dabei. Was soll jetzt noch schiefgehen? Und in der kalten Jahreszeit kann eine gute Salbe aus Vogelmiere draußen sehr hilfreich bei rissigen Händen, aber auch für Pfoten sein: Sie und Ihr Vierbeiner werden es zu schätzen wissen, ganz bestimmt.

Hausmittel

Vogelmierensalbe für Mensch und Tier   REZEPT

Was Sie brauchen
ca. 50–100 g Kokosfett
    (oder ein anderes gutes Pflanzenfett)
10–20 ml Oliven- oder Mandelöl
1–3 Handvoll Vogelmiere
Topf
Teefilter
Salbendose

Wie Sie vorgehen

Kokosfett mit dem Öl und der Vogelmiere in einem Topf bei kleiner Hitze unter Rühren schmelzen, auf keinen Fall brodeln lassen. Über Nacht darf die Masse abgedeckt ziehen. Am nächsten Tag erwärmen Sie das Ganze, bis es wieder flüssig ist, und seihen es mithilfe eines Teefilters ab. In einer Cremedose, wiederum abgedeckt, fest werden lassen, verschließen und in den Kühlschrank stellen. Mit Spatel oder sauberem Messer bei Bedarf entnehmen.

PRAXISTIPP

Die Vogelmiere lässt sich sehr gut ernten. Da die Pflanze trotz ihrer Lebenskraft eher fragil gebaut ist, lassen Sie bitte beim Sammeln besondere Umsicht walten. Pflücken Sie mit einer Hand nur die oberen Teile, während Sie mit der anderen das zarte Pflanzengewirr am Boden festhalten, damit Sie die Wurzeln nicht gleich alle mit aus dem Boden ziehen.

Geißfuß oder Giersch – ein urwüchsiger Lebenskünstler

Geißfuß im Garten
heilt nicht nur die Gicht.
Ich rat dir sehr:
Vertreib ihn nicht!

Der Geißfuß, auch »Giersch« genannt, ist ein schmackhaftes, an bioaktiven Nährstoffen reiches Kraut, das Sie vom Frühling bis in den späten Herbst hinein fast überall finden können: auf Wiesen im Halbschatten, an Ackerrändern, lichten Waldsäumen und so gut wie in jedem Garten. Und genau Letzteres nimmt ihm so mancher Hobbygärtner schlicht übel.

Es ist noch nicht lange her, dass ich zusammen mit anderen Interessierten bei schönem Sommerwetter und weit geöffneten Türen in einem Kräuterseminarraum saß und plötzlich ein Passant hereintrat und meinte: »Ihr kennt euch doch mit Kräutern aus, da könnt ihr mir bestimmt auch sagen, wie ich diesen hartnäckigen Geißfuß aus meinem Garten rauskriege? Das Zeug macht mich wahnsinnig. Ich hab schon alles probiert ...«

Einmal abgesehen davon, dass es Kräuterkundigen ganz bestimmt nicht darum geht, nützliche und sogar heilsame Pflanzen zu eliminieren, sondern sie im Gegenteil respektvoll zu nutzen, muss man schlicht und einfach feststellen: Diese Pflanze, die im ausgewachsenen Zustand mit ihren hübschen weißen Dolden bis zu etwa 80 Zentimeter hoch wird, lässt sich eigentlich nicht ausrotten, und das ist auch gut so. Das Wurzelwerk ist weit verzweigt, und aus jedem kleinen Wurzelstückchen kann ein neuer Trieb entstehen.

Weil sie mir so gut gefiel, will ich Ihnen die folgende, wie ich finde, absolut zutreffende Auflistung der Eigenschaften des Gierschs nicht vorenthalten:

»Welcher Gärtner wünscht sich nicht das ultimative Supergemüse, das
- *völlig unkompliziert wächst und keinerlei Pflege braucht,*
- *man das ganze Jahr über ernten kann und das ständig frisch treibt,*

- *sowohl als Salat, Spinat, Gemüse und Gewürz vielseitig verwendbar ist,*
- *super gesund ist und extrem viel Vitamine und Mineralien enthält,*
- *gegen so schlimme Krankheiten wie Gicht und Rheuma, aber auch gegen Erkältung hilft,*
- *auch noch zum Mulchen taugt und Biomasse für einen guten Kompost bildet?«[1]*

Für Kräuterliebhaber gibt es nicht viel Schöneres, als im zeitigen Frühjahr die frischen, wie kleine Ziehharmoniken zusammengefalteten Blättchen des jungen Gierschs aus dem Boden sprießen zu sehen ... Das helle glänzende Grün lädt geradezu ein, sich daran zu erfreuen! Da Gierschpflanzen alles andere als Einzelgänger sind und in großen Gruppen auftreten, dürfen Sie natürlich gleich ein paar mitnehmen und zu Hause als Salat verspeisen oder im Smoothie pürieren.

Es dauert gar nicht lang, bis die Pflänzchen größer geworden sind und die Blätter immer mehr die Form eines »Geißfußes« annehmen. Stellen Sie sich den Abdruck einer Ziegenklaue auf feuchter Erde vor, und Sie wissen, was ich meine. In einer Gierschkolonie mischen sich vor allem im zeitigen Frühjahr jüngere und ältere Pflanzen gern, es geht zu wie in einem Mehrgenerationenhaus.

»Gesellschaftlich« betrachtet, eine hochaktuelle Pflanze also – doch dies auch aus anderem Grund. Der Geißfuß gilt als unglaublich vitales Pionierkraut, er lässt sich nicht unterkriegen, man könnte ihn auch als Zuversicht ausstrahlen-

---

[1] Mandy Bantle, *ik news*, 27. April 2013.

den »pflanzlichen Lebenskünstler« bezeichnen. Glauben Sie mir, er wird Sie an dieser gerade heute so unverzichtbaren Eigenschaft teilhaben lassen. Schließlich ist er in der Küche ein echter Alleskönner und gilt als eines unserer ältesten Wildgemüse.

Ob Sie ihn als köstliche Smoothiezutat, die jungen Triebe als Salat, auch in Kombination mit Tomaten und Gurken, die älteren Blätter als »Spinatgemüse« oder als Pesto einsetzen, er ist immer eine lukullische Wucht.

Auch in Sachen entgiftende Reinigung ist der Giersch im Grunde so etwas wie ein »All-in-one«-Naturprodukt. Weil er so effektiv Harnsäure aus dem Körper ausleiten kann, ist er eine Wohltat für unsere Gelenke. Die Pflanze heißt nicht umsonst auch »Zipperleinskraut«: Gicht, Rheuma und Arthritis wird durch regelmäßigen Genuss dieses unaufdringlich würzigen, karottig-nussig schmeckenden Heilkraftpakets viel von ihrem Schrecken genommen. Der Geißfuß wirkt harntreibend und entsäuernd, schont Leber und Galle, ist also ausgesprochen hilfreich bei den täglich in unserem Körper stattfindenden Entgiftungsprozessen. Dazu ist er so gut wie überall verfügbar, ein vitamin- und mineralstoffreiches Superkraut, einfach lecker und ohne Probleme in großen Mengen essbar.

Also, versuchen Sie dieser Pflanze nicht mit Hacke & Co. zu Leibe zu rücken, sondern verzehren Sie einfach die kleine »Ziegenherde«, die da in Ihrem Garten heranwächst! Ihr Körper wird es Ihnen ganz gewiss danken.

Die Pflanze können Sie außerdem gut an den »magischen Drei« erkennen (sie wird bezeichnenderweise auch »Dreiblatt« genannt) oder besser noch »den magischen Neun« (drei mal drei). Warum? Nun, der Stängel ist *drei*kantig, er trägt *drei* Blätter, und die wiederum sind *drei*geteilt. Im älteren Reifestadium »verschwimmt« diese letztgenannte Dreiteilung manchmal, ist aber dennoch nachvollziehbar.

Der dreieckige Stängel ist übrigens ein wirklich wichtiges Erkennungsmerkmal, schließlich gehört der Geißfuß zu den Doldenblütlern so wie der sehr giftige Schierling auch. Sie sind auf der sicheren Seite, wenn der geerntete hohle Stängel drei Kanten aufweist und die Pflanze dazu noch im Gegensatz zum sehr unangenehm riechenden Schierling ansprechend nach Petersilie duftet. Lassen Sie sich die Pflanze am besten »in natura« zeigen. Aber keine Angst: Wenn Sie dieses hilfreiche Kraut erst einmal kennen, werden Sie es kaum noch verwechseln können!

Wie wirkt der Giersch?

Wichtige Eigenschaften

- entgiftend
- schmerzlindernd
- entzündungshemmend
- harnausschwemmend
- appetitanregend
- krampflösend
- antirheumatisch

Wichtige Inhaltsstoffe

- entzündungshemmende ätherische Öle
- Vitamine A und C
- antioxidativ wirkende Flavonoide

- eine ganze Reihe von Mineralstoffen, unter anderem das für den Abtransport toxischer Stoffe unverzichtbare, den Blutdruck und das Zellwachstum regulierende Kalium
- blutbildendes Eisen
- muskelfreundliches Calcium und Mangan
- abwehrstärkendes Zink
- stabilisierende Kieselsäure
- leberfreundliche Bitterstoffe

Gierschrezept

Köstlicher Giersch-Buchweizen-Pfannkuchen

REZEPT

Ergibt etwa 6 handtellergroße Pfannkuchen, also je nach Appetit ca. 2–3 Portionen

Was Sie für die Pfannkuchen brauchen

1 Schälchen Buchweizenmehl
Mineralwasser (vorzugsweise still)
2 EL Oliven- oder Rapsöl
2 EL Sojamehl in Wasser aufgelöst oder
   1 Ei
Salz, Pfeffer, Rosmarin
gehackte Macadamianusskerne oder Mandelblättchen
   als Dekoration

Was Sie für die Füllung brauchen

1–2 Zwiebeln (vorzugsweise rote)
etwas Olivenöl

gute körnige Brühe
1 Knoblauchzehe
ca. 3 Handvoll junge Gierschblätter (alternativ ältere Blätter
  fein hacken)
etwas stilles Wasser
1 EL Sesammus
Salz, Pfeffer

Wie Sie vorgehen

Bereiten Sie aus Buchweizenmehl, Mineralwasser und etwas gutem Öl sowie dem Sojamehl (oder Ei), wenig Salz, Pfeffer und Rosmarin eine zähflüssige klümpchenfreie Teigmasse (gelingt gut mit einem Schneebesen), die Sie mithilfe einer Schöpfkelle in die Pfanne geben und beidseitig zu dünnen Fladen ausbacken. Sie können die fertigen Pfannkuchen bei Bedarf auf einem feuerfesten Teller im Backofen bei 50 Grad warm halten.

Braten Sie für die Füllung die gehackten Zwiebeln in gutem Öl, bis sie glasig werden, fügen Sie etwas gekörnte Brühe sowie den gepressten Knoblauch hinzu, geben Sie vorsichtig die Gierschblätter hinein, und binden Sie die Masse mit dem mit etwas stillem Wasser verdünnten und glatt gerührten Sesammus ab. Umrühren und gegebenenfalls mit ein wenig Salz und Pfeffer abschmecken.

Nun richten Sie die Pfannkuchen auf einem hübschen Teller an. Entweder Sie verteilen die Füllung einfach nett drapiert auf dem runden Fladen, oder Sie rollen das Ganze ein. Das klappt, wenn Sie die Pfannkuchen dünner und größer ausgebacken haben. In jedem Fall zum Schluss mit gehackten Macadamianusskernen oder Mandelblättchen toppen. Sättigend und sehr gesund, guten Appetit!

WANDERERTIPP

Wenn Sie zu den Zeitgenossen gehören, die keine Gierschplantage im Garten haben, dann bietet eine Wanderung die gute Gelegenheit, an abgelegenen straßenfernen Weg- und Waldrändern nach Geißfuß Ausschau zu halten. Ein bisschen Platz im Rucksack findet sich immer, und nach Hause zurückgekehrt, freut man sich über die wertige Ernte.

Hausmittel

Gierschumschläge aus angedrückten Geißfußblättern oder auch mit Presssaft getränkt helfen bei Insektenstichen, Hautrissen und natürlich bei Ischias, Rheuma und Gicht.

Die Brennnessel – brandaktuell und altbewährt

Wehrhafte Nessel, kommst mir grad recht,
brenn in mir nieder, was krank macht und schwächt.

So wehrhaft und spröde die Brennnessel auch sein mag, so hartnäckig verfolgt sie uns Menschen, fast als ob sie gar nicht ohne uns und unsere nährstoffreichen Böden sein mag. Wo wir auch auftauchen und uns niederlassen, es dauert nicht lange, und sie ist ebenfalls in der Nähe. Aber wehe, man kommt ihr *zu* nahe. Wer hat noch nicht Bekanntschaft mit ihren stechenden, anhaltend brennenden Nesselhärchen gemacht? Bienen- und Schlangengift ähnliche Substanzen mit einem Schuss Ameisensäure in den feinen Brennhaaren sorgen dafür, dass viele Menschen es tunlichst vermeiden, mit ihr auf Tuchfühlung zu gehen, und sie nur als lästiges Unkraut sehen, das zudem in großen Gruppen so manche Gartenecke »verschandelt«.

Die Brennnessel macht es uns trotz ihrer Häufigkeit eben nicht gerade leicht. Und die einjährige Kleine Brennnessel ist wie ihre große Schwester, die sich als mehrjährige Staude präsentiert, nicht weniger wehrhaft. Trotzdem ging für mich von dieser Pflanze immer schon eine Faszination aus. Nicht nur, dass sie von Schmetterlingen wie dem wunderschönen Admiral, dem Tagpfauenauge und natürlich dem Kleinen Fuchs umschwärmt wird. Nein, sie scheint darüber hinaus »Selbstbewusstsein« und »natürliche Autorität« auszustrahlen, beinah so, als ob sie sich ihrer Qualitäten durchaus bewusst sei.

Denn sie *ist* nun einmal eine »Vitalstoffbombe«. Kein Weg führt an dieser Erkenntnis vorbei. Seitdem ich von ihrem unglaublichen Nähr- und Heilpotenzial weiß, ist mir auch eines klar: Sie hat es einfach nicht nötig, sich zu ducken. Und wer ihr in die Quere kommt, braucht sich über ihre »Fass-mich-nicht-einfach-so-an«-Reaktion kaum zu wundern.

Aber ob Sie es glauben oder nicht, dieses Kraut hat auch eine beinah spitzbübische Seite. Wie anders kann man es deuten, dass es mir immer dann, wenn ich ihm ein bisschen böse bin, weil es mich wieder mal ziemlich verbrannt hat, eine Verschnaufpause gewährt, während deren ich es ungestraft pflücken darf? Sobald ich mich aber wieder in Sicherheit wiege, bekomme ich umgehend aufs Neue mein Fett weg. Und glauben Sie bloß nicht all den weisen Ratschlägen, dass die jungen Triebe nie brennen (tun sie nämlich manchmal doch) oder dass man die Pflanze auf diese und jene Weise anfassen müsse, um ihrem Gift zu entgehen. Wenn die Brennnessel Sie brennen will, tut sie es auch, und zwar manchmal selbst durch Handschuhe hindurch, die nicht robust genug sind, ihrem Nesselgift zu widerstehen.

Vielleicht hatte der altbekannte Kräuterkundler Pfarrer Künzle recht, als er meinte, dass diese Pflanze ohne ihre Wehrhaftigkeit wohl lange schon ausgerottet wäre. Denn sie gilt vielen Kennern ob ihres Wirkspektrums schließlich als Königin unter den hiesigen heilkräftigen Pflanzen. Und dies bereits seit Hunderten von Jahren. Schon der Dichter Catull verfasste im 1. Jahrhundert v. Chr. ein Loblied auf dieses Kraut. Und wir wissen aus alten Überlieferungen, dass auch Dioskurides, ein griechischer Arzt im 1. Jahrhundert n. Chr., mit Hilfe der Brennnessel Patienten behandelte.

Die Brennnessel hat den Ruf, das Detox-Kraut schlechthin zu sein. Wenn es Ihnen darum geht, delikat zu essen *und* dabei Gesundheit zu erhalten, indem Sie Toxisches aus Ihrem Körper hinausschwemmen wollen, damit es in Ihnen kein weiteres Unheil anrichtet, dann greifen Sie in gesunden wie in kranken Tagen zu dieser nach wie vor brandaktuellen Pflanze. Wir sind umgeben von Substanzen und Energiefeldern, die uns schaden können, aber wir haben auch Mittel zur Hand, die in der Lage sind, hilfreich gegenzusteuern – und zu denen gehört dieses weitverbreitete, in einem sehr positiven Sinn abwehrstarke Kraut.

Machen Sie es doch einfach zu Ihrem Verbündeten! Gestehen Sie diesem Superkraut in Ihrem Garten Raum zu, und mähen Sie es bloß nicht gleich nieder. Dann haben Sie auch die Gewähr, dass die Brennnessel, die eine sogenannte Zeigerpflanze für nitratreiche Böden ist, auf allenfalls biologisch gedüngtem Boden wächst und Sie die heilkräftigen Blätter jederzeit problemlos ernten können. Zum Beispiel, um eine Brennnesselsuppe zuzubereiten. Diese Suppe, früher als »Arme-Leute-Gericht« vorschnell abgetan, hat inzwischen in so manchem Gourmettempel Einzug gehalten. Und das zu Recht! Das Kraut ist auch als Spinat, Pesto oder im Auflauf, als Krafttrunk-(Smoothie-)Zutat oder Tee wirklich nicht schwer zuzubereiten und hilft dabei, wirkungsvoll zu »entschlacken«. Vergessen Sie das befristete Entgiftungsprogramm, das sich so mancher im Frühjahr mehr oder weniger freiwillig verordnet, sondern beziehen Sie stattdessen die Brennnessel in Ihre Küche ab jetzt einfach als feste Größe mit ein, und zwar langfristig: Ihr Körper wird es Ihnen danken!

Die Brennnessel regt nachweislich die Nierenfunktion an, was die natürliche Folge hat, dass mehr schadstoffbelastetes Wasser über die Blase ausgeschieden wird. Der Reinigungseffekt ist offensichtlich. Sie hilft bei Rheuma, Gicht, Leber- und Gallenleiden. Arthrose und Arthritis können signifikant gemildert werden. Sie ist sehr hilfreich bei Magen-Darm-Beschwerden und vitalisiert die Bauchspeicheldrüse. Sie kann den Blutzuckerspiegel bei Diabetikern senken. Sie wirkt gegen zu starke Monatsblutungen, Anämie, chronische Müdigkeit und Leistungsabfall. Und sie verbessert die Gedächtnisleistung, wirkt also bei älteren Menschen dem so gefürchteten Gedächtnisschwund entgegen.

So weckt die Brennnessel also im wahrsten Sinne auf, macht wach. Die Parallele zum plötzlichen Brenneffekt ihrer Nesselhärchen ist offenkundig. Sogar die Aktivität der körpereigenen Fresszellen wird angeregt, die dann so manchem Krankheitskeim den Garaus machen.

Brennnesseltee oder -saft hilft bei Akne und Ekzemen und kommt gegen Heuschnupfen und Neurodermitis zum Einsatz. Besonders der Wurzelextrakt ist bei Prostatabeschwerden hilfreich. Er soll sogar bei Prostatawucherungen das Zellwachstum eindämmen. Wenn Sie Ihre Kopfhaut mit Brennnesseltee massieren, kann das fettigen Haaren und Schuppen vorbeugen und das Haarwachstum anregen. Die Brennnessel wirkt zugleich blutstillend und aufgrund ihres hohen Eisengehalts blutbildend.

Ein solches Superkraut ignoriert oder eliminiert man nicht einfach, das wäre unverzeihlich. Bis zur Sommersonnenwende im Juni sammelt man bevorzugt die Blätter, danach die Samen, die sich allmählich bilden und in die die unbändige Lebenskraft der Pflanze übergeht. Sie gelten als enorm kräftigend, helfen sogar bei Osteoporose und tragen spürbar dazu bei, die allgemeine Konstitution zu stärken.

Altbekannt ist, dass sie bei Pferden für seidig glänzendes Fell und feuriges Temperament sorgen. Und dies ist offensichtlich auch auf den Menschen übertragbar. Spült man die Haare mit Brennnesselsud, schimmern sie, und Brennnesselsamen gilt nicht umsonst als »pflanzliches Viagra«. Seine libidosteigernde Wirkung setzte man schon in der Antike ein, und im Mittelalter war es Mönchen untersagt, die Samen der Brennnessel zu konsumieren, weil man fürchtete, dass die Folgen das Keuschheitsgelübde unterhöhlen könnten. Aber mal abgesehen von den beschriebenen »Begleiterscheinungen« gehören Brennnesselsamen in unseren Breitengraden zweifellos zu den belebendsten und erfrischendsten pflanzlichen »Aufputsch«-Mitteln ohne jede schädlichen Nebenwirkungen.

Entweder Sie streifen draußen einfach ein paar dieser nussig schmeckenden Samen von der Pflanze und stecken sie gleich vor Ort in den Mund. Oder Sie streuen sie zu Hause, roh oder kurz ohne Fett in der Pfanne angeröstet, über Salat und Gemüse.

Wie wirkt die Brennnessel?

Wichtige Eigenschaften

- blutbildend
- blutstillend
- entgiftend
- abwehrstärkend
- stoffwechselanregend
- harntreibend
- schleimlösend
- vitalisierend, zentrierend
- entzündungshemmend
- blutdrucksenkend

Wichtige Inhaltsstoffe

- blutbildendes Eisen
- nährendes Eiweiß
- an der Abwehr körperfremder Stoffe beteiligtes Histamin
- stimmungsaufhellendes Serotonin
- kräftigende Kieselsäure
- das muskelentspannende und das Herz schützende Anti-Stress-Mineral Magnesium
- zellregulierendes und blutdruckrelevantes Kalium
- knochenstärkendes Calcium
- immunstärkendes Vitamin C

- nervenstärkende B-Vitamine
- das zellschützende, gewebefestigende »Verjüngungsvita-min« E
- gegen freie Radikale wirkende Flavonoide

PRAXISTIPPS

- Damit Sie all die positiven Eigenschaften der Brennnessel in Ihrer Küche auch ohne Angst vor den zugegebenermaßen fiesen Brennhärchen nutzen können, hier drei bewährte Ratschläge. Suchen Sie sich den für Sie passenden aus:

1. Wickeln Sie die Pflanze in ein Tuch oder in Küchenkrepp und drücken Sie sie ordentlich.
2. Oder legen Sie sie auf einem Brett aus und überrollen Sie sie mit einem Wellholz.
3. Oder streichen Sie sie kopfüber von oben nach unten einfach mit ein wenig Druck aus. Dabei brechen die Stachelspitzen, und das Nesselgift tritt aus, ohne Schaden anzurichten.

Sollten Sie aber einen gesunden Smoothie zubereiten, ist die Prozedur gar nicht nötig. Das übernimmt der Mixer für Sie.

- Wenn Sie sich blass und abgeschlagen fühlen und es ganz schnell gehen soll, hilft übrigens schon 1 EL frischer Brennnesselsaft, am besten 3-mal täglich. Oder ein ruck, zuck selbst gemachter Brennnesselsmoothie. Mixen Sie gute 2 Handvoll frische Brennnesseln mit stillem Wasser und Früchten Ihrer Wahl. Trinken Sie den Krafttrunk schluckweise und mit Genuss. Das hilft garantiert.

- Was besonders für die harntreibenden und den Stoffwechsel fördernden wilden Pflanzen wie die Brennnessel gilt, ist auch ganz allgemein für Ihr Wohlbefinden von Bedeutung: Nehmen Sie ausreichend Flüssigkeit zu sich, nur dann kann das jeweilige Kraut oder Lebensmittel sein Potenzial voll entfalten und Ihre Gesundheit stärken.

Tut nicht weh

Sie sieht so ähnlich aus, kommt auch ziemlich häufig vor und ist doch eine ganz andere Pflanze: die Taubnessel. Man hat ihr auch viel schönere Namen gegeben: »Bienensaug« etwa oder gar »Zauberkraut«. Und sie gehört trotz ihres zart-süßen Dufts und ihrer entzündungshemmenden Wirkung zu den eher und ganz sicher zu Unrecht unterschätzten wilden Kräutern.

Auf den ersten Blick verwechseln viele Menschen sie mit der Brennnessel. Aber man braucht sie nur anzufassen, dann weiß man genau, dass sie es nicht sein kann: Sie brennt nämlich als »taube« Nessel kein bisschen. Und sie hat viel größere weiße, gelbe oder etwas seltener auch purpurne Blüten, die um den Stängel kreisförmig angeordnet sind und die wir als Kinder immer, weil sie so lecker süß schmeckten, ausgelutscht haben. Man kann die liebenswerte aufrechte Taubnessel prima mit Brennnesseln mischen, ob in Tee, Gemüse, Smoothie oder Salat. Sie schmeckt aber auch allein sehr gut und hat darüber hinaus einen positiven Einfluss auf die Harnorgane sowie auf die Haut und hilft erfahrungsgemäß bei Menstruationsbeschwerden sowie Weißfluss. Erfreuen Sie sich vorbeugend an ihrem milden Geschmack und nutzen Sie im Bedarfsfall ihre Heilwirkung als Tee oder im Sitzbad.

PRAXISTIPP

Die Brennnessel wird traditionell mit Erfolg von Gärtnern verwendet. Schon ein 24 Stunden angesetzter Kaltwasserauszug kräftigt andere Mitpflanzen und bietet wirksamen Schutz gegen schmarotzende Insekten. Die altbekannte Brennnesseljauche-Rezeptur bewirkt, dass zusätzlich der eingelagerte Stickstoff sowie eine Reihe weiterer Spurenelemente aus der Pflanze herausgelöst werden. So kann sich die natürliche Düngewirkung voll entfalten. Außerdem zieht Brennnesseljauche Nützlinge wie Regenwürmer an, die den Boden wunderbar auflockern.

Geben Sie einfach 1 Kilogramm Brennnessel auf 1 Liter Wasser in ein Gefäß, das wegen des Gärprozesses nicht aus Metall sein sollte, und decken Sie es, damit kein kleines Tier hineinfällt, mit einem Gitter ab. Lassen Sie nun alles 1–2 Wochen gären. Wichtig ist, dass Sie jeden Tag umrühren. Fügen Sie etwas Gesteinsmehl hinzu, denn es schränkt den unangenehmen Geruch ein. Fertig ist alles, wenn die dunkle Brühe nicht mehr schäumt.

Verdünnen Sie die abgesiebte Jauche, bevor Sie sie auf die mit klarem Wasser angegossene Erde ausbringen, im Verhältnis 1 zu 10. Tränken Sie damit je nach Bedarf morgens und abends oder auch seltener die Erde, und sparen Sie dabei die oberirdischen Pflanzenteile aus. Grundsätzlich gilt: Nur bei bedecktem Himmel gießen, nie in der prallen Sonne.

Brennnesselrezepte

Hier unser Vorschlag für einen Klassiker, der Sie nicht nur im Frühling mit grüner Urkraft ausstattet.

Brennnesselsuppe
Für etwa 4 Personen

REZEPT

Was Sie brauchen
3 Knoblauchzehen (oder 2 mittelgroße Zwiebeln und
    1 Knoblauchzehe)
1 Stange Lauch
etwas Olivenöl
Vollkorndinkelmehl
stilles Wasser
1 guter Brühwürfel (ohne Fleischanteil)
etwas Soja- oder Mandelmilch
3 Handvoll Brennnesseln
    (vorzugsweise die oberen Triebe)
1 EL Mandelmus
Salz und Pfeffer nach Bedarf
Gänseblümchen-, Borretsch-, Veilchen- oder (sehr hübsch!)
    Kapuzinerkresseblüten

Wie Sie vorgehen
Knoblauch beziehungsweise Zwiebeln in kleine Stücke, Lauch in schmale Ringe schneiden und in heißem Olivenöl anbraten. Ein paarmal umrühren. Das Öl darf nicht rauchen, und nichts darf schwarz werden. Etwas Mehl darüber stäuben und kurz unter Rühren anschwitzen. Mit einer Tasse Wasser, worin ein Brühwürfel aufgelöst ist, ablöschen. Jetzt zischt es ein bisschen. Danach etwas Soja- oder Mandelmilch hinzugeben.

Etwa 2 EL Dinkelmehl in einer Tasse Wasser klumpenfrei auflösen (Schneebesen!) und in die Pfanne gießen. Die gewaschenen Brennnesseln hineingeben und schön umrühren, eine halbe Minute reicht. Mandelmus unterrühren und nach Bedarf Wasser zugießen. In einen Topf oder ein anderes hohes Gefäß füllen und mit dem Pürierstab gut durchmixen. Eventuell noch einmal kurz erhitzen.

Die Suppe sollte heiß, sämig und schön cremig sein. Bitte nicht zu dünnflüssig zubereiten! Zum Schluss noch einmal abschmecken, gegebenenfalls nachwürzen und mit Blüten verzieren. Guten Appetit!

Schon mal die kalte, süße Variante ausprobiert? Das ist ganz simpel. Denken Sie einfach an einen Smoothie, aber dieses Mal an einen im Teller statt im Glas.

Brennnesselkaltschale   REZEPT
Für etwa 4 Personen

Was Sie brauchen
1–2 Handvoll Brennnesseln
2 Äpfel
1 Birne
1 Banane
etwas Wasser oder Apfelsaft
1 Schuss Soja- oder Mandelmilch
Blüten zur Deko

Wie Sie vorgehen
Mixen Sie alles – außer den Blüten – in einem guten Mixer durch, und gießen Sie es in einen hübschen tiefen Teller. Ein bisschen Blütendeko, und die Kaltschale ist fertig. Lecker! Wetten, dass Sie sich den Teller gleich noch einmal auffüllen?

SAMMELN UND ANWENDEN

Brennnesselblätter kann man vom zeitigen Frühjahr an bis in den Spätherbst hinein ernten. Man trocknet sie, gut ausgebreitet oder mit den Stängeln zu losen Sträußen gebunden und kopfüber aufgehängt, zügig und nicht in der prallen Sonne. Wenn sie rascheln, kommen sie – in kleinere Teile gebrochen – in Papiertüten oder Dosen. Sie können das Kraut später dann als Tee aufbrühen oder im Mörser zu einem feinen Pulver zerstoßen und über Ihre Speisen geben. Die Samen ernten Sie im Hochsommer bis in den Oktober hinein, wenn sie ausgereift sind. Sie haben ein wunderbar nussiges Aroma und werten allein oder zusammen mit selbstgezogenen Sprossen jedes Gericht auf.

WANDERERTIPP

Sie legen während einer längeren Wanderung eine Verschnaufpause ein, setzen sich ins hohe Gras und stützen sich bequem mit den Händen nach hinten ab. Autsch! Nicht aufgepasst, Brennnesseln. Was tun?

Ein Gärtner gab mir einmal den Rat, einfach ein Ampferblatt auf die von der Brennnessel getroffene Stelle zu pressen. Ampfer findet man in der Regel recht häufig auf Wiesen, auch in der Nähe von Brennnesseln. Ich habe es natürlich ausprobiert, und ob Sie's glauben oder nicht: Es hat geholfen, und zwar umgehend!

Labkraut – delikat, duftig und dekorativ

Manch Kräutlein will mich laben
ich dank für diese Gaben,
mein' Lust hab i daran,
i bin ein Wandersmann ...

Ich muss spontan an diese hübsche Liedstrophe denken, wenn ich in einer Wiese Labkräuter entdecke. Obwohl das »Lab-« vor dem »-kraut« nur indirekt etwas mit »sich laben« zu tun hat, sondern damit, dass bestimmte Inhaltsstoffe dieser Pflanze schon in der Antike als rein pflanzliches Lab-ferment zur Käseherstellung dienten – der Name »Milchge-rinnkraut« erinnert daran. Es wird sogar heute noch von Menschen genutzt, die auf gar keinen Fall mit dem aus Käl-bermägen stammenden tierischen Lab etwas zu tun haben wollen.

Die Wurzeln von Labkräutern hat man übrigens zum Rot-färben von Wolle benutzt, und die Blätter mussten sogar als Füllung für Matratzen herhalten. Daher wohl die mancher-orts übliche Bezeichnung »Maria Bettstroh«.

Gebärenden gab man gern eine Unterlage aus Labkraut zur Erleichterung der Geburt, um Blutungen zu stillen und Wunden zu heilen. Davon zeugt der Name »Wundstillkraut«. Zum Schutz gegen Wasseradern und Strahlenschäden legt man auch heute noch Labkraut gern *unters* Bett.

Labkräuter sind uralte Nutz- und Heilpflanzen. Schon Hippokrates kannte offenbar das Klettenlabkraut, und auch den Germanen galt es als heilig. Von den Labkräutern gibt es eine ganze Menge, mehr jedenfalls, als zwei Hände Fin-ger haben. Drei davon stellen wir Ihnen vor.

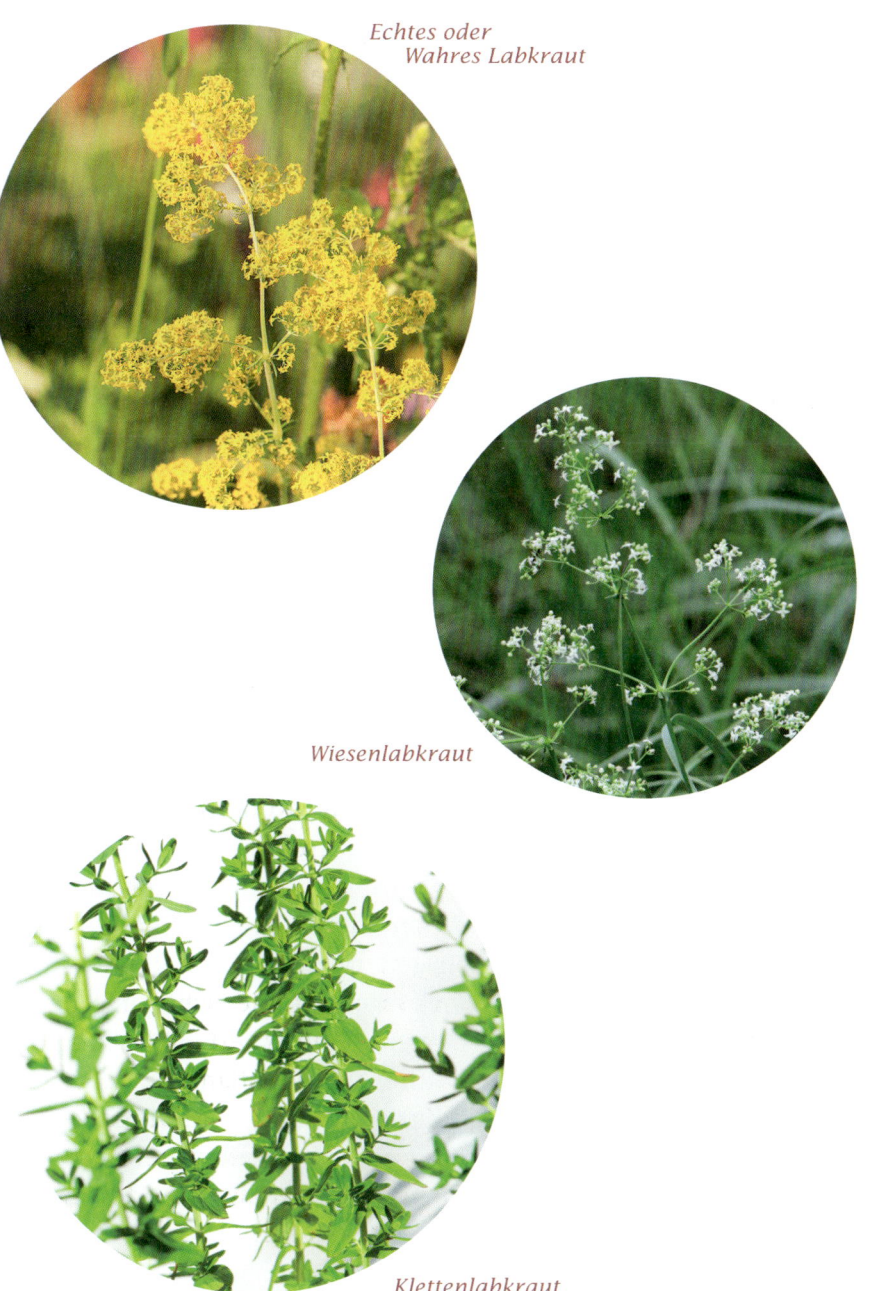

*Echtes oder
Wahres Labkraut*

Wiesenlabkraut

Klettenlabkraut

Ob es nun das sogenannte Echte oder Wahre Labkraut ist, das golden blüht, das Wiesenlabkraut mit seinen kleinen gelblich weißen Blüten, die es sehr dekorativ, einer zarten hellen Wolke gleich, umhüllen, oder auch das sich klebrig anfühlende, in der Blütezeit von grünlich weißen Dolden gekrönte Klettenlabkraut: Zweierlei ist ihnen allen gemein, sie duften zum einen sehr angenehm aromatisch und süß nach Honig, je nach Sorte allerdings mehr oder weniger intensiv. Und man erkennt sie zum anderen auf einen Blick: Die schmalen Blätter, meist sechs bis acht an der Zahl, sind wie an einem Aussichtsturm stockwerkartig als kleine Quirle um den Stängel angeordnet. Tragisch wäre das nicht, aber verwechseln Sie diese Pflanzen nicht mit dem Waldmeister. Der jedoch riecht völlig anders, nach Maibowle eben, und diesen Duft kennt wohl so gut wie jeder.

Sobald Sie sich mit dem Äußeren der Labkräuter vertraut gemacht haben, verspreche ich Ihnen: Sie werden sie fast überall finden. Spätestens ab April, oft schon viel früher, sind Labkräuter reichlich vorhanden. Wenn Sie Ihre Wiese nicht dauernd abmähen, sind sie über kurz oder lang auch dort anzutreffen. Nach der Frühsommermahd treibt die Pflanze erneut aus und versorgt Sie mit frischen zarten Trieben.

Sowohl Blätter als auch Blüten sind essbar und delikat. Ich mag sie alle. Sie veredeln jeden Zuchtsalat und füllen klein geschnitten jede Salatschüssel auf. Sie sind auch jeweils für sich allein genommen eine empfehlenswerte Zutat im so gesunden Grünen Smoothie.

Sammeln Sie die Sorte, die Sie gerade besonders anspricht. Ich persönlich liebe das zart haftende Klettenlabkraut, das sich mit seinen winzigen Borsten und völlig ungefährlichen »Stacheln« gern an anderen Pflanzen oder

Zäunen hochzieht. Es passt in jeden Smoothie und wirkt beruhigend sowie krampflösend. Beim Pflücken scheint es sich beinah in die Hand zu schmiegen, so gern kommt es mit. Man muss geradezu aufpassen, dass man nicht die zarten Würzelchen gleich mit aus der Erde zieht.

Sie können diese schönen Pflanzen zu luftigen Sträußen binden, kopfüber aufhängen und trocknen. Das sieht dekorativ aus und kann später, bei Bedarf mit heißem Wasser übergossen, nach ein paar Minuten als Tee dienen oder auch als hautheilender Absud bei Ekzemen, Schuppenflechte und anderen krankhaften Hautbildern aufgelegt werden. Bei reifer Haut können Labkrautwaschungen straffend wirken. Ich kenne Menschen, die bei Hautproblemen auf eine Salbe aus Labkraut schwören (siehe unten). Getrocknetes Labkraut, zu Pulver vermahlen, soll sogar gegen Altersflecken helfen.

In ihrer gesundheitlichen Wirkung ähneln sich die Labkräuter. Das Echte Labkraut hat angeblich am meisten heilende Inhaltsstoffe. Traditionell wird ihnen aber allen reinigende ausleitende Kraft bescheinigt, ob es um die Lymphdrüsen, die Nieren, die Bauchspeicheldrüse, Milz oder Leber geht. Auch bei Gallen- und Nierensteinen kann diese Pflanzengruppe viel Gutes tun. Darüber hinaus werden Labkräuter bei Nervenleiden und Depressionen, Gebärmutter- und Schilddrüsenbeschwerden sowie Blasenentzündung und bösartigen Geschwüren aller Art eingesetzt. Gurgeln mit dem Tee frischer Labkrautblätter bei Mandelentzündungen kann sehr hilfreich sein. Sogar bei hoher Ozonbelastung sollen sie schützend wirken. Negative Nebenwirkungen sind sowohl bei innerlicher als auch äußerlicher Verwendung keine bekannt.

Wie wirkt das Labkraut?

Wichtige Eigenschaften

- harntreibend
- entgiftend, ausleitend
- steinlösend
- blutreinigend
- entkrampfend
- entzündungshemmend
- entspannend
- schlaffördernd
- nervenstärkend

Wichtige Inhaltsstoffe

- Enzyme (Labferment)
- Saponine
- ätherisches Öl
- Gerbstoffe
- Bitterstoffe
- Flavonoide
- Glykoside, etwa das keimtötende Aucubin sowie das krampflösende und sedativ wirkende Asperulosid
- Kieselsäure

Labkrautrezept

Das blühende Labkraut ist allein oder zusammen mit Mädesüß zum Aromatisieren von Apfelsaft sehr gut geeignet.

Apfelsaft mit Labkraut REZEPT

Was Sie brauchen
ca. ¾ l Apfelsaft
4 Stängel Labkraut
1–2 Stängel Mädesüß
Eiswürfel
kohlesäurehaltiges Wasser nach Bedarf

Wie Sie vorgehen
Füllen Sie eine weithalsige Karaffe mit dem Saft, und geben Sie Labkraut und Mädesüß kopfüber für einige Stunden oder über Nacht hinein. Lassen Sie das Gefäß nicht offen herumstehen, sonst müssen Sie später Fruchtfliegen und Wespen herausfischen … Am besten ist es im Kühlschrank aufgehoben.

Füllen Sie nach Bedarf danach mit etwas kohlensäurehaltigem Wasser auf und servieren Sie den ganz natürlich aromatisierten Saft pro Glas zusammen mit 1–2 Eiswürfel, über die das Getränk gegossen wird. Schmeckt gerade an warmen Tagen gekühlt einfach besonders köstlich.

Hausmittel

Teeaufguss mit Labkraut REZEPT
Ein Teeaufguss aus Labkraut, Klette, Ackerstiefmütterchen und Ringelblume sowie ein wenig Tausendgüldenkraut tut bei Ausschlägen der Haut und Mundschleimhaut gute Dienste. Wenn Sie nicht alles zur Hand haben, nehmen Sie, was greifbar beziehungsweise vorrätig ist, oder besorgen Sie sich die Mischung in der Apotheke. Brühen Sie 1 EL davon mit heißem Wasser auf und lassen Sie alles abgedeckt 10–15 Minuten ziehen. Tränken Sie

dann einen Umschlag für die betroffene Stelle oder/und trinken Sie den Tee. Vorm Hinunterschlucken bitte mindestens 20 Sekunden im Mund behalten. Das Gurgeln besonders mit Labkrauttee soll übrigens gegen Kropfbeschwerden helfen.

Labkrautsalbe   REZEPT

Was Sie brauchen
1 Handvoll frisches Labkraut
0,2 l Olivenöl
25 g Bienenwachs

Wie Sie vorgehen
Erhitzen Sie das frische Labkraut oder etwa 2 EL getrocknetes Kraut in gutem Olivenöl sanft unter ständigem Umrühren etwa 10 Minuten lang. Das Fett darf unter keinen Umständen brodeln. Fügen Sie dann das Wachs zu. Rühren Sie weiter, bis die Masse dicklich wird, ziehen Sie den Topf von der Flamme, und warten Sie einen Moment. Füllen Sie die Menge in ein hitzebeständiges Schraubgläschen. Die Salbe ist bis zu 1 Jahr haltbar.

Na, so was ...

In manchen Gegenden Englands nannte man die Frucht des Klettenlabkrauts augenzwinkernd »Sweetheart«. Die kleinen Früchte haften wegen ihrer winzigen Widerhaken gut am Fell der Tiere, aber auch an Hosen und Röcken. So sichert die Pflanze seit jeher die Ausbreitung ihrer Art. Aber wem sie an der Kleidung klebte, der wurde entsprechend damit aufgezogen. Hatte sie oder er sich vielleicht mit dem oder der Liebsten draußen in der Wiese gewälzt?

WANDERERTIPP

Wenn Sie im Sommer unterwegs sind und sich diese wunderschönen schleierkrautähnlichen Labblüten auf einer Wiese vor Ihnen sacht im Wind wiegen, nehmen Sie sich doch zwei, drei Stängel mit nach Hause! Gemeinsam mit ein paar anderen bunten Wiesenblumen wird Sie dieser Strauß eine ganze Weile erfreuen. Aber pflücken Sie immer erst gegen Ende einer Wanderung, wenn überschaubar ist, wann die bezaubernden Blüten in einer Vase Wasser schlürfen dürfen.

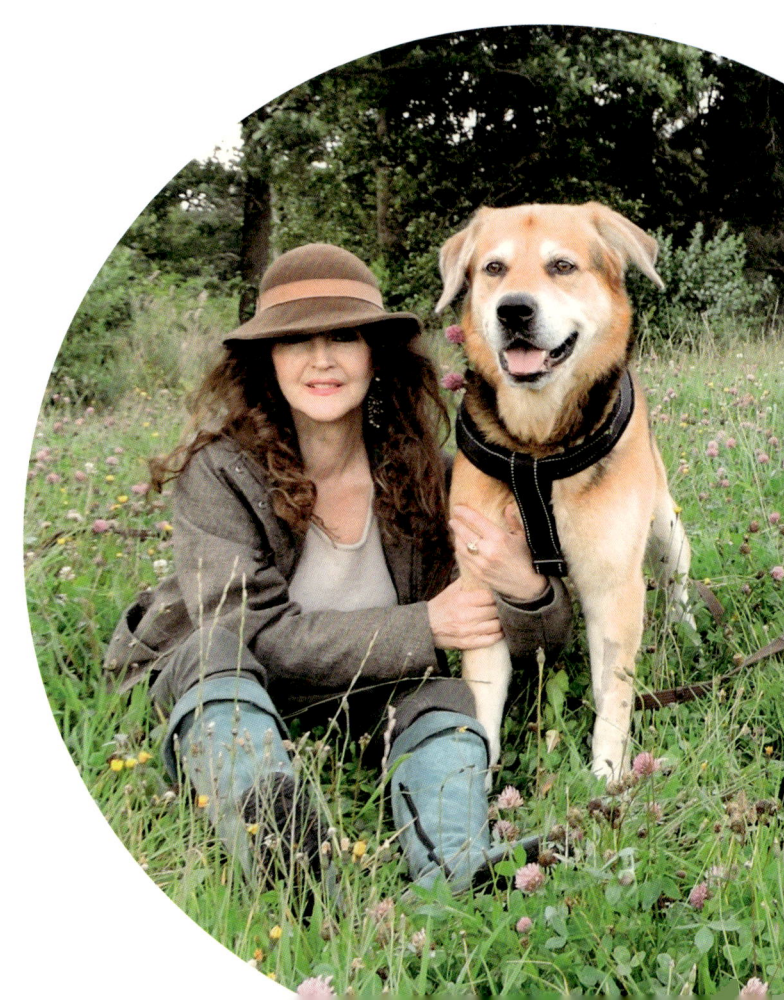

»Die wilde Dreizehn« – Kleiner Wiesenstreifzug

So, und jetzt lade ich Sie ein, mit mir durch eine weitgehend natürliche Wiese zu spazieren, ob bei Ihnen im Garten, im Stadtpark oder weiter draußen in freier Natur. Schauen wir einmal etwas genauer hin, was da so grünt und blüht. Ich schlage vor, wir tun das über mehrere Monate – vom zeitigen Frühjahr bis in den Herbst hinein – und machen das am besten im Zeitraffer.

Scharbockskraut

Eines der ersten blühenden Pflänzchen im März ist das auffällig hübsche Scharbockskraut, das auch als würzig-scharfer »Frühsalat« bezeichnet wird und das Sie ganz bestimmt schon gesehen haben. Seine glänzenden grünen, wie lackiert wirkenden, fast herzförmigen Blätter laden geradezu ein, sie sich als eine der ersten Vitamin-C-Spender nach dem Winter einzuverleiben. Das taten kräuterkundige Menschen noch während des letzten Weltkriegs, als es nichts zu kaufen gab, und auch schon viel früher. »Scharbock« ist ein altes Wort für »Skorbut«, und gegen diese Vitaminmangelkrankheit wurde das Kraut schon immer hilfreich verwendet. Der Geschmack ist erfrischend und leicht säuerlich. Scharbockskraut wird wegen der kleinen feigenähnlichen Knöllchen, die an den Wurzeln haften, auch »Feigwurz« genannt. Es reinigt das Blut sowie die Haut und hilft gegen Frühjahrsmüdigkeit. Nehmen Sie sich ein paar Blättchen mit nach Hause und werten Sie Ihren Grünen Smoothie damit auf. Tun Sie das wegen des steigenden Alkaloidgehalts am besten *vor* der Blüte, das ist auf jeden Fall bekömmlicher. Die sternförmigen goldgelben Blüten sind nicht zu übersehen und bilden ausladende Kissen, die Augen und Gemüt erfreuen.

Veilchen

Und das tut auch das ebenfalls früh im Jahr zu entdeckende kleine Wilde Veilchen. Es wächst meist am Wiesen- und Waldrändern oder in der Nähe von Hecken. Vielen, besonders älteren Menschen fallen bei seinem Anblick sofort einige gereimte Textzeilen ein. Schauen Sie sich mal in der »Deutschen Gedichtebibliothek« um: Es gibt unglaublich viele Poeten, die sich von diesem liebreizenden Blümchen inspirieren ließen. Das angenehm duftende Veilchen mit seinen rundlichen Blättchen und den violetten Blüten wird wie kaum eine andere Pflanze mit dem »blauen Band« des Frühlings assoziiert.

Es wirkt entspannend sowie allgemein beruhigend und wird als Tee auch gern bei Fieber und Husten angewandt. Es enthält Flavonoide, Bitterstoffe und Saponine und verfeinert als ganzes Kraut verwendet jeden Salat und Smoothie.

Die in der Antike dem Pan geweihte Pflanze sorgt trotz ihrer in Poesiealben vielgerühmten Bescheidenheit für leuchtende Farbtupfer in einer nach dem Winter sonst noch recht kargen Umgebung. Streuen Sie doch mal ein paar der kleinen Blüten dieses Frühlingsboten über den Salat, die Suppe oder über Früchte! Es wird Ihnen noch einmal so gut schmecken, denn das Auge isst bekanntlich mit.

Stiefmütterchen

Das tut es auch beim Wilden Stiefmütterchen, das etwa im April sein kleines Antlitz zeigt. Nicht umsonst wird es gerade von Kindern auch »Gesichterblume« genannt. Bei unseren Allerkleinsten wirkt das aufgebrühte milde Kraut schon (natürlich abgekühlt) bei Milchschorf und Windeldermatitis. Es gilt als sehr hilfreich gegen Akne – die Pflanze heißt nicht umsonst auch »Schöngesicht« – sowie andere Hautleiden und entfaltet als Tee krampflösende antibakterielle Eigenschaften bei Husten. Im reiferen Alter soll das bereits in schriftlichen medizinischen Zeugnissen des Mittelalters auftauchende, Schleimstoffe und Flavonoide enthaltende Kraut auch gegen Osteoporose, Rheuma und leichte Herzbeschwerden wirksam sein.

Wenn Sie Wilde Stiefmütterchen auf Ihrem Spaziergang entdecken, nehmen Sie eine Handvoll der Vitamin C und E speichernden Blättchen und Blüten mit nach Hause und profitieren Sie von seinen vielfältigen gesundheitlichen Wirkungen.

Gänseblümchen

Nicht nur von Kindern gemocht, sondern allgemein bekannt und beliebt ist das unermüdliche und vielseitige Gänseblümchen. Zwar gibt es auch heute noch Menschen, die es aus ihrem so gut wie toten Vorgartenrasen am liebsten verbannen möchten, aber das kann nur aus Unwissen sein. Schließlich ist diese kleine Pflanze nicht nur hübsch anzusehen, sondern auch reich an Mineralstoffen wie Kalium, Calcium, Magnesium und blutbildendem Eisen. Hinzu kommen wichtige Bitterstoffe zur Anregung des Stoffwechsels sowie Schleimstoffe, die Katarrhe erheblich lindern können.

Das Gänseblümchen ist so wie das Stiefmütterchen oder auch mit diesem gemeinsam gut zur Pflege unreiner Haut geeignet und, ob als Blatt, Blüte oder schon als Knospe, in der Küche als Gesunderhalter universal zu verwenden. Jeder Frühlingssalat, jedes Gemüsegericht, jedes Dessert und natürlich jeder Smoothie freut sich über 1–2 Handvoll von diesem heilbringenden kleinen, praktisch überall zu findenden Pflänzchen.

Die Blütenknospen kann man übrigens wie Kapern für ein paar Tage in Essig einlegen. Und die ab etwa August verfügbaren, nussig schmeckenden Samen können Sie sammeln und im Winter auf der Fensterbank zu kleinen Vitamindepots heranziehen.

Wiesenmargerite

Wie die große Schwester vom Gänseblüm-chen sieht die Blüte der Wiesenmargerite aus. Schon im zeitigen Frühjahr kann man die Blattrosetten, die überwintert haben, und wenig später die neuen frischen Blättchen ernten. Ab Mai und im Juni holen Sie sich ein paar Knos-pen und legen sie in Essig oder Öl als Antipasti ein. Die Blüten machen sich als Dekoration im Ganzen oder gezupft vorzüglich über Früchten und Salaten.

Wenn ich über eine Wiese laufe und ge-nug Margeriten erspähe, pflücke ich ein paar Blüten, puste sie sauber und stecke sie mir gleich in den Mund. Das Aroma ist mild und köstlich. Oder Sie neh-men ein paar Pflanzen, nie alle einer Sorte, mit nach Hause und stellen sie in eine Vase. Einfach wunderschön!

Löwenzahn

Apropos »hübsch anzusehen«: Stellen Sie sich einmal ernst-haft vor, der allseits bekannte Löwenzahn sei eine seltene Pflanze. Wir wären dann doch wohl schon wegen seines äu-ßeren Erscheinungsbildes allesamt verrückt nach diesem farbintensiven Sonnenkranz. Ganz wie Georges Ohsawa, der als Begründer der modernen Makrobiotik gilt und der angesichts einer strahlend gelb getupften Wiese im Schwarz-wald geschwärmt haben soll: »Wo diese herrliche Pflanze wächst, braucht man keinen Ginseng mehr!«

Und wie lieben besonders unsere Kinder die kugelrunden Pusteblumen, deren Fallschirmchen man in alle Windrichtungen blasen kann und mit deren Hilfe die Samen des Löwenzahns sachte und sanft zu Boden gleiten! Die Warnung, die manche Mütter ihren Sprösslingen auch heute noch mit auf den Weg geben, nämlich dass der im Stängel vorhandene weiße Saft sehr giftig sei, ist natürlich Humbug. Richtig ist allerdings, dass er üble Flecken auf der Kleidung hinterlässt.

In Wirklichkeit empfehlen Kräuterkundige gern, über 4–6 Wochen täglich etwa 3–10 Stängel zu kauen. (Tipp: Man kann die Menge langsam steigern.) Das hilft gegen alle möglichen Beschwerden der Bauchspeicheldrüse, der Milz und Entzündungen der Leber.

Überhaupt sucht diese Pflanze, an der man alles essen kann – die Blätter ab April, die Blüten ab Mai und die Wurzeln im Herbst –, mit ihrer Pionier-Power ihresgleichen. So ist sie aufgrund ihrer magensaftfördernden Bitterstoffe *das* Leber-Galle-Kraut schlechthin. Sie können bei Bedarf über mehrere Tage oder Wochen täglich 1 Liter Löwenzahntee aus Blättern und Blüten oder auch aus dem ganzen Kraut einschließlich der Wurzeln trinken.

Die gesundheitlichen »Antiwirkungen« der vitamin- und mineralstoffreichen Pflanze gegen Malaisen aller Art sind mannigfaltig. Sie reichen von fiebriger Bronchitis über Nieren- sowie Magenschwäche und Cholesterinproblemen über Rheuma und Gicht bis zu Frühjahrsabgeschlagenheit, Hautproblemen (Tee als klärendes Gesichtswasser einsetzen!), Kopfschmerzen, Arteriosklerose, Wechseljahrsbeschwerden und vielem mehr.

Verwenden Sie die ersten zarten Blätter im März schon als Smoothiezugabe, später auch die kleingeschnittenen Stängel und Blüten. Doch steigern Sie den Anteil dieses Krauts allmählich, sein ziemlich herb-chicoréeartiger Geschmack ist nicht auf Anhieb jedermanns Sache. In der Vase fühlt er sich übrigens gar nicht wohl. Lassen Sie ihn draußen, und erfreuen Sie sich an seinem Anblick, oder nehmen Sie diese geballte Pflanzenpower mit nach Hause zur häufigen Bereicherung Ihres Speiseplans.

Noch ein Tipp: Wenn Sie auf einer großen Wiesenfläche nur Löwenzahn sehen, ist dort mit hoher Wahrscheinlichkeit ziemlich stark gedüngt worden. Lassen Sie die Finger von den Pflanzen und suchen Sie sich ein anderes Plätzchen. Löwenzahn gibt es weiß Gott überall reichlich.

Gundermann

Und was versteckt sich da mitten in der Wiese, kriecht oder rankt an anderen Pflanzen empor? Und hat dazu saftig grüne, rundliche nierenförmige Blättchen und allerliebste violette Lippenblüten? Der Gundermann, auch »Gundelrebe« genannt, natürlich! Da er häufigeres Mähen durchaus verkraftet, findet man ihn zwischen April und Juli oft auch in Stadtparks an. Wahrscheinlich haben ihn unsere Vorfahren schon als Würzkraut, Heil- und Zauberpflanze genutzt. Das altgermanische *gund* stand für »faulige Flüssigkeit« beziehungsweise »Eiter«. Man kann also davon ausgehen, dass dieses Kraut bereits von Germanen, Goten und Angelsachsen bei schlecht heilenden, entzündeten Wunden äußerlich in Form von Auflagen und innerlich als eingeflößter Absud angewendet wurde.

Die Gundelrebe hat die Fähigkeit, krank machende Stoffe, ob Keime oder Schwermetalle wie Blei, erfolgreich auszuleiten. Später erhielt sie den Namen »Soldatenpetersilie« wegen ihres charakteristischen Geschmacks, der aufgrund der in ihr enthaltenen Bitterstoffe und ätherischen Öle als herb-aromatisch bis minzartig bezeichnet werden kann und als Petersilienersatz in Feldlagern zum Einsatz kam. Da das Kraut mit reichlich gespeichertem Vitamin C sowie einer ganzen Reihe weiterer bioaktiver Substanzen aufwarten kann, wirkt es entzündungshemmend, antibakteriell und antioxidativ.

Erwähnung findet der Gundermann auch in einer mittelalterlichen Kräuterschrift, die ihn als grundsätzlich antitoxisch und hilfreich gegen Gelbsucht rühmt. Die Traditionelle Chinesische Medizin setzt ihn bei Dickdarm- und Lungenkrankheiten ein. Sie sehen schon, wir haben es hier mit einem offensichtlich sehr kraftvollen Allrounder zu tun, der nicht nur Leber und Galle, Blase und Nieren, den Atmungsorganen (Schnupfen, Husten) sowie dem Magen-Darm-Bereich guttut. Hildegard von Bingen empfahl ihn dazu bei Ohrensausen und genereller Abgeschlagenheit.

Und all diese positiven regenerierenden Wirkungen können Sie sich einfach ins Haus holen und in Salaten, Grünen Smoothies, Gemüsezubereitungen und so weiter Ihrem Körper zuführen. Es gibt übrigens eine ganze Reihe von Menschen, die den Gundermann wegen seiner minzartigen Geschmacksnote gern mit süßen Früchten oder anderen Süßspeisen kombinieren. Ich hole mir den »Guck durch den Zaun«, wie das Pflänzchen auch genannt wird, ins Haus, um damit Salate und auch Limonade aus Apfelsaft zu aromatisieren. Er umrankt bei mir übrigens die Terrassentreppe und scheint sich da sehr wohlzufühlen. Setzen Sie doch ein paar der schnell wachsenden Pflänzchen in einen Balkonkasten oder eine Hängeampel, so können Sie jederzeit die oberen Abschnitte ernten.

Wiesenschaumkraut

Weiter geht's zu einer anderen, nämlich auf eher feuchten Wiesenabschnitten auffällig in Erscheinung tretenden Pflanze, dem Wiesenschaumkraut. Bei seiner zarten hellviolett wogenden Blütenanmut erwartet man zunächst nicht den scharf-kresseartigen Geschmack, der den Senfölglykosiden, Bitterstoffen und auch dem reichlich vorhandenen Vitamin C zu verdanken ist. Vor der Blüte, also von April bis Mai, sind die Blätter des Wiesenschaumkrauts übrigens nicht ganz so bitter und veredeln jeden Salat.

Aber auch die zarten Blüten, ob als Knospen oder voll aufgeblüht, geben sowohl jedem Pesto als auch jedem Gemüsegericht eine besondere Note. Leber und Galle freut das. Die Pflanze unterstützt die Verdauung und wirkt Krämpfen wohltuend entgegen. Auch bei Husten und Asthma wirkt sie erleichternd.

Tun Sie sich etwas Gutes, und nehmen Sie auf unserem Spazierweg einen Strauß mit nach Hause. In der Vase hübsch arrangiert, sieht er zwar zunächst gut aus, verliert aber bald viele kleine Blütchen. Verarbeiten Sie also die Pflanze besser rasch in der Küche, und lassen Sie ihre wunderbaren Inhaltsstoffe in Ihrem Körper vorbeugend zur Wirkung kommen. Ach ja, ich kenne Leute, die auch den im Spätsommer reifen Samen sammeln und als aromatischen Pfefferersatz verwenden.

Knoblauchsrauke

Schauen Sie mal da drüben am Wiesenrand, da bei der Hecke und vor dem Wald! Dort stehen viele Vertreter einer Pflanze, die reichlich vorkommt, die aber leider nur wenige Menschen zu kennen scheinen: die Knoblauchsrauke. Auch sie gehört, wie der Name schon sagt, zu den eher deftig-aromatischen wilden Kräutern, die man von April bis Juni/Juli in Suppen, im Pesto und eigentlich in allen Gemüsezubereitungen sehr gut einsetzen kann. Sie ist damit wesentlich länger verfügbar als der für unsere Geschmacksknospen deutlich intensivere Bärlauch, der in den letzten Jahren ein richtiges Modekraut geworden ist. Man findet die Knoblauchsrauke praktisch überall, so auch in städtischen Parkanlagen und an den Randbereichen von Friedhöfen. Sie enthält ebenso wie das Wiesenschaumkraut, mit dem sie geschmacklich gut harmoniert, Senfölglykoside, dazu natürlich Knoblauchöl sowie Mineralstoffe, A- wie auch C-Vitamine, und diese nicht zu knapp.

Allerdings sollte man die Knoblauchsrauke möglichst frisch verwenden, getrocknet verliert sie viel von ihren Inhalts- und Geschmacksstoffen.

Und noch etwas halte ich für bemerkenswert: Falls Sie befürchten, nach dem Genuss dieses leckeren Krauts einen unangenehmen Knoblauchgeruch auszuströmen, kann ich Sie beruhigen. Die Pflanze schmeckt zwar köstlich mild nach Knoblauch, man »duftet« aber nicht danach.

Sollten Sie draußen bei der Bestimmung der Knoblauchsrauke übrigens nicht ganz sicher sein, zerreiben Sie eines der wunderschönen, wie Baumsilhouetten geäderten Blätter, die am Stängel von oben nach unten immer größer werden, zwischen den Fingern und schnuppern Sie daran. Riecht es deutlich nach Knoblauch, ist kein Zweifel mehr möglich.

Sie möchten noch wissen, welchen Beschwerden dieses aufrechte Kraut entgegenwirkt? Hier sind sie: Da die Knoblauchsrauke als allgemein blutreinigend, keimtötend und antibakteriell gilt, kann man sie gut äußerlich bei entzündeten Wunden und Insektenstichen einsetzen, innerlich stellt sie sich Parasiten (Würmern) in den Weg und lindert Katarrhe der Atemwege. Ich liebe sie.

Storchschnabel

Sie haben ihn sicher schon mal entdeckt und sich über die schnabelähnlichen Fruchtfortsätze gewundert, denen das Kraut seinen Namen verdankt: den Storch(en)schnabel. Er wird auch »Ruprechtskraut« genannt, was wohl auf das althochdeutsche Wort *rotpreht* zurückgeht und »rötlich« bedeutet, und das sind Sprossachsen und Blattstiele wirklich. Es wird auch behauptet, der heilige Ruprecht oder Robert habe die Pflanze schon medizinisch genutzt. Tatsächlich kommt sie in Kräuterbüchern des Mittelalters vor, ist also damals und sicher auch schon viel früher verwendet worden.

Diese auch als »Gottesgnadenkraut« bezeichnete Pflanze besitzt Bitter- und Gerbstoffe sowie ätherische Öle. Sie unterstützt unser Verdauungssystem, hilft blutender, wunder oder warziger Haut zu heilen, beruhigt Reizdarmbeschwerden sowie Mund- und Rachenentzündungen, wirkt gegen Magengeschwüre und starke Monatsblutungen – und manches mehr.

Sie können das ganze oberirdische Kraut von Mai bis September als Salat- oder Smoothiezugabe einsetzen, in Gemüsebacklingen verarbeiten oder Spinat daraus zubereiten. Als Tee setzen Sie gut 1 EL voll mit ½ Liter Wasser kalt an, bringen alles zum Sieden und lassen es 10 Minuten ziehen. Die dekorativen rötlichen bis blauvioletten Blüten eignen sich auf Speisen hervorragend als Gaumenschmaus und Augenweide.

Und die Samen können Sie etwa ab August sammeln und in einem geeigneten Glasgefäß auf der Fensterbank keimen lassen. Guten Appetit!

Und wenn Sie das Ruprechtskraut mit anderen seiner Verwandten wie dem großblütigeren Wiesen-Storchschnabel verwechseln, macht das gar nichts. Ich rate Ihnen aber, gerade wenn Sie noch nicht ganz sicher sind, die Blüte abzuwarten, damit Sie nicht an andere, womöglich giftige Pflanzen, die ähnlich geformte Blätter aufweisen, geraten.

Wiesenklee

Tja, wen haben wir denn hier schon wieder? Kennen Sie jemanden, der den roten Wiesenklee, den man auf jeden Fall von Mai bis September sammeln kann, noch nie gesehen hat? Ich jedenfalls nicht, aber ich kenne viele, die nicht wissen, dass er Isoflavone enthält, deren Wirkungen offenbar nicht zu unterschätzen sind, wenn es um Brust-, Gebärmutter- oder auch Prostatakrebs geht. Als Extrakte werden diese Phytohormone auch immer häufiger gegen Wechseljahresbeschwerden wie Hitzewallungen und dergleichen eingesetzt. Darüber hinaus fördert der Rotklee die Gallensaftproduktion, wirkt ausgleichend auf die Verdauungsorgane (er kommt gegen Durchfall *und* Verstopfung zum Einsatz) und hilft gegen Rheuma. Er enthält sehr viel Provitamin A, das Ihre Sehkraft stärkt und sogar erhalten kann.

Mein Vorschlag: Holen Sie sich ihn vorbeugend ins Haus – von April bis Juni die zarten Blätter, die Sie unter jedes Gemüsegericht, eigentlich im Grunde überall untermischen können, danach bis in den Herbst hinein die hübschen, süßlich schmeckenden Blütenköpfe, die man in jeden Smoothie geben kann oder dekorativ über Speisen streut. Wenn Sie die Samen sammeln, können Sie die im Winter auf der Fensterbank keimen lassen und als Vitalstoffkick im Smoothie, auf dem Brot oder über Salat gestreut genießen.

Auch der weiße Klee ist gut essbar, Bienen wie Hummeln lieben wegen ihres Nektars beide Pflanzen, die regional auch »Honigklee«, »Hummellust«, »Himmelsbrot« oder »Zuckerblümli« genannt werden. Süß, oder?

Schafgarbe

Eine Pflanze, die man auf keinen Fall übersehen kann und sollte, ist die so gesunde wie wunderschöne Schafgarbe. Wie heißt es so treffend? »Schafgarb' im Leib tut wohl jedem Weib.« Und auch die klare Aussage, die in der Bezeichnung »Frauendank« zum Ausdruck kommt, rührt unter anderem daher, dass diese Pflanze krampflösende Wirkstoffe entfaltet, die bei schmerzhafter starker Menstruation und auch bei Wechseljahrsbeschwerden wohltuende Dienste leisten. Außerdem sollen Auflagen die besonders Frauen an sich selbst störenden und ungeliebten Augenringe vermindern.

Filigrane grüne Federblätter (darauf bezieht sich der poetische Name »Augenbraue der Venus«), viele, viele weiße oder rosa Blütenköpfchen, die sich harmonisch zu einem großen gemeinsamen Blütenstand zusammenfinden, und ein ziemlich robuster Stängel, der eine sichere Basis garantiert, charakterisieren ein Kraut, das nicht nur Frauen so richtig guttut, sondern natürlich auch Männern.

Die auch »Blutstillkraut« genannte Pflanze galt aufgrund ihres Gerbsäuregehalts und der antibakteriellen wie auch entzündungshemmenden Inhaltsstoffe als »Soldatenkraut«, das bei Verwundungen desinfizierend und blutstillend wirkte. Bei Schnitten, Geschwüren und schlecht heilenden Hautkrankheiten sind Saft oder Aufguss Mittel erster Wahl. Nicht zu vergessen die Bitterstoffe, die für das Leber-Galle-System, bei Appetitlosigkeit und Verdauungsbeschwerden wertvolle Helfer sind. Der schlichte Name »Bauchwehkraut« spricht Bände.

Die Schafgarbe entlastet zudem die Venen und wirkt regulierend auf den Blutkreislauf und das Herz. Eine mir bekannte alte Bäuerin trank Schafgarbentee spätestens dann, wenn sich ein Migräneanfall ankündigte.

Es gibt so viele Einsatzmöglichkeiten, dass man problemlos ein Büchlein damit füllen könnte. Aus diesem Grund gefällt mir die Bezeichnung »Grundheil« richtig gut. Man könnte auch den oben erwähnten Spruch erweitern: »Schafgarb' im Leib tut wohl jedermann, unglaublich ist's, was sie alles kann!«

Die Schafgarbe hat einen leicht bitteren, aromatischen Geschmack. Essbar ist das ganze Kraut mitsamt Blättern und Blüten, und zwar von Mai bis in den Oktober hinein. Der Stängel der Schafgarbe macht es einem, besonders wenn er älter ist, nicht ganz so leicht, die Pflanze zu ernten.

Man sollte aber nicht daran herumreißen, sondern eine Schere benutzen.

Ich zwicke die hübschen jüngeren und auch älteren Federblätter mit den Fingern ab, sie sind in der Küche universal einsetzbar. Salat- und smoothietauglich, bereichern sie zudem jedes Gemüsegericht und geben Risotto oder »Hirsotto« eine vitalisierende herb-pikante Note. Gleiches gilt auch für die würzig duftenden, ein wenig an Muskatnuss erinnernden Blüten. Getrocknet und gerebelt macht sich das ganze Kraut vorzüglich als Streuwürze, Kräutersalzkomponente und natürlich als wohltuender, rundum Gesundheit »coachender« Tee.

Frauenmantel

Schauen Sie sich um! Naturbelassene Wiesen sind ein Eldorado für urwüchsige heilsame Pflanzen! Es gibt unzählige essbare und zugleich gesund erhaltende, das Wohlergehen wiederherstellende Kräuter. Wenn ich allein an den wilden Frauenmantel denke! In seinem so anmutig gefalteten Blatt glänzt oft in der Mitte ein schillernder »Tautropfen«, der in Wahrheit aber ein Guttationstropfen ist, den die Pflanze mittels feiner Öffnungen am Blattrand selbst ausscheidet. Dass Alchemisten diese »flüssige Perle« früher als magisch betrachteten, wundert mich nicht. Auch ich schlürfe diese Tröpfchen heute noch mit Wohlbehagen aus oder benetze mir damit die Gesichtshaut. Und sofort fällt mir ein, was ich vor Jahren erlebt habe:

Ich stillte meinen ersten Sohn seit ein paar Wochen, als ich plötzlich eine üble Brustentzündung bekam. Abstillen schien die medizinisch einzig vernünftige Option. Ich wollte das nicht wahrhaben, schließlich hatte sich das Baby gerade gut ans Stillen gewöhnt. Da ging ich zur Wiese und suchte die oft ein wenig versteckt wachsenden Frauenmantelblätter, die übrigens in der wilden Form deutlich kleiner sind als die ihrer kultivierten Vettern. Mit einem Nudelholz walkte ich sie, damit der Pflanzensaft austreten konnte, und legte sie mir über Nacht, mit einem Tuch fixiert, auf die schmerzende gerötete Brust.

Sie werden es nicht glauben, am nächsten Morgen war alles viel besser, und wenig später hatte ich keine Beschwerden mehr. Sehen Sie das als Erfahrungsbericht, nicht als Heilungsversprechen. (Übrigens sollen auch die zerriebenen Blätter des Huflattichs bei Entzündungen der Brust hilfreich sein.)

Was ich damit sagen will, ist: Unterschätzen wir niemals die Kraft dessen, was wild um uns herum, oft in unserer unmittelbaren Umgebung wächst. Im Frauenmantel hat man mittlerweile zum Beispiel hormonähnliche, entzündungshemmende, antioxidativ wirkende Substanzen neben Bitterstoffen und Flavonoiden entdeckt, die nicht nur bei Frauenleiden, sondern auch gegen Verdauungsbeschwerden und Erkältungskrankheiten helfen, das Herz stärken und sogar positiv auf die Elastizität der Blutgefäße wirken.

Natürlich kann man die Blätter in Salat essen und in Smoothies, Backlingen, Aufläufen, Spinat und so weiter verwenden, und das von etwa April bis Juli. Und selbstverständlich kann man auch die beim wilden Frauenmantel auf den ersten Blick eher unscheinbaren gelblichen Blüten verzehren, die aber spätestens auf den zweiten Blick sehr hübsch sind und sich übrigens durch ein zartes Aroma auszeichnen. Trocknen Sie sich auf jeden Fall einen kleinen Wintervorrat dieses liebenswerten Wildkrauts, das Sie in der kalten Jahreszeit dann über Speisen gestreut oder als Tee genießen können.

Ein Würzrezept

(Wild-)kräutersalz

Würzig, in niedriger Dosis heilsam und dazu noch hübsch anzusehen ist Salz, vermischt mit getrockneten oder auch frischen Kräutern, zum Beispiel den dreizehn hier genannten. Wenn Sie keine luftgetrockneten Kräuter zur Hand haben, können Sie das Trocknen auch im Backofen bei 40 Grad oder in einem guten, im Handel erhältlichen Dörrgerät erledigen.

Nehmen Sie ungefähr jeweils die Hälfte gutes Salz (ohne Rieselhilfen) und wildes Kraut. Wenn Letzteres schön raschelt, wird es zusammen mit dem Salz in einem Mörser fein zerrieben oder in einem kleinen Standmixer miteinander vermengt. Haben Sie gerade frische Kräuter gesammelt und wollen Sie sie gleich zu aromatischem Salz verarbeiten, nehmen Sie entsprechend weniger von beidem. Kräutersalz aus frischen, also noch mehr Feuchtigkeit speichernden Pflanzen ist krümeliger und muss rascher verbraucht werden. Versuchen Sie's mal mit Gundermann und Knoblauchsrauke oder den Blättern von Schafgarbe und Gänseblümchen. Auch Pflanzen aus dem Kräutergarten wie Salbei, Thymian, Rosmarin, Dill und Petersilie sind eine gute Option.

Tipp: Soll das Salz nicht nur grün aussehen, sondern farblich variieren? Dann verarbeiten Sie doch mal die Blüten von Lavendel, Veilchen, Löwenzahn, von rotem Wiesenklee, Borretschblüten oder Kapuzinerkresse! Der Anblick dieser verschiedenfarbigen Salze in unterschiedlichen kleinen Gläsern auf dem Würzregal stimmt sofort fröhlich. Und das Würzen macht noch mal so viel Spaß!

Obwohl über die Jahrhunderte hinweg sicher eine Menge Insiderwissen verloren gegangen ist – man denke nur an die widerwärtigen Verbrennungen kräuterkundiger Frauen und Männer während der Inquisition sowie die sich anschließende allgemeine Abkehr von Natürlichem hin zu vorgefertigten, industriell zusammengemischten Produkten –, sollten wir ehren und nutzen, was uns doch noch immer in größerer Vielfalt zur Verfügung steht, als mancher vermutet.

Noch einmal: Es gibt Hunderte von essbaren frei wachsenden Pflanzen. Einige haben wir für Sie herausgesucht. Das heißt aber nicht, dass die zahlreichen anderen, hier ungenannten Kräuter in ihren positiven Wirkungen auf unsere Gesundheit mit diesen nicht mithalten könnten. Auf manche stoßen wir im Laufe der Zeit, viele potenzieren ihre Wirkstoffe, wenn man sie zusammen oder abwechselnd zu sich nimmt. Auch die bislang von unseren Wissenschaftlern isolierbaren Inhaltsstoffe markieren ganz sicher nicht den Endstand. Was heute als offiziell anerkannt gilt, ist wahrscheinlich nur die Spitze eines überwältigend erfrischenden Eisbergs wohltuender gesundheitsfördernder Kräfte.

Finden Sie selbst heraus, was Ihnen und denen, die Ihnen am Herzen liegen, besonders guttut. Führen Sie am besten ein Tagebuch, in dem Sie Ihr erworbenes Kräuterwissen, Ihre Erfahrungen, Gedanken, Gefühle dazu und natürlich alle möglichen Tipps und Rezepte verewigen. Ich verspreche Ihnen, Sie werden sich immer klarer darüber werden,

wie engmaschig wir Menschen mit der unglaublich komple-
xen, vielschichtigen und großartigen Natur um uns herum
verbunden sind. Und die kann unsere Körper und Seelen
über die wilden Pflanzen auch heute noch mit vielem versorgen, was wir für ein erfüllteres und gesünderes Leben
benötigen.

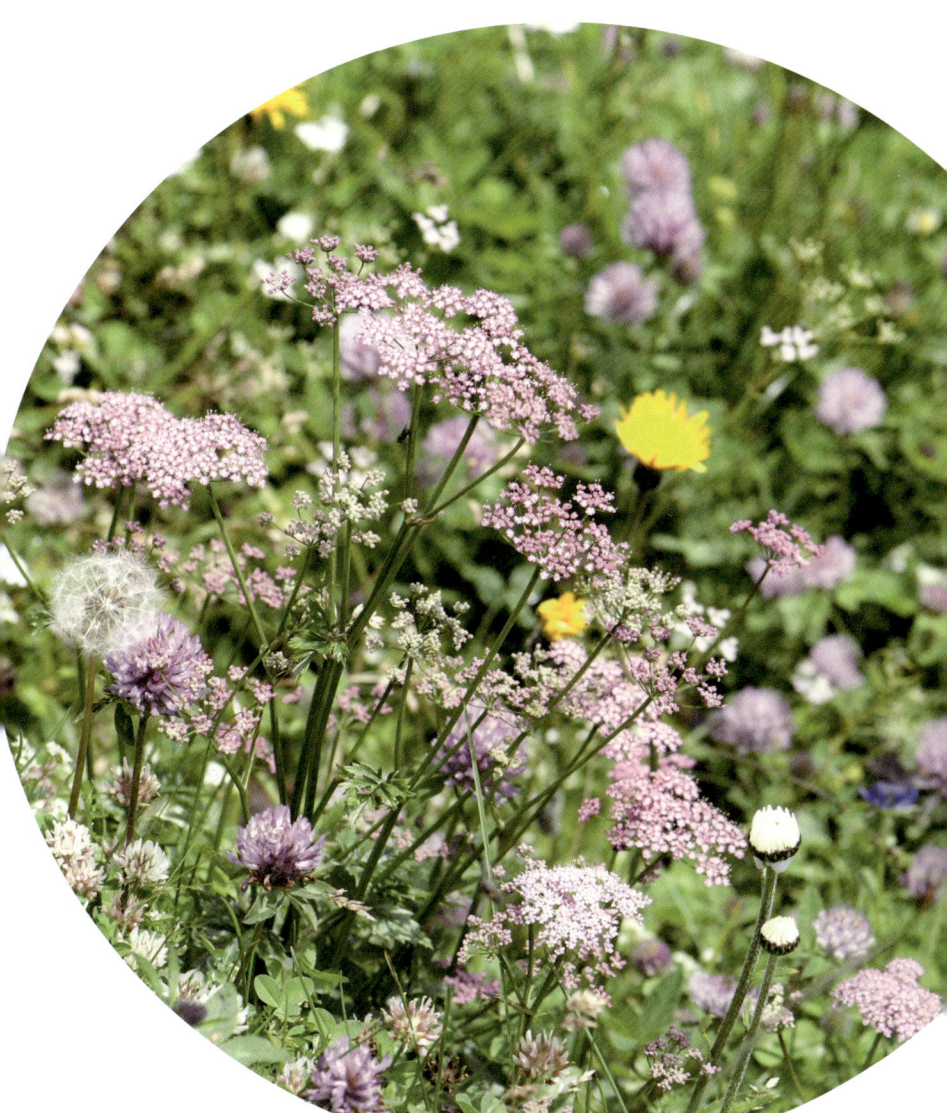

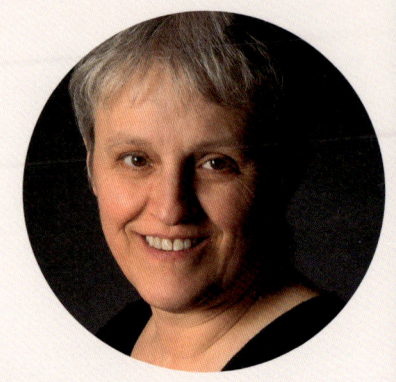

Experteninterview mit Hildegard Kita

*Bitte immer wieder Nischen schaffen,
ob in Stadt oder Land, um die
Artenvielfalt zu erhalten!*
Hildegard Kita

Hildegard Kita ist langjährige Kräuterfrau und Heilpraktikerin für Psychotherapie. Sie betreibt eine Kräuter- und Heilpflanzenschule im Hohen Vogelsberg und gibt als Dozentin für Phytotherapie überregional Kurse für Angehörige von Heil- und Pflegeberufen sowie interessierte Laien.

Frau Kita, wie sind Sie persönlich mit den wilden Kräutern in Kontakt gekommen?
Die Kräuter *haben mich* entdeckt. Mit neunzehn Jahren begegnete ich der Schafgarbe. Ich hatte sie nicht gesucht. Ich hatte keine Erfahrung mit Heilkräutern. Sie stand blühend auf der Wiese einer sonnendurchfluteten Waldlichtung und hat mir nur wenige Tage später, als Tee zubereitet, aus einer schlimmen Lage geholfen.

Sie sind eine erfahrene Kräuterfrau, die regelmäßig Seminare abhält. Das Interesse an wilden Kräutern scheint deutlich zuzunehmen. Können Sie diesen Trend bestätigen?
Es interessieren sich viel mehr Menschen für die Kräuterkunde als zum Beispiel noch vor drei Jahren, diesen Trend kann ich bestätigen.

Aus welchen Bevölkerungskreisen kommen Ihre Seminarteilnehmer und Klienten?
Es ist eine buntgemischte Klientel aus allen Bevölkerungskreisen. Die Männer sind inzwischen häufiger da, die Frauen aber immer noch in der Überzahl. Oft sind es Frauen, die sich zur »Halbzeit« beruflich umorientieren oder eine Zusatzausbildung machen möchten.

Was sind die Gründe dafür, dass sich Menschen wieder stärker der Natur zuwenden und sich mit wild wachsenden Kräutern beschäftigen?
Ich denke, der Hauptgrund ist die Erdung. In unserer schnelllebigen Zeit sind sehr viele Menschen an ihre Grenzen geraten. Im Einzelnen sind es eigene Gesundheitsprobleme physischer und psychischer Natur, sinnvolle Weiterbildung in einschlägigen Berufen, Ernährungsumstellung, berufliche Umorientierung, Stress am Arbeitsplatz, Kindheitserinnerungen und vieles mehr.

Gibt es wilde Kräuter, die erfahrungsgemäß immer wieder besondere Aha- oder Überraschungseffekte auslösen?
Dazu gehört der Stinkende Storchschnabel wegen seiner Signatur und seines Geruchs, die Knospen des Spitzwegerichs mit ihrem »Champignongeschmack«, die Johanniskrautknospen mit ihrem roten Saft, die weiblichen und männli-

chen Brennnesseln, die Brennnesselsamen mit ihrem leicht nussigen Geschmack, der Wasserdost, ein tolles Mittel bei grippalen Infekten, und viele mehr. Eigentlich kommt man aus dem Staunen gar nicht heraus.

Haben Sie so etwas wie ein Lieblingskraut? Oder eher mehrere? Wenn ja, warum?

Ich habe sie alle gern, aber wenn ich denn welche nennen soll, dann den Stinkenden Storchschnabel (Geranium robertianum) am Wald- und Heckenrand, der tolle Fotomotive liefert und ganz besondere Inhaltsstoffe hat, und die Wegwarte (Cichorium intybus), die wie leuchtend himmelblaue Leitplanken viele Straßenränder säumt und den härtesten Bedingungen trotzt. Je nach Jahreszeit und Situation sind es andere Begleiter aus dem Pflanzenreich, die mir etwas sagen.

Wie kann man sich auch als Großstädter angemessen mit Wildkräutern versorgen?

Gelegentliche Ausflüge aufs Land reichen meist nicht aus, sodass man sich auf Wochenmärkten, Biohöfen, Kräuterhöfen versorgen muss. In einigen Gegenden gibt es auch Gemüse- und Kräuterkisten, die man abonnieren kann und die bis zur Wohnung geliefert werden.

Außerdem ist Urban Gardening im Kommen, was ich sehr begrüße. In einigen Städten gärtnert und erntet man hier mit Gleichgesinnten, mitten in der Stadt.

Es ist wirklich nicht so schwer, im eigenen Garten oder auf dem Balkon selbst Kräuter zu ziehen. Zu welchen Pflanzen würden Sie Einsteigern raten? Ob Küchen-, Heil- oder Würzkräuter, mit welchen haben Sie besonders gute Erfahrungen gemacht?

Herzerfrischend ist immer wieder die Kapuzinerkresse, die gleichermaßen Schmuck wie Küchenkraut und Heilkraut ist und auch gut auf dem Balkon und im Garten gezogen werden kann.

Desgleichen eignet sich für Balkon und Garten Koriander als frisches Kraut. Auch Wilde Rauke, Kresse und Bohnenkraut sind sowohl in Kästen als auch im Garten schnellwüchsig. Salbei, Melisse, Lavendel sind mehrjährig und haben sich immer bewährt.

Im Garten gibt es fast unbegrenzte Möglichkeiten. Waldmalve, Guter Heinrich, Rotklee, Löffelkraut, Portulak ...

Gibt es noch etwas, was Sie unseren Leserinnen und Lesern unbedingt mit auf den Weg geben möchten?
Die Natur gibt es zwar zum Nulltarif, aber sie ist kein Selbstbedienungsladen. Pflanzen sind unsere Begleiter und Partner. Wie wir in unserem Mikrokosmos handeln, hat Auswirkungen auf den Makrokosmos. Bitte Herz und Verstand einschalten und nicht ausrotten. Bitte immer wieder Nischen schaffen, ob in Stadt oder Land, um die Artenvielfalt zu erhalten.

Kräuter im Garten und auf dem Balkon

Das Leben beginnt mit dem Tag,
an dem man einen Garten anlegt.
Chinesisches Sprichwort

Wir sind nun gemeinsam über die Wiesen gezogen, und Sie haben so einiges über die wilden Pflanzen in unserer Umgebung erfahren. Dass die Natur uns diese Kräuter einfach so zur Verfügung stellt, ist ein Segen und macht mich wie viele andere auch dankbar.

Wenn Sie glücklicher Besitzer eines Gartens sind und statt eines unnatürlichen »Golfrasens« eine natürliche Wiese ihr Eigen nennen, wunderbar! Lassen Sie es dort einfach sprießen; Sie werden sich wundern, was bald alles auf Ihrem Grundstück wächst, um Sie und Ihren Speiseplan zu bereichern. Haben Sie Platz genug, können Sie auch erst einmal einen Teil, wo das Gras nicht oft und regelmäßig gekürzt wird, abtrennen und beobachten, was passiert. Mähen Sie dort höchstens ein- bis zweimal pro Jahr, ich verspreche Ihnen, es wird nicht gleich alles zuwuchern, wie Ihnen vielleicht Ordnungsfanatiker mahnend entgegenhalten. Ganz im Gegenteil: In die Natur muss man nicht immer sofort eingreifen, sie entfaltet ganz ungeahnte heilsame Kräfte, wenn man sie nur lässt. Und was Ihren Garten betrifft, bedeutet das so nebenbei: Sie ernten, was Ihre Sinne erfreut und Ihrem Körper guttut, und Sie haben zusätzlich noch die Gelegenheit mitzuerleben, wie Vögel und Insekten, die Sie vorher nicht wahrgenommen haben – zum Beispiel bald auch bunte Schmetterlinge – in Ihrem Garten Einzug halten.

Kleiner Tipp am Rande: Mähen Sie mit dem Rasenmäher kleine Pfade in Ihre Wildwiese. So können Sie sie bequem

durchqueren und haben trotzdem das spannende Flair der
»Wildnis«.

Es gibt natürlich neben den zahlreichen wild wachsenden auch eine lange Reihe inzwischen kultivierter altbewährter Kräuter mit langer Geschichte, die sehr gesund und
schmackhaft sind. Gemeint sind die vielen Küchen- und Ge-
würzkräuter, die übrigens allesamt auch heilendes Potenzial haben. Deshalb halte ich ja von der immer noch üblichen
Trennung in Küchenkräuter auf der einen und Heilkräuter

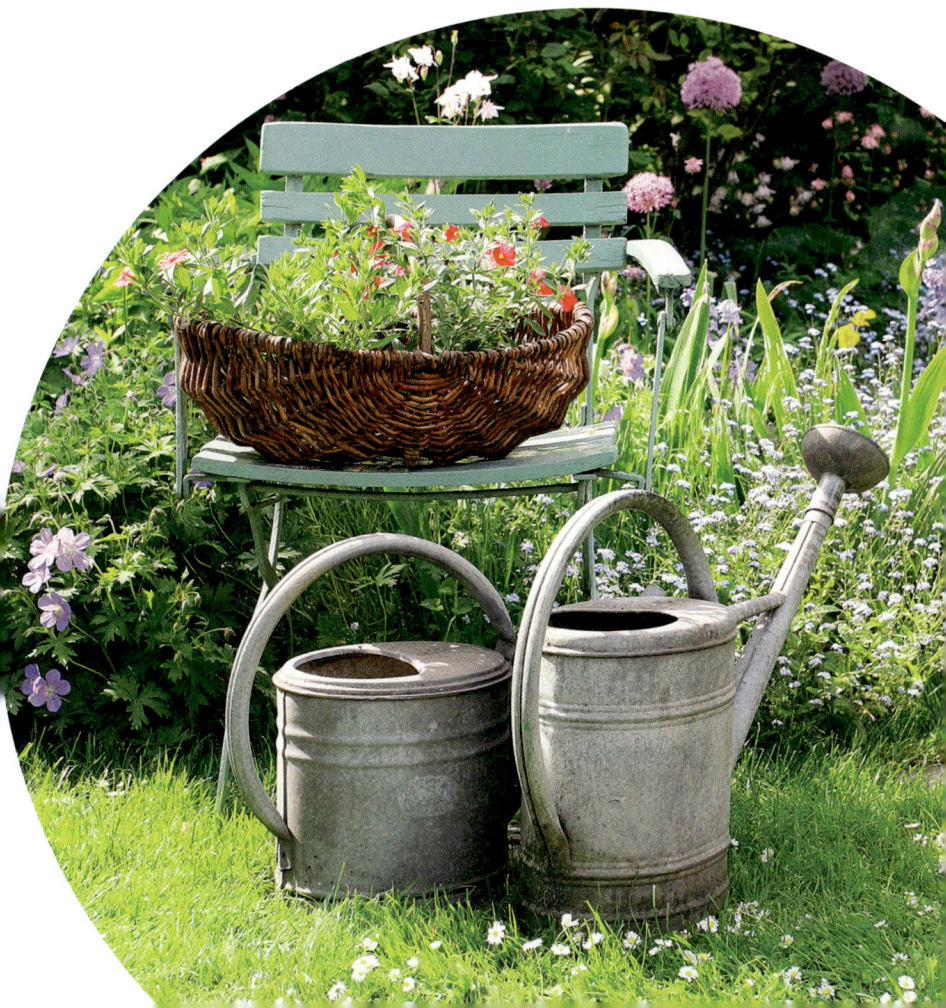

auf der anderen Seite gar nichts. Man sollte zu heilkräftigen Kräutern nicht nur greifen, wenn man krank ist, sondern so oft wie möglich im ganz normalen Alltag. Abwechselnd, vorbeugend und immer wieder, ganz nach Bedarf und Belieben.

PRAXISTIPP

Brennnesseln tun nicht nur Ihrem Körper, sondern auch all den Pflanzen in Ihrem Garten viel Gutes. So halten sie Schädlinge im Zaum und düngen hervorragend. Dieses Wildkraut unterstützt Sie damit bei der Pflege Ihrer pflanzlichen Schützlinge und fördert deren Gedeihen (siehe weiter oben auch den Abschnitt »Die Brennnessel – brandaktuell und altbewährt«). Und noch etwas: Obst wie beispielsweise Äpfel und auch Gemüse bleiben im Winter, in Ihrem Keller eingelagert, länger frisch und knackig, wenn Sie sie auf Brennnesseln betten.

Viele Kräuter kann man als Samen oder auch vorgezogen kaufen und selbstverständlich zu Hause anbauen. Das geht zunächst einmal natürlich im Freiland, also draußen im Garten, wo Sie den optimalerweise bereits vorgezogenen Pflänzchen, die Sie in einer guten Gärtnerei, vielleicht sogar in einem wohlsortierten Supermarkt oder noch besser auf einem speziellen Pflanzenmarkt erworben haben, einen oder auch mehrere hübsche Plätze zuweisen. Ich persönlich verteile sie gern nach Lust und Laune über den ganzen Garten.

Lösen Sie die Kräuter Ihrer Wahl kopfüber und mit etwas Druck auf die Plastiktöpfe vorsichtig aus ihren Behältnissen und pflanzen Sie sie in den mit biologisch einwandfreier Pflanzerde aufgewerteten Gartenboden um. Sie müssen dazu nicht gleich alles spatentief umgraben, ich habe aus Erfahrung gelernt, dass es durchaus schon reichen kann, die Erde einige Zentimeter tief frei zu machen. Pflanzen, die dort bereits wachsen, müssen Sie nicht wegwerfen, teilen Sie Ihnen einfach einen anderen Platz in Ihrem Garten zu. Nehmen Sie beim Einpflanzen Ihrer Setzlinge aber bloß keine mit dubiosem Dünger oder anderen Zusatzstoffen angemischte, sondern wie gesagt am besten problemlose Bio-Pflanzerde.

PRAXISTIPP

Etwas aufwendigere, aber lohnende Möglichkeiten, Kräuter im eigenen Garten zu ziehen, sind das »Hochbeet« und die »Kräuterspirale«.

Wie der Name schon sagt, ist ein *Hochbeet* eine erhöhte Anbaufläche. Es hat eine Einfassung aus Holz oder Stein und ist mit Erde und Dränagematerial befüllt. Man kann als unterste Schicht Reisig, dann normale Erde und darüber Mutterboden geben. Sie können darin bequem Kräuter, Gemüse und Blumen ziehen.

Als optimal für ein Hochbeet gilt eine Länge von 2 Metern, breiter als 1,20–1,30 Meter braucht es nicht zu sein. Körperlich am angenehmsten ist es, wenn die Oberkante des Hochbeets etwa auf Höhe Ihrer Hüfte liegt. Für eine Holzeinfassung nimmt man gern Lärchenholz, das 3–4 Zentimeter dick sein sollte.

Wenn Sie selbst Hand anlegen wollen: Es gibt im Netz eine ganze Reihe nützlicher Anleitungen, geben Sie einfach das Stichwort »Hochbeet« ein. Wenn Sie zum Selbstbauen keine Zeit oder Lust haben, können Sie sich natürlich auch an den Fachhandel wenden.

Wenn Sie auf kleinstem Raum eine ganze Reihe von Kräutern mit verschiedenen Standortansprüchen anbauen wollen, tut eine *Kräuterspirale* gute Dienste. Eine solche »Pflanzenschnecke« japanischen Ursprungs für etwa fünfzehn verschiedene Kräuter entsteht, wenn man auf einem Durchmesser von etwa 3 Metern die Erde höchstens spatentief aushebt und Windungen aus Natursteinen anlegt, die zum höchsten Punkt bis circa 80–100 Zentimeter ansteigen. Das sich wie eine Spirale allmählich nach oben windende Beet mündet an seiner tiefsten Stelle in einen Minitaturteich, der mit einer von zwei Sandschichten ummantelten Teichfolie ausgelegt wird.

Die unterschiedlichen Ebenen der Steinspirale befüllt man entsprechend den Bedürfnissen der dort wachsenden Kräuter mit grobem Kies, Schotter oder Ziegelbruchsteinen als Dränageschicht, humoser, mit Kompost angereicherte Erde und einem kalkhaltigen Sand-Gartenerde-Gemisch, je höher die Spirale ansteigt. Ganz oben befindet sich die trockene, mediterrane Zone, die sonnenhungrigen Pflanzen wie Rosmarin, Lavendel, Ysop und Thymian vorbehalten ist. Je mehr Feuchtigkeit ein Kraut braucht, umso weiter unten wächst es. Vom etwa mittig wachsenden Salbei zur Petersilie, Zitronenmelisse, Pimpinelle, Minze und so weiter geht es immer tiefer hinab bis zur Brunnenkresse und der Wasserminze.

Auch hierzu gibt es im Internet eine ganze Reihe von nützlichen Tipps zum Eigenbau einer solchen Kräuterspirale. Aber natürlich können Sie auch die Dienste eines guten Gärtners in Anspruch nehmen oder sich von ihm beraten lassen.

Natürlich sollten Sie sich um die pflanzlichen Neuankömmlinge kümmern. Im Grunde sind sie fast alle ziemlich pflegeleicht, aber regelmäßige Zuwendung wäre schon schön. Sie brauchen es ja nicht vor Publikum zu tun, aber Sie können mit ihnen sprechen oder ihnen ein Lied vorsingen. Das ist kein Witz! Die positiven Schwingungen, die Sie aussenden, kommen bei den Pflanzen nämlich an. Das hat mir nicht nur manch ein Gärtner auf Nachfrage bestätigt. Für alte Völker wie etwa die Ureinwohner, die um den Amazonas siedeln, indianische Schamanen, aber auch moderne Phytoexperten ist das eine Selbstverständlichkeit. Und wussten Sie zum Beispiel, dass Forscher inzwischen in Pflanzenzellen Mitochondrien gefunden haben, die in ihrer Wirkung winzigen Resonanzkörpern ähneln und tatsächlich auf Schwingungsfrequenzen reagieren? Vielleicht können Pflanzen ja wirklich »hören«. Es fällt aufgeklärten modernen Menschen immer wieder schwer, sich auszumalen, was lebende Organismen, denen wir es so gar nicht zugetraut haben, wohl so alles vermögen.[2]

Und vergessen Sie natürlich nicht, die Pflanzen hin und wieder zu gießen. Aber sparsam bitte! »Viel hilft viel« ist hier keine gute Devise. Gerade die mediterranen Kräuter mögen einfach kein Vollbad.

Übertöpfe sollten deshalb im Topfboden immer eine Öffnung haben, durch die überflüssiges Wasser abfließen kann, nicht aber die Pflanzerde ausgeschwemmt wird. Also legen Sie immer ein paar Tonscherben über das Loch, bevor Sie die Erde einfüllen. Zerbrochene Tontöpfe werfe ich daher nie weg, sondern hebe sie für solche Zwecke auf. Auch in jeder guten Gärtnerei erhältlicher Blähton bildet eine nützliche Dränageschicht.

Und damit sind wir bei den Blumentöpfen: Selbstverständlich können Sie all die gesunden Küchen- und Würz-

---

2 Vgl. zum Beispiel Wolf-Dieter Storl, *Pflanzendevas. Die geistig-seelischen Dimensionen der Pflanzen*, AT Verlag, Aarau und München 2008, S. 213 ff.

kräuter ganz einfach in Kübeln, Kästen, dekorativen Körben, kurz Behältnissen unterschiedlichster Art und verschiedenster Materialien auf dem Balkon, bei akutem Platzmangel sogar auf der Fensterbank ziehen. Das ist viel simpler, als mancher denkt, und beschert Ihnen die frischeste und köstlichste Nahrung sozusagen in Reichweite. Auch bei einem Kräutergarten auf Terrasse, Fensterbank oder Balkon, dem sogenannten »Urban Gardening« (siehe auch das Interview mit Hildegard Kita), ist in erster Linie darauf zu achten, dass genügend Sonnenlicht vorhanden ist.

Grundsätzlich brauchen Kräuter nämlich Licht, manche mehr, manche weniger. Merken Sie sich einfach eine Faustregel: Verholzende Kräuter wie etwa Rosmarin oder Salbei sind lichthungriger als nichtverholzende wie Petersilie oder Schnittlauch, die auch recht gut im Halbschatten gedeihen. Im Übrigen bemerken Sie ganz schnell, was Ihren Mitbewohnern aus dem Pflanzenreich guttut und was nicht.

Probieren Sie es einfach aus! Schauen Sie, was bei Ihnen besonders gut wächst, und machen Sie Experimente. Bauen Sie nicht nur Petersilie und Schnittlauch an, sondern daneben den geschmacklich im Salat unvergleichlichen Borretsch, dazu Oregano, Ysop, Lavendel und Rosmarin. Aus selbstgezogenem Thymian können Sie sich ein Kräuterkissen nähen: »Wer auf einem Kräuterkissen aus Thymian ruht, erquickt seine Kopfnerven«,[3] rät Friedrich Schnack in seiner *Kleinen Kräuterkunde* und fügt an, dass auf solchen Polstern auch Hasen und Wachteln gern schlummern.

Halten Sie Ausschau nach verschiedenen Sorten von Minze, ob nach der altbewährten Pfefferminze, die etwa bei

3   *Das kleine Kräuterbuch. Einheimische Heil-, Würz- und Duftpflanzen (Kleine Kräuterkunde von Friedrich Schnack und Sandro Limbach)*, Insel Verlag, Leipzig 1936, S. 50.

Kopfschmerzen, Herzschwäche oder Verdauungsbeschwerden gute Hilfe leistet, oder ihren leckeren Kolleginnen wie etwa der Schoko-, Apfel-, Bananen- oder Zitronenminze. Der entzündungswidrige, bei Infektionen in Mund oder Hals unvergleichlich wirkende Salbei macht auch im Kübel viel her, ob als Echter Salbei, als Purpur-, Ananas- oder Pfirsichsalbei. Und vergessen Sie nicht die wohltuend beruhigende Zitronenmelisse und viele, viele andere Kräuter mehr. Informieren Sie sich auf Gartenfesten und regionalen Pflanzenbörsen, erörtern Sie dort mit anderen Interessierten Fragen, und tauschen Sie sich aus. Kurz: Lassen Sie sich inspirieren.

Wenn es draußen kälter wird, holen Sie die mehrjährigen, nicht winterharten Pflanzen ins Haus in einen nicht überhitzten Raum oder in den kühleren Keller und in die Nähe eines Fensters. Zu dunkel sollte es nicht sein.

Besonders Kräuter mediterraner Herkunft wie Salbei, Rosmarin und Thymian können gut draußen überwintern. Man wärmt sie rundherum mit Laub und/oder isolierendem Vlies. Passen Sie einfach ein bisschen auf Ihre Schützlinge auf, und wenden Sie sich bei Fragen und Problemen an einen guten Gärtner. Auch im Netz gibt es so manchen nützlichen Tipp. Am wichtigsten aber ist eines: Machen Sie Ihre eigenen Erfahrungen und folgen Sie immer öfter mal Ihrer Intuition. Wenn Sie achtsam mit Ihren pflanzlichen Begleitern umgehen, wird Ihnen vieles gelingen, was Sie vielleicht nicht für möglich gehalten haben.

Mit dem Beispiel eines zufälligen Besuchs bei einem hobbygärtnernden Studenten will ich Ihnen Mut machen, sich Ihr eigenes kleines Pflanzenrefugium zu schaffen. Der junge Mann war noch gar nicht lange von zu Hause weggezogen, aber auf dem ganz normal großen Balkon seiner WG-Wohnung hatte er sich etwas eingerichtet, was seinesgleichen

sucht. Hier eine Querbeet- oder besser gesagt »Quertopfauf-
listung« all der Kräuter und Gemüsepflanzen, die dort zu
bestaunen waren: Natürlich wuchsen da eine Menge Kräuter
wie Petersilie, Borretsch, Dill, Zitronenmelisse, verschiedene
Minzesorten, zum Beispiel eine Hängeminze, die dekorativ
aus einer Glasflasche baumelte, Lavendel natürlich, Liebstöckel, Salbei und Rosmarin. An Stangen in einer Balkon-
ecke rankten Bohnen empor, nicht weit entfernt wilder Wein
und leuchtende Kapuzinerkresseblüten. Es gab Busch- und
Cherrytomaten, Gurken und gelbe Paprika. Doch damit nicht
genug: Ich entdeckte Möhren, Radieschen, Kohl, Rote Bete,
Feldsalat, Mairübchen, Erbsen, ein paar Steviapflanzen, und
glauben Sie mir, das war noch nicht alles. Inmitten all dieser
Pracht stand übrigens eine einladend kuschelige kleine Bank.

Lust auf eigenes Grün bekommen? Beginnen Sie einfach
mit ein paar Kräutern, das ist ein guter Anfang.

KLEINER BALKONTIPP: CALENDULA

Für Leute, die's einfach, aber effektvoll mögen: Säen Sie ein
paar Samen der robusten ungefüllten Ringelblume in einem
dekorativen Blumenkasten aus. Geben Sie eine dünne Schicht
Erde darüber, wässern Sie ein wenig – und Sie werden schon
bald die ersten Blättchen sprießen sehen.

Die Ringelblume oder Calendula gilt als wirksames Heilkraut bei äußeren wie inneren Verletzungen und sieht darüber
hinaus mit ihren leuchtenden gelborangen Blüten bildschön
aus. Sie ist absolut pflegeleicht, wenn Sie darauf achten, dass
sich an den Wurzeln keine Staunässe bildet. Freuen Sie sich an
ihrer Ausstrahlung und streuen Sie ein paar Blütenblättchen
einfach über Ihren Salat.

Von »Pflanzenblut« und »Darmdämonen«

Kommen wir nun zu zwei Pflanzeninhaltsstoffen, die für unsere Gesundheit wahre Schätze sind und uns vor allem von wilden, ursprünglichen Gewächsen kredenzt werden: zum Blattgrün und zu den Bitterstoffen. Einen Cocktail, in dem besonders auch diese beiden Substanzen in gut verträglicher und vom Körper verwertbarer Form enthalten sind, ist das »Kraftstoffgemisch« des Grünen Smoothies, das wir uns im Anschluss gönnen wollen.

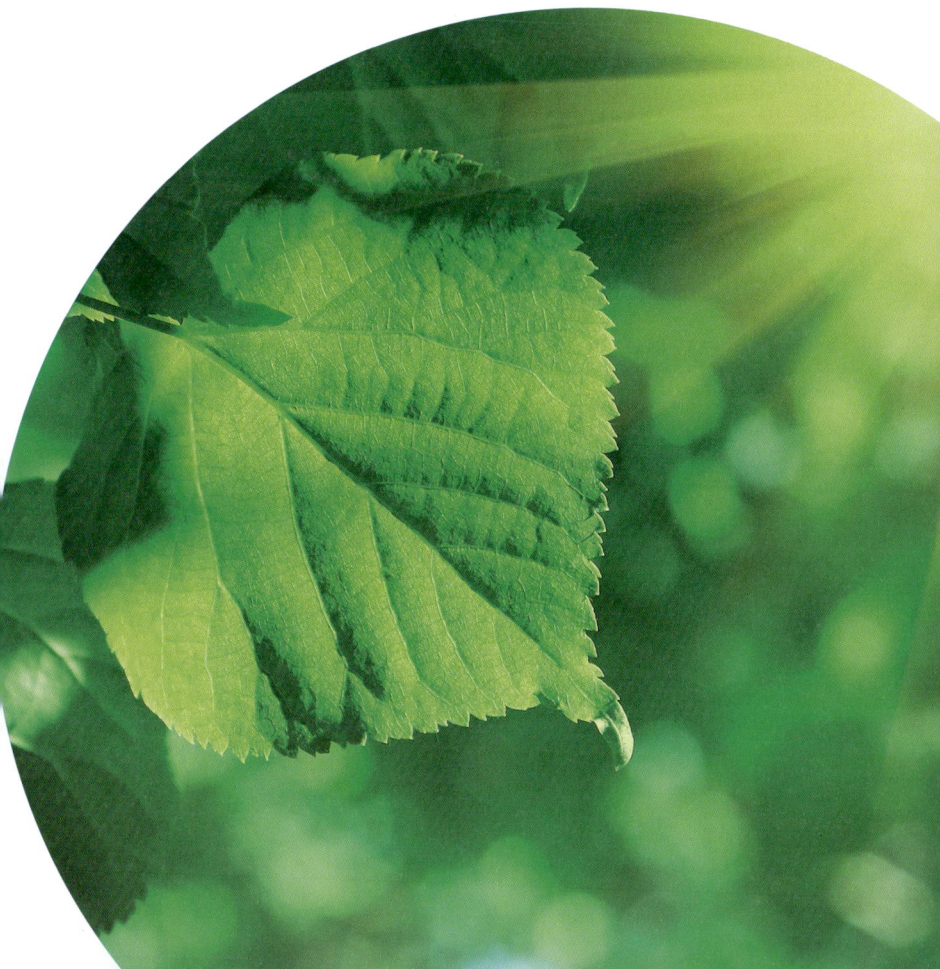

Chlorophyll – pure Lebensenergie

»Die alte mütterliche Feuchte hat sich im Pflanzenleib zu Chlorophyll verwandelt, dem Pflanzenblut. Durch abermalige und verfeinernde Umsetzung im Menschenleib wurde aus dem mit der Nahrung aufgenommenen grünen Saft des Pflanzengeäders rotes Blut. Ohne Pflanzenblut kein Menschenblut. Durch die verwickelten Ernährungsvorgänge in Pflanze, Tier und Mensch findet zwischen Wasser und Blattgrün, zwischen Blattgrün und rotem Blut ein beständiger Austausch zeugender und aufbauender Kräfte statt, gleich einem gewaltig ausgebreiteten Verkehr, in den durch die arbeitende Pflanzenwurzel die lebendigen Erdstoffe mit aufgenommen werden. Ist dieser Austausch gehemmt, fließt er nicht leicht und geschmeidig genug, entstehen – zumeist wohl beim Menschen, wie uns die Heilkunde belehrt – Schwächungen und Mangelkrankheiten.«[4]

Dieses Zitat von Friedrich Schnack stammt aus dem *Kleinen Kräuterbuch*, das bereits 1936 erschien. Und obwohl unsere Sprache heute nicht mehr ganz so poetisch ist, hat der Autor mit seiner eloquenten Lobrede recht.

Der Begriff »Chlorophyll« kommt aus dem Griechischen und heißt nichts anderes als »Blattgrün«. Chlorophyllmoleküle sind also dafür verantwortlich, dass Pflanzen grün aussehen. Mithilfe dieser natürlichen Farbstoffe fangen Pflanzen das Sonnenlicht in Form von kleinsten kosmischen Lichtquanten ein und speichern diese. Ob man die chlorophyllhaltige Pflanzenflüssigkeit als »grünen Sonnensaft«, als »Sonnenlichtdepot« oder als »flüssiges Licht« bezeichnet: Alle diese Namen weisen darauf hin, dass ohne die von

---

4 Ebenda, S. 46.

Pflanzen eingefangene Sonnenenergie gar nichts mehr auf unserer Erde liefe. Chlorophyll ist der Stoff, aus dem das Leben ist. Der grüne Pflanzensaft, das »Blut der Pflanzen«, enthält und vermittelt Ursubstanzen, die für unser Blut und damit auch ein langes gesundes Leben unentbehrlich sind. Gesundes Blut sorgt schließlich dafür, dass alles, was wir essen, genau dahin transportiert wird, wo es gebraucht wird. Wenn wir also genügend wohltuendes Grün aus dem gewaltigen Reich der Pflanzenwelt zu uns nehmen, führen wir unserem Organismus auch genug energiereichen Input zu, ohne den er seine komplexe Aufgabe, uns fit zu erhalten, gar nicht optimal erfüllen kann.

Es ist durchaus interessant, dass sich der grüne Pflanzenfarbstoff, und dieser kommt wohlgemerkt *nur* in Pflanzen vor, nicht gerade gravierend von unserem roten Blut unterscheidet: Während das Chlorophyllmolekül Magnesium in seiner Mitte trägt, ist es bei unserem Menschenblut Eisen, das diese Position einnimmt. Sonst ist die chemische Struktur bei beiden gleich!

Pflanzenkundige betonen oft, dass »Pflanzenblut« unser energiereichstes Lebensmittel überhaupt sei und dass wir die Qualität unseres Menschenbluts innerhalb kurzer Zeit durch den regelmäßigen Verzehr grüner essbarer Pflanzen erheblich aufwerten könnten. Was spricht also gegen eine absolut angenehme und vitalisierende »Grünblatt-Aufbauspritze«, am besten gleich mehrmals am Tag?

Chlorophyll unterstützt ja nicht nur die Bildung neuer roter Blutkörperchen und fördert die Wundheilung. Zellatmung und Zellstoffwechsel, Hormon- und Nervensystem freuen sich gleichermaßen darüber. Und damit nicht genug. Chlorophyll regeneriert und entgiftet, kann Magnesiummangel beheben und wird im Rahmen von Krebstherapien eingesetzt. Und nicht zu vergessen: Dieser wunderbare sonnenenergetisch aufgeladene Farbstoff soll Alterungsprozessen entgegenwirken und unsere Gehirnfunktionen am Laufen halten.

Ach ja, er mildert offenbar auch unangenehmen Schweißgeruch und schenkt sogar reinen Atem. Probieren Sie's aus: Ein paar Stängel Petersilie oder anderes Blattgrün, das Sie gerade zur Hand haben, gut kauen – und Sie brauchen sich keine Sorgen mehr wegen möglichen Mundgeruchs zu machen!

Bitterstoffe – für ein langes Leben

Ähnlich wie dem Chlorophyll scheint es den Bitterstoffen zu gehen. Im Gegensatz zu den vielzitierten Vitaminen und Mineralstoffen sowie manchen sekundären Pflanzenstoffen wie den antioxidativ wirkenden Flavonoiden gehören sie heutzutage nicht gerade zu den meistdiskutierten Nahrungssubstanzen und fristen in Sachen Popularität eher ein Schattendasein. Zu Unrecht! Es sind unter anderem die Bitterstoffe, die dem »Rotstift« zahlreicher Züchter zum Opfer gefallen sind, doch gerade das hat dazu beigetragen, dass heute im Gegensatz zu früheren Zeiten eine wichtige Substanz im Spektrum der pflanzlichen Inhaltsstoffe vieler Kulturgemüse fehlt. Auch Calcium schmeckt bitter, kein Wunder also, dass viele Kulturpflanzen ihres natürlichen Calciumgehalts nach und nach beraubt wurden.

Natürlich kann man geschmacklich mildere Gemüse besser verkaufen, denn die meisten von uns mögen es nun eher mild und süß, höchstens auch mal scharf. Bei sehr bitterem und dazu zusammenziehendem Geschmack sieht die Sache hingegen ganz anders aus. Und das ist ja im Prinzip auch gut so, hält es uns doch davon ab, Nahrung hinunterzuschlucken, die unbekömmlich oder gar giftig wäre. Besser ist es, sie sofort auszuspucken. Leider wurde aber bei den zahllosen züchterischen Bemühungen, schon leicht bittere Geschmacksnoten auszusortieren, das Kind gleich mit dem Bade ausgeschüttet.

Macht man sich nur einmal bewusst, wie gesund etwa der durchaus bitter schmeckende Löwenzahn ist und mit ihm viele andere wilde Pflanzen wie Spitzwegerich, Schafgarbe, Salbei, Wegwarte und andere mehr, dann wird rasch klar, dass wir hier eine wichtige Nuance, die nicht nur für das Geschmackserlebnis in seiner Gesamtheit durchaus essenziell ist, einfach eliminiert haben. Ganz zu schweigen von der Fähigkeit der Bitterstoffe, Speichel und andere Körpersäfte zu locken, die damit Galle und Leber, kurz unseren gesamten Verdauungsprozess wirkungsvoll unterstützen. Und genau das ist allen Bitterstoffen, die in vielen wilden Kräutern noch in ihrer Ursprünglichkeit enthalten sind, gemein: So verschieden sie auch chemisch aufgebaut sein mögen, sie sind für unser Verdauungssystem die reine Wohltat. Sie fördern nämlich nicht nur die Magen- und Gallensaftsekretion und lassen damit körperintern Säfte fließen, die die Arbeit unseres unverzichtbaren Entgiftungsorgans, der Leber, maßgeblich erleichtern. Nein, sie können dazu Fäulnisprozesse und Pilzinfektionen im Darm abwehren und tragen so zu einer gesunden Darmflora bei, die wiederum Grundlage für eine gute allgemeine Immunlage ist. Die Darmperistaltik wird angekurbelt und alles gründlicher und gesünder verdaut, eben auch das, was wir außer den Bitterstoffen noch so zu uns nehmen. Denn wenn Sie neben dem täglichen Wildkräutersmoothie vor einem Mittag- oder Abendessen zum Beispiel einen biologisch angebauten Rucola-, einen Radicchio- oder Artischockensalat verzehren, wird auch alles, was Ihren Verdauungstrakt *danach* passiert, besser verstoffwechselt und liegt nicht schwer im Magen. Nicht umsonst bannten indianische Schamanen »Darmdämonen« mit Bitterem!

Aufgrund des tonisierenden Charakters der Bitterstoffe wird im Prinzip die Durchblutung des gesamten Organismus angeregt, die Blutgefäße bleiben geschmeidig, wovon natürlich wiederum das gesamte Herz-Kreislauf-System profitiert. Darüber hinaus fördern Bitterstoffe einen gesunden Fettstoffwechsel und zeichnen auch für ein rechtzeitig eintretendes Sättigungsgefühl verantwortlich, denn sie hemmen unkontrollierte Esslust, die uns manchmal überfällt und mit echtem Hunger nichts mehr zu tun hat. So unterstützen uns diese Pflanzenstoffe sogar in unseren Bemühungen, ein paar überflüssige Pfunde loszuwerden. Bitterstoffe leisten im Übrigen gute Dienste bei der Resorption wertvoller Vitamine, ihre basischen Eigenschaften halten zudem die oft zivilisationsbedingte Übersäuerung unseres Körpers in Schach. Denn durch die heute vielfach übliche, häufig denaturierte zuckerlastige Nahrung gerät das Säure-Basen-Gleichgewicht in unserem Organismus leider nicht selten aus der Balance. Folgen können nicht nur Blähungen und Völlegefühl sowie Sodbrennen, sondern auch Abwehrschwäche, Durchblutungsstörungen, Allergien und allgemeine Abgeschlagenheit sowie depressive Verstimmungen sein.

In der Traditionellen Chinesischen Medizin (TCM) gelten Bitterstoffe seit langem als Gegenspieler des süßen Elements in der Nahrung. Ihnen wird die Fähigkeit nachgesagt, die Lust auf Süßes nicht ausufern zu lassen. Es ist daher kein Wunder, dass man Süßigkeiten im asiatischen Raum oft den bitterstoffhaltigen Ingwer beimischt. Auch in der traditionellen ayurvedischen und europäischen Medizin wurden und werden Bitterstoffe seit jeher eingesetzt. Man schreibt ihnen kräftigende, energetisierende Eigenschaften zu. Spätestens Hippokrates erkannte vierhundert Jahre vor Christi Geburt das harmonisierende Potenzial bitterer Kräuter, denen er eine vorbeugende, regulierende Wirkung zuschrieb. Auch die wohlbekannte pflanzenkundige Äbtissin Hildegard von Bingen war überzeugt von deren gesundheitlich positiven Wirkungen.

Im Mittelalter mengten heilkundige Mönche gern sehr bittere Kräuter wie Angelika- und Enzianwurzel unter ihre Arzneien für ein langes Leben *(ad longam vitam)*. Der von der rührigen Kräuterexpertin Maria Treben im 20. Jahrhundert wieder bekannt gemachte »Schwedenbitter«, der in ihrer *Apotheke Gottes* beschrieben wird und den man auch heute noch in jeder Apotheke bestellen kann, hat also weit zurückreichende Wurzeln. Man kann annehmen, dass sich unsere Vorfahren mit ihrem noch viel weniger verdorbenen Geschmackssinn deutlich mehr dieser bitter schmeckenden Ingredienzien einverleibten, als wir das heutzutage tun.

Doch muss man damit auch nicht übertreiben. Falls Sie übrigens bereits ein Magen- oder Zwölffingerdarmgeschwür haben, müssen Sie mit zu vielen Bitterstoffen ohnehin vorsichtig sein. Sprechen Sie Ihre Therapie mit einem Heilkundigen Ihres Vertrauens ab. Eines ist allerdings sicher: In der täglichen Nahrung gehören Bitterstoffe ansonsten unbedingt dazu. Wenn Sie wilde Kräuter und auch bestimmte Blatt- und andere Gemüse und Früchte wie in diesem Buch beschrieben regelmäßig und abwechslungsreich zu sich nehmen, integrieren Sie automatisch viele der wohltuenden und vorbeugenden Wirkungen.

Denken wir zum Beispiel an den beliebten, zwar knackigen, aber sonst ziemlich charakterlos schmeckenden Eisbergsalat und vergleichen wir ihn mit dem Löwenzahn, dann sieht es für den »Knacker« in Sachen Vitalstoffgehalt einschließlich Bitterstoffen nur noch mau aus. Im Vergleich mit dem urigen Wildkraut kann er mit gerade mal einem Vierzigstel an bis heute messbaren pflanzlichen Inhaltsstoffen aufwarten. Es gibt Zeitgenossen, die sich extra ein Bitterstoffelixier zusammenmischen, zum Beispiel in Form einer Kräutertinktur, und davon täglich ein paar Tropfen einnehmen. Andere mixen den Saft von Orangen, Grapefruits und Zitronen und füllen dann mit Apfelsaft und/oder Wasser auf, denn auch Früchte können, oft gerade in der sie umgebenden Hauthülle, Bitterstoffe enthalten.

Mein Vorschlag: Sie setzen Ihren Nahrungsmitteln wohldosiert und immer mal wieder bitterstoffhaltige Pflanzenteile zu, wenn möglich frisch oder auch getrocknet und ganz nach Ihrem Geschmack. Ins Kochwasser von Reis oder Hirse kommen Lorbeerblätter. Gemüse werden mit dem altbekannten »Maggikraut« Liebstöckel, mit Rosmarin, Salbei, Pfeffer, Thymian, Majoran oder auch mal mit Kardamom gewürzt. Ich schwöre auf einen Smoothie, für den ich zwei bis drei ganze Orangen und eine Zitrone einfach rundherum nicht zu tief abschäle und, wenn sie unbehandelt sind, auch ein wenig von der Schale mit in den Mixer gebe. Zitrusfrüchte zu filetieren ist eine verzärtelnde Unsitte! Schließlich stecken auch in den hellen Hüllhäuten gesunde Substanzen. Die zudem recht bitterstoffhaltige weiße Unterhaut der Schale wird im Mixer fein püriert und ergibt zusammen mit ein paar Salbeiblättern, Schafgarbenblättern und -blüten, einigen Blättern und auch Blütenköpfen des Löwenzahns und der hübschen robusten Wegwarte sowie Gänseblümchen einen Bitterstoffsmoothie der Extraklasse. Ja, auch Gänseblümchen tragen diese wohltuenden bitteren Nahrungskomponenten in sich!

Um die herbe Note jedoch nicht zu sehr in den Vordergrund treten zu lassen, fügen Sie nach Belieben Feldsalat oder Giersch und Früchte wie Äpfel, Birnen oder Bananen hinzu sowie eingeweichte Datteln (ohne Stein!), Reissüße, Agavendicksaft oder ein anderes Süßungsmittel Ihrer Wahl, natürlich in Maßen und nicht um alle anderen Geschmackskomponenten einfach zu überdecken. Bei der Zugabe von Grapefruits oder Pampelmusen im Smoothie würde ich zur Zurückhaltung raten. Ihr bitterer Geschmack sticht sehr, wenn nicht gar zu dominant hervor. Verspeisen Sie die Frucht doch einfach für sich allein!

Und wenn Magen oder Darm mal richtig rebellieren, probieren Sie's mit ein paar Tassen langsam und in kleinen Schlucken getrunkenem, wirklich bitter schmeckendem Tee aus Tausendgüldenkraut oder auch Wermut. Beide Heilpflanzendrogen führt jede gut sortierte Apotheke. Ein solcher Aufguss hilft umgehend! Dauern Beschwerden länger an, sucht man natürlich einen Heilkundigen auf.

Schokolade muss nicht zuckersüß sein

Ach ja, für Schleckermäuler: Je mehr Kakaoanteile Schokolade enthält, umso mehr Bitterstoffe stecken in ihr, und umso herber und uriger schmeckt sie auch. Sie ist dann aber auch viel gesünder! Wie wäre es, wenn Sie Ihrem Geschmackssinn ein wenig Training gönnten? Sie werden sehen: Es dauert nicht lange, und Sie stehen auf bittere Schokolade! Milchschokolade schmeckt dann nur noch übersüß und ein bisschen fade.

Green Smoothie –
der grüne Krafttrunk aus der Natur

Wenn es ein Festmahl aus frischen Blättern und Obst gibt, das supergesund und in null Komma nichts zuzubereiten ist, dann den Grünen Smoothie, den ich auch gern »grünen Krafttrunk« nenne.

Natürlich sind Shakes aus Früchten schon lange bekannt. Doch der Begriff »Green Smoothie« für ein Mixgetränk aus grünen Blättern, Wasser und Früchten ist heute eng verbunden mit dem Namen Victoria Boutenko, einer russischstämmigen Amerikanerin, die inzwischen auch Bücher zum Thema geschrieben hat. Sie lässt uns teilhaben an ihren gravierenden gesundheitlichen Familiensorgen, denen sie nach eigenen Aussagen letztlich mit dem grünen Supershake erfolgreich entgegengewirkt hat.

Kurz und gut: Sie fand unter anderem über die Erkenntnisse der berühmten Schimpansenforscherin Jane Goodall heraus, dass unsere genetisch gesehen nahen Verwandten, die sehr viel Grünes verspeisen, einen genialen Trick haben, damit es besser schmeckt: Sie wickeln die heilkräftigen und gesund erhaltenden verschiedenen Blattsorten zum Beispiel um Bananen und essen alles zusammen. Da es außerdem mit unserer menschlichen Bissfähigkeit nicht mehr so weit her ist, wie es früher wohl einmal war, warf Boutenko Grünes zusammen mit Bananen und später auch verschiedenen anderen Früchten in einen Mixer, gab Wasser hinzu – und siehe da, es schmeckte frisch und cremig! Unerwartet gut also, und es schenkte überdies auch noch eine Menge willkommener Energie.

Der »Green Smoothie« war geboren. Er hat inzwischen seinen Siegeszug rund um die Welt nahrungsbewusster

Menschen angetreten, und das trotz kleinerer Störfeuer (siehe unten) völlig zu Recht. Man kann sich wohl kaum etwas Besseres einverleiben, nimmt man doch mit diesem sämigen Rohkostdrink ein Vitalspektrum zu sich, das seinesgleichen sucht. Und er schmeckt einfach köstlich!

Es gibt unglaublich viele Rezeptvarianten, die aber fast alle auf der folgenden Gleichung aufbauen.

Grüner Smoothie = Mus aus frischen grünen Blättern, rohen Früchten und Flüssigkeit

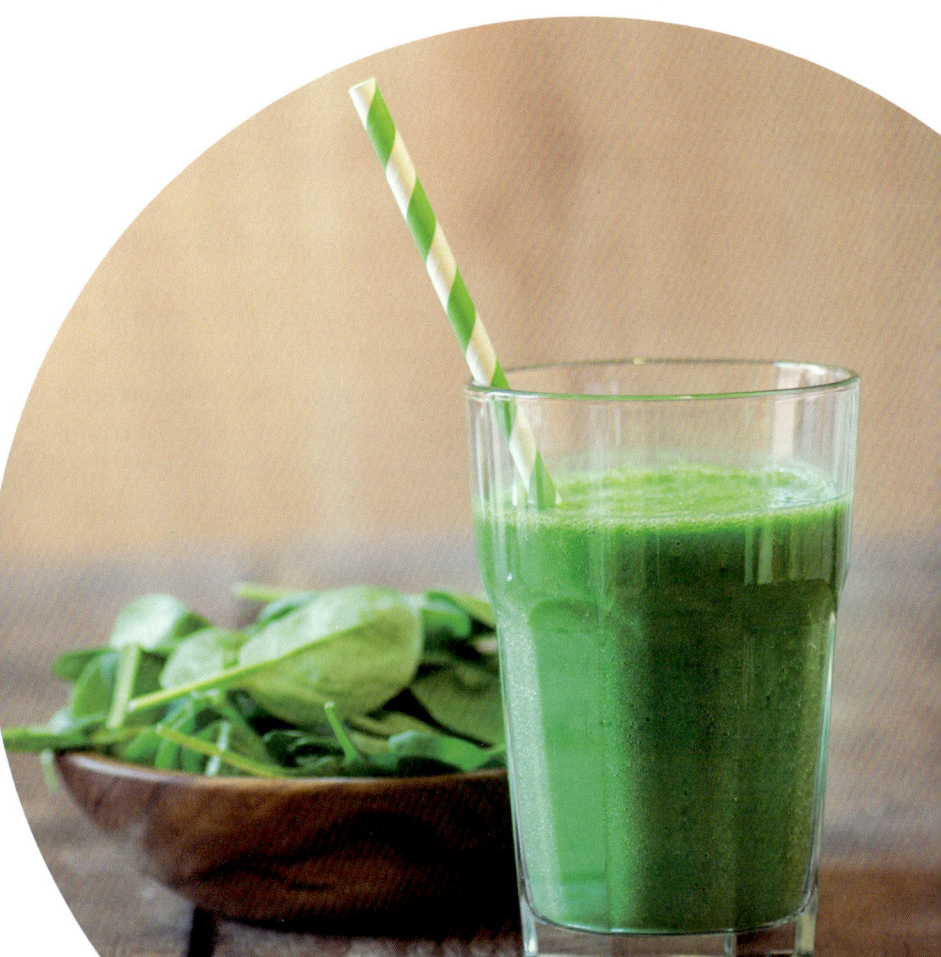

Mehr Grundwissen müssen Sie im Prinzip nicht haben. Am besten starten Sie, indem Sie grüne Blätter wie die unserer einheimischen Wildkräuter oder gerade im Winter, der an wilden Kraftpflanzen armen Jahreszeit, auch biologisch angebauten Feldsalat, Mangold, Grünkohl und Spinat oder irgendein anderes rohes grünes Blattgemüse mit Früchten wie Äpfeln, Birnen, Bananen, Mangos, Papayas, Beeren und Orangen sowie Wasser in einem leistungsstarken Mixer pürieren. Es geht immer darum, »Grünzeug«, Früchte und Flüssigkeit zu mixen. Und zwar so, dass die Zellstrukturen der pflanzlichen Zutaten optimal aufgebrochen werden, damit eine gute Bio-Verfügbarkeit, sprich optimale Aufnahme in unserem Körper gewährleistet ist. Eine zarte cremige Konsistenz des Krafttrunks weist in die richtige Richtung. Grobe Fasern und Pflanzenteile im Smoothie sind hier einfach geschmackliche Abtörner, auf die man verzichten kann. Die Anschaffung eines optimalen Turbo-Standmixgeräts mit hoher Drehzahl lohnt sich also.

Anstelle von Wasser macht sich naturtrüber Apfel- oder Orangensaft im Smoothie mit oder ohne zusätzliche Wasserzugabe ausgesprochen gut. Ein Löffel Mandelmus, einige Datteln (ohne Stein!), ein Schuss Reissirup oder auch mal Soja-Reis-Milch geben eine besondere Note. Im Grunde sind der Fantasie keine Grenzen gesetzt. Nur zu süß sollte es auf keinen Fall werden. Probieren Sie einfach aus, was Ihnen schmeckt und bekommt. Ich wette, Sie kreieren über kurz oder lang immer neue leckere Rezepte, die Sie über Stunden mit lauter gesunden Vitalstoffen fit halten.

Und lassen Sie sich nicht verrückt machen von rigorosen Mengenvorgaben, wie viel Grünes auf wie viel Obst Sie zu nehmen haben. Experimentieren Sie und gehen Sie Ihren eigenen Weg.

Ich habe die Erfahrung gemacht, dass eine gute Handvoll grüne Blätter, ein Apfel und je nach Größe 1–2 Bananen sowie gutes stilles Wasser miteinander vermixt, damit alles schön homogen (aber nicht zu flüssig) wird, sowie ein wenig Zitronensaft schon ein guter Anfang sind. Und ich verspreche Ihnen, wenn man richtig damit loslegt, wird man regelrecht »süchtig« nach diesem Krafttrunk, den Sie morgens und über den Tag verteilt zu sich nehmen können. Man will ihn einfach nicht mehr missen, und das ist in diesem Fall gut.

Abschließend sei angemerkt, dass Sie natürlich auch pikante Mischungen mit grünen Blättern wie Brennnesseln, Giersch und Kultursalaten herstellen können, wenn Ihnen danach ist. Dann lassen Sie einfach das Obst weg und nehmen stattdessen Fruchtgemüse wie Avocados, Salatgurken oder Zucchini und würzen das Ganze mit Salz und Pfeffer. Ein solcher Mix macht sich auch, angereichert mit Tomaten und Paprikaschoten, nicht nur als Suppe oder zu Nudeln, sondern gerade in der grünen Variante zu Klößen oder zu gratinierten Kartoffelgerichten sehr gut.

Es gibt – wie gesagt – eine Unmenge von Vorschlägen zu Smoothies, sowohl in Büchern als auch im Internet. Deshalb sollen am Schluss dieses Kapitels drei Rezepte genügen, um Ihnen hier an Ort und Stelle schmackhafte Anregungen für eigene Krafttrunk-Kreationen zu servieren. Gutes Gelingen!

Smoothies schnell zubereitet

Himbeer-Holunder-Smoothie REZEPT

Was Sie brauchen
1 Handvoll Schafgarbenblätter
2 Handvoll frische Brennnesseln
2 Blütendolden vom Schwarzen Holunder
2 Bananen
1 Kiwi
1 Birne
1 Apfel
2 Tassen Himbeeren
1 Pfirsich
1–2 Gläser Bio-Apfelsaft (klar) oder stilles Wasser,
*   je nach Bedürfnis und gewünschter Endkonsistenz*
2 EL Mandelmus

Wie Sie vorgehen
Schafgarbe vom Stängel abzupfen und ein paar Blüten abschneiden oder ein paar junge Stängel Schafgarbe mitsamt Blättern und Blüte vorsichtig ernten (nicht ausreißen). Brennnesseln und Schafgarbe waschen, grob zerkleinern und mit den Holunderdolden in den Mixer geben. Schwarzen Holunder bitte nicht verwechseln mit Rotem Holunder, der rote Beeren trägt, und dem giftigen Zwergholunder, der kleinwüchsig ist und nicht viel höher als 1,60 Meter wird. (Vgl. S. 280) Die Banane und die Kiwi schälen, anderes Obst waschen und je nach Größe in Stücke schneiden und mit der Flüssigkeit und dem Mandelmus sowie den Kräutern zu einer cremigen, trinkbaren Masse pürieren.

Der Krafttrunk weist dank der Himbeeren eine sehr hübsche Färbung auf und eignet sich an heißen Tagen auch, etwas weniger flüssig zubereitet, als leckere Kaltschale. Wenn Sie keine Holunderdolden zur Hand haben, geben Sie einfach ein wenig Vanillemark hinzu. Wow, so lecker!

Erfrischender Ananas-Krafttrunk

Was Sie brauchen

3 Handvoll Brennnesselblätter
1 Handvoll Giersch
1 Handvoll Rosenblütenblätter
einige Blätter und Blüten des Wiesenstorchschnabels
einige Stängel Gundermann (wegen des würzigen Geschmacks
der Gundelrebe, aber nicht zu viele)
einige Rotkleeblüten
einige Schafgarbenblätter und -blütenköpfe
2–3 Stängelchen Orangensalbei
einige Blättchen Zitronenmelisse
1 ganze frische Bio-Ananas
2 Bio-Bananen
1 Bio-Orange
1 Bio-Zitrone
1 Handvoll über Nacht eingeweichte Cashewnusskerne
oder Mandelmus
Wasser und/oder Apfelsaft oder Sojareismilch

Wie Sie vorgehen

Waschen Sie die Kräuter oder was Sie davon draußen finden können, und zerteilen Sie sie grob. Schälen Sie die Ananas und schneiden Sie die Frucht in grobe Stücke. Auch das festere innere Fleisch können Sie mit verwenden. Schälen Sie die Bananen und geben Sie sie in den Mixer. Geben Sie die rundherum geschälte Orange und die Zitrone, von der ein bisschen äußere Schale stehen bleibt, sowie die Ananasstücke mit hinein. Zum Schluss kommen die Kräuter und die Cashewkerne beziehungsweise das Mandelmus hinzu und Flüssigkeit. Mixen Sie alles gut durch, und probieren Sie! Wetten, dass es schmeckt und für Stunden vorhält?

Pikanter Grüner Smoothie

Was Sie brauchen

1–2 Avocados
½ Zwiebel
1 Salatgurke
1–2 Handvoll Brennnesseln oder frische Melde
1 Bund Petersilie
1 Bund Dill
etwas Wasser
frisch gemahlene Pfefferkörner
Salz
1 Schuss Balsamicoessig
1 Schuss Ahornsirup
nach Belieben etwas Misopaste oder Nährhefeflocken

Wie Sie vorgehen

Die Avocados halbieren, Kerne entfernen und das Fruchtfleisch mithilfe eines Esslöffels aus den Schalenhälften herauslösen. Die halbe Zwiebel schälen und vierteln, Salatgurke waschen und in große Stücke zerteilen. Alles in einen Mixer geben. Kräuter waschen und hinzufügen sowie natürlich alle anderen Zutaten. Nach Belieben fein pürieren oder grob pulsen.

Schmeckt ausgezeichnet zu mit Sesamöl sowie Sesamsamen, Salz und Pfeffer gewürzten gehobelten Kartoffeln, die man dünn auf einem Blech ausgebreitet und im Ofen überbacken hat.

PRAXISTIPP

Falls Sie mal überhaupt kein frisches Grün zur Hand haben, aber für einen schnellen Grünen Smoothie auf der Stelle eine passende Zutat brauchen, greifen Sie zu pulversiertem Weizen- oder Gerstengras. Das können Sie selbst ziehen, trocknen und fein vermahlen oder in so gut wie jedem Naturkostladen für den Notfall fertig kaufen. Diese Chlorophyllspender sind aufgrund ihrer gesunden Inhaltsstoffe auch in getrocknetem Zustand durchaus wertvoll.

Ein paar klare Worte zu Grünen Smoothies

Wenn irgendetwas im Trend liegt, sind auch Miesmacher oder Kritiker nicht weit. Erstere können wir getrost übergehen, Letztere sind in unserer Gesellschaftsform normal und auch unverzichtbar. Aber nur dann konstruktiv, wenn die vorgebrachten Argumente sachlich und nicht etwa populistisch oder gar polemisch daherkommen.

Auf unreflektierte Anwürfe von wenig informierten Zeitgenossen im Stil von »Gehäckseltes Grünzeug im Smoothie? Ist das nicht dieser komische neue Küchentrend ...?« oder »Unkraut gehört doch in die Bio-Tonne!« muss man gefasst sein. Über Einwände von Pseudoexperten, Provokateuren und solchen, die es von Berufs wegen eigentlich besser wissen müssten, kann man allerdings nur den Kopf schütteln. So zum Beispiel das »Argument«, dass Rhabarberblätter viel zu viel Oxalsäure enthielten. Das stimmt zwar, Rhabarberblätter haben aber in einem grünen Krafttrunk nichts zu suchen! Ich und viele andere Menschen kämen auch nie nur auf den Gedanken, ihre Mixer damit vollzustopfen. Grüne Blätter auf solche Weise pauschal als krank machend zu bezeichnen ist natürlich völlig daneben. Viele Menschen werden von derartigen Thesen verunsichert, und das ist schade. Darüber hinaus wird mit Bezug auf Sprossen die Angst vor EHEC-Viren geschürt und dabei offensichtlich vergessen oder ignoriert, dass diese bei normaler Hygiene, zumal auf der eigenen Fensterbank, schwerlich auftreten können.

Oxalsäure schmeckt man übrigens sofort: Wenn Sie ein Sauerampfer- oder Sauerkleeblatt in den Mund nehmen, wissen Sie, was ich meine. Doch wer isst schon täglich riesigste Mengen von Spinat, Mangold oder der ansonsten durchaus sehr gesunden Roten Bete? Auch grüner Tee kann viel Oxalsäure enthalten. Da er aber zusätzlich mit zahlreichen gesunden Inhaltsstoffen aufwartet und in kleineren Mengen in den Körper gelangt, wirkt er sogar vorbeugend, unter anderem, was Nierensteine angeht. Pfefferminzblätter sind ebenfalls einschlägig »belastet«. Jeder Heilkundige aber weiß, wie heilsam sie bei Magen- und Darmbeschwerden wirken können.

Leckeres Laub

In meinen Smoothies verwende ich auch gern mal ein paar zarte junge Haselnussblättchen oder die hübschen herzförmigen Blätter der urwüchsigen Linde. Blätter von Apfel- und Birnbäumen sowie von Brombeer- und Himbeersträuchern sind ebenfalls geeignet.

Grundsätzlich gilt auch hier: Nicht alle Blätter sind essbar, manche gelten als hochtoxisch. Meiden Sie wegen der Motorabgase Bäume und Büsche, die an befahrenen Straßen stehen, und halten Sie Ihre Zupfausbeute grundsätzlich in Grenzen!

Auch hohe Dosen von Ascorbinsäure, also das in Tabletten- oder Pulverform häufig eingenommene synthetisch herge- stellte Vitamin C, stehen in Verdacht, zu Oxalat abgebaut zu werden. Ein Risiko, Nierensteine zu entwickeln, geht dazu von Wurst- und Fleischwaren aus. Sie werden wegen der ent- haltenen Purine sauer verstoffwechselt, führen also zu ei- nem sauren pH-Wert im Urin, was die Steinbildung begüns- tigen kann. Und wenn wir schon dabei sind, auch Kakao (Schokolade!) ist oxalsäurehaltig, und das nicht zu knapp.

Die Liste ließe sich noch lange fortsetzen. Wie immer kommt es auf das Gesamtpaket der Inhaltsstoffe eines Nah- rungsmittels an, auf einen immer sinnvollen, angemesse- nen Verzehr sowie die Kombination mit anderen Lebensmit- teln. Zu wenig Flüssigkeit, zu viel Kochsalz, zu viel Eiweiß und zu wenig Calcium in der Nahrung sind stets klare Risi- kofaktoren, auch für Menschen, bei denen keine entspre- chende Disposition vorliegt. Mit einer besseren Aufnahme von Calcium sinkt nicht nur die Oxalatsättigung des Urins deutlich.

Und spätestens hier kommt besonders der grüne Wild- kräutersmoothie groß heraus. Zu wenig Wasser? Zu wenig Calcium? Zu viel Salz? Zu viel Eiweiß? Fehlanzeige! Das ge- sunde Gegenteil ist der Fall. Und erinnern Sie sich noch an das Labkraut? Es kann gute Dienste zur Auflösung von Nie- rensteinen tun, genau wie übrigens auch ein Teeaufguss aus Löwenzahnblättern.

Wenn Sie die folgenden Regeln beachten, bergen Grüne Smoothies keinerlei Gefahren:

1. *Nehmen Sie nicht immer dasselbe grüne Blatt zu sich.* Das ist einseitig und kann schnell langweilig werden. Ob Wild- kraut oder Kultursalat, nutzen Sie die Vielfalt und mi-

schen Sie mehrere Arten oder Sorten. Das ist gesundheitlich von Vorteil und auch schmackhafter. Es ist davon
abzuraten, nur noch auf Spinat oder andere, ebenfalls
oxalhaltige Blätter wie die des Sauerampfers zurückzu-
greifen. Schließlich gibt es genug milde Varianten. Wenn
Sie als gesunder Mensch hin und wieder Lust auf ein Sau-
erampferblatt oder einen mit den (vorher abgezogenen)
Stängeln des Rhabarbers zubereiteten Grießflammeri haben, wird Ihnen der Verzehr jedoch mit Sicherheit nicht
schaden.

In diesem Zusammenhang ein Wort zum Löwenzahn. So
mancher, der auf den Wildkrautzug aufgesprungen ist,
nennt dieses Kraut gleich an erster Stelle, wohl weil er es
im Gegensatz zu vielen anderen Wildpflanzen eben kennt.
Das Heilpotenzial der Pflanze ist oben beschrieben und
unbestritten, doch auch hier ist weniger mehr. Besonders
Neueinsteiger haben in der Regel mit dem bitteren Geschmack der Blätter Probleme. Diese sind deswegen gerade am Anfang eher eine Hürde als eine Brücke hin zum
ursprünglichen Essen. Außerdem gibt es eine Menge anderer ähnlich aussehender Blattformen, wenn man genauer hinschaut. Orientieren Sie sich daher bei der Bestimmung an den Blüten, die wirklich jeder kennt, nehmen
Sie nur so viel davon, wie Ihnen bekommt, und vertrauen
Sie auf die Heilwirkungen, die auch durchaus schon in
kleineren Portionen wirksam werden können. Es ist weder nötig noch ratsam, raue Mengen zu verdrücken. Und
damit sind wir auch schon beim nächsten Punkt.

2. *Wenn Sie damit anfangen, Grüne Smoothies mit Wildkräutern zu mixen, laden Sie nicht gleich den ganzen Mixer
mit allen möglichen Kräutern voll.*

Kopfschmerzen und Durchfall können – müssen aber nicht – unangenehme Folgen sein. Diese typischen Entgiftungserscheinungen entstehen, wenn Ihr Körper »Altlasten« mithilfe des Detox-Effekts der Kräuter ausscheidet. Steigern Sie die Menge allmählich, besonders wenn Sie empfindlich sind. Geben Sie sich Zeit, und sammeln Sie täglich ein bisschen mehr. 1–2 Handvoll reichen und sind zunächst einmal ein guter Zielwert.

Bedenklich finde ich es auch, wenn viele bittere Blätter (zum Beispiel Löwenzahn) mit Unmengen von sehr süßem Obst »kaschiert« werden. Deswegen rate ich immer, das einzelne Blatt auch mal in natura zu probieren und auszutesten, bevor man es zuhauf verarbeitet. So bekommt man ein viel besseres Gespür dafür, was einen anspricht und was dem eigenen Körper guttun kann. Ganz abgesehen davon, dass zu viel Süße und auch Fruchtsäuren, besonders von unreifem Obst, nicht nur die Zähne angreifen.

Ich bin kein Freund davon, jemanden zu verunsichern, aber selbstverständlich ist es einfach wichtig, dass Sie nur die Kräuter sammeln, die Sie zweifelsfrei erkennen. Das »*Trial-and-error*-System« hat mit Sicherheit bei unseren Vorfahren hin und wieder fatal geendet. Heute aber wissen wir, welche Pflanzen für uns Menschen gut essbar sind. Und das sind in unseren Breiten die allermeisten.

3. *Mixen Sie nicht zu unterschiedliche Lebensmittel zusammen.*
Es gibt Neueinsteiger, die aus Überschwang den Fehler machen, zu viele verschiedenartige Gemüse und Früchte im Smoothie zu kombinieren. Es hat schon seine Berechtigung, wenn im »puren« grünen Krafttrunk immer

nur von grünen Blättern und Früchten plus Wasser die Rede ist. Dieser Mix ist in der Regel für viele Menschen am bekömmlichsten. Stärkehaltige Wurzeln und Knollen sind zusammen mit Obst gerade für empfindlichere Mägen ein Problem und können Blähungen und andere unangenehme Verdauungsbeschwerden zur Folge haben. Auch mit Beigaben wie Nüssen, Gewürzen und Süßungsmitteln hält man sich besser zurück. Im Laufe der Zeit finden Sie das, was für Sie am besten funktioniert, sowieso heraus, und ich bin ziemlich sicher, dass Sie auf diesen grünen Energie-Shake dann nicht mehr verzichten mögen.

Die Vorteile von Grünen Smoothies

Mal abgesehen von den beschriebenen zahlreichen gesunden pflanzlichen Inhaltsstoffen im Grünen Smoothie möchten wir dieses Kapitel mit den in Erfahrungsberichten am häufigsten genannten Vorteilen beschließen. Hier sind sie, kurz und prägnant auf einen Blick. Der Grüne Smoothie

- schmeckt vorzüglich,
- ist schnell gemacht,
- erfrischt sofort,
- macht gute Laune,
- sättigt lange,
- versorgt mit deutlich mehr Energie als manche konventionelle Kost,
- hilft beim Ein- und Durchschlafen und
- vertreibt Heißhunger.

Und die immer zahlreicher werdenden Wildkräuterfans sind sich einig: Es ist etwas ganz Besonderes, seine Nahrung für Grüne Smoothies selbst draußen in der Natur zu sammeln. Man wird achtsamer und ruhiger, was sich auf das individuelle Wohlbefinden fühlbar auswirkt.

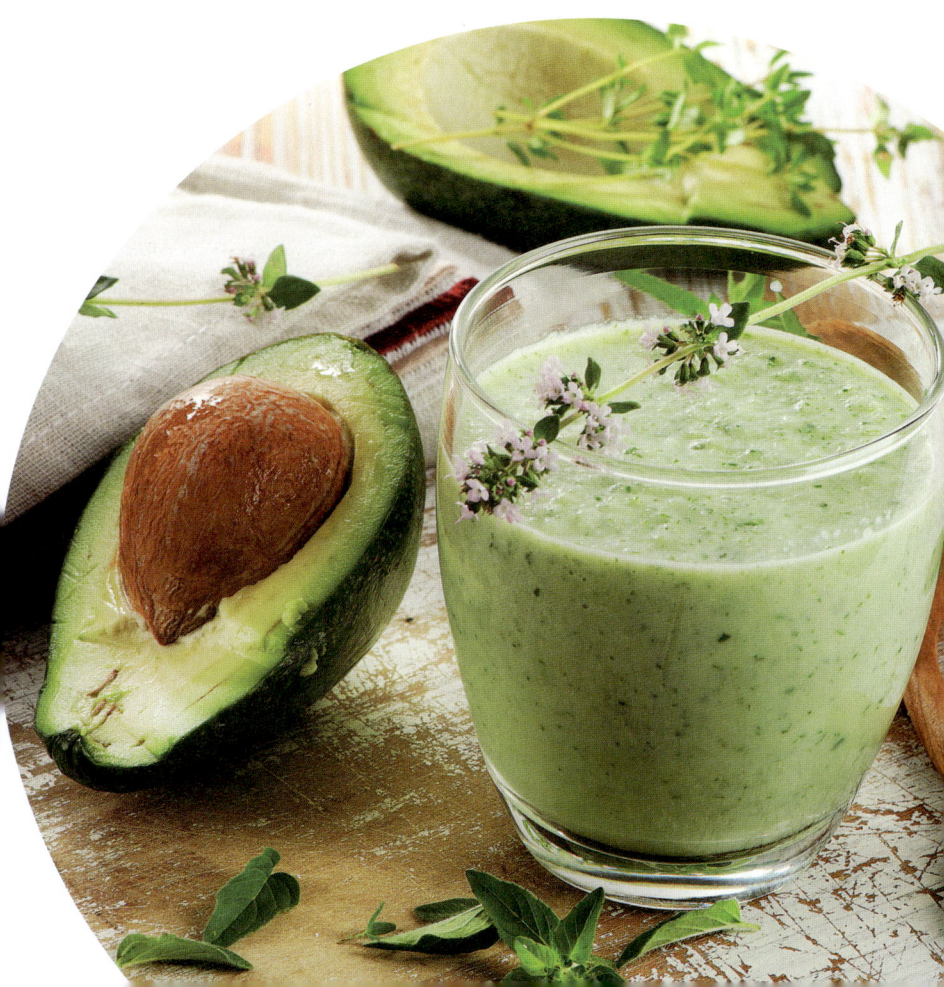

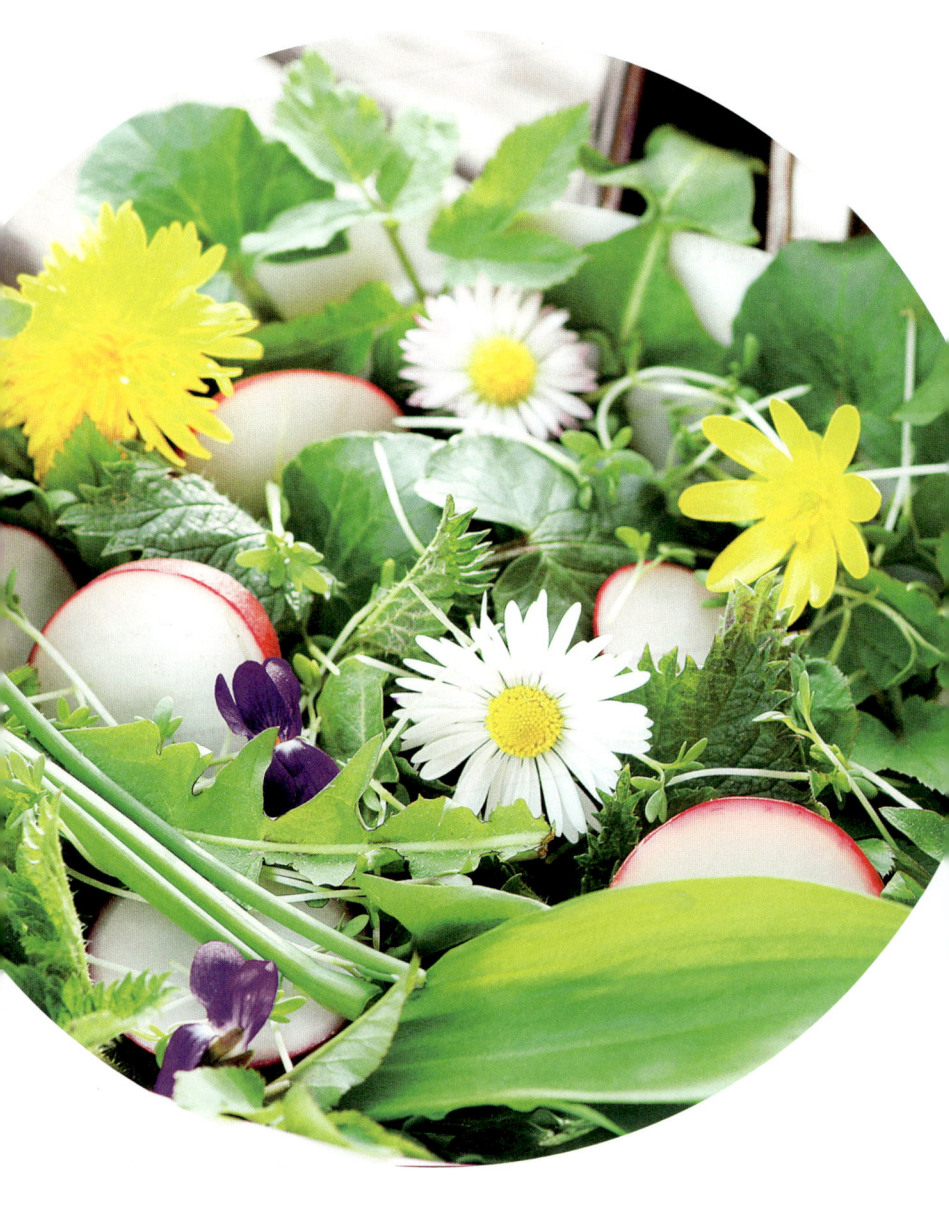

Kapitel 2

Altbewährte Kultursalate und Blattgemüse

Wir waren neulich zu Gast bei einer Pflanzenfreundin, wo wir uns gemeinsam ein leckeres Essen ausdachten – und natürlich auch zubereiteten. Es gab eine Brennnesselsuppe vom Feinsten, einen wunderbaren Rote-Melde-Strudel, ein »Hirsotto« mit Gemüse aus Gutem Heinrich und selbstverständlich einen Salat aus verschiedenen »alten« und »wilden« Blattgemüsen. Wir nahmen, was Kühlschrank, Garten sowie Hochbeet hergaben, und kreierten ein Menü, über das sich später alle »stürzten«. Und ich meine, dass der leckere Salat gleich zu Beginn die Weichen stellte.

Salat aus »alten« und »wilden« Blattgemüsen

REZEPT

Sie möchten das Rezept für den köstlichen Salat kennenlernen, der als Vorspeise für etwa 6 Personen ausreicht? Hier ist es:

Was Sie brauchen

einige Blätter von der Roten Bete, dem Guten Heinrich,
*   der Roten Melde oder der Nachtkerze*
jeweils 1 Handvoll Brennnesseln, Giersch und glatte Petersilie
1 Schalotte oder lila Zwiebel
1 Handvoll Rucola

2 Pfirsiche
1 Banane
2 Handvoll Beeren (z. B. Erdbeeren oder Himbeeren)
wenig kaltgepresstes Oliven- oder Rapsöl
ein guter Balsamessig (Balsamico rosso)
Apfeldicksaft
Salz
zum Anrichten pro Portion einige gut reife Brombeeren
oder Borretschblüten sowie 1 grünes Salatblatt

Wie Sie vorgehen

Die Blätter der Roten Bete, des Guten Heinrichs, der Melde und der Nachtkerze waschen und in längere schmale Streifen schneiden. Brennnessel, Giersch und Petersilie waschen und zusammen mit der Zwiebel fein hacken, den ebenfalls abgespülten Rucola (Gartenrauke) grob zerteilen. Die Pfirsiche und die Banane in kleine Stücke beziehungsweise Scheiben schneiden. Die Beeren verlesen, vorsichtig reinigen und zum Schluss unter alle anderen Zutaten mischen. Die Marinade aus Öl, Essig und Dicksaft anrühren, würzig abschmecken und mit Gefühl unter den Salat heben. Pro Portion auf einem grünen Salatblatt mit Beeren und/oder Blüten dekorieren und rasch servieren.

Wenn es neben dem Grünen Smoothie eine weitere Vitalstoffbombe gibt, die Sie sich am besten täglich einverleiben, dann ist es natürlich ein solcher frischer bunter Salat aus Blättern sowie Früchten und weiteren Zutaten, die ebenso schmackhaft wie supergesund sind.

Das Ganze in einer würzigen köstlichen Marinade aus kaltgepresstem, möglichst unfiltriertem Öl oder auch ölfrei und stattdessen mit pürierter Avocado, einem vollmundigen Essig oder Zitronensaft schmeckt superlecker, und was das Wichtigste ist: Ein solcher Salat hält Sie fit und vital.

Sie können sich denken, dass ich nicht unbedingt an einen lieblos angemachten und relativ faden grünen Kopfsalat denke, den man in Restaurants oft als kümmerliche Beilage zu einem Standardgericht reicht und der dann im besten Fall als »Vitamin-Zwangsübung« einigermaßen lustlos mit verspeist wird oder gar so gut wie unberührt in die Küche zurückgeht. Nein, mir geht es um viel mehr. Wenn es auch manche Gaststätten gibt, wo man Wert darauf legt, einen Rohkostteller aufzutischen, der mehr ist als ein »Vitamin-Fake«, so spricht doch alles dafür, auf Qualität schon bei sich zu Hause zu achten. Und das ganz routinemäßig und nicht nur, wenn es gerade mal passt.

Sie haben keine Zeit? Dann setzen Sie Prioritäten und nehmen Sie sich doch welche! Schließlich geht es um Ihren Körper und Ihre Gesundheit. Und wenn Sie sich darum nicht rechtzeitig kümmern mögen, öffnen Sie Tür und Tor für Beschwerden, die Ihnen über kurz oder lang das Leben schwer machen können. Aber keine Angst, es gibt ein paar einfache Tricks, die es zu beachten gilt, sowohl beim Einkauf als auch bei der Zubereitung. Egal, ob Sie nun selbst einkaufen und das Essen auf den Tisch bringen oder nicht, sie im Hinterkopf zu behalten hilft auch manchmal weiter, wenn Sie auswärts essen und die Speisekarte studieren.

So bereitet man sich vor

Kennen Sie »die vier großen F«? Sie stehen für *Frische, Farbe, Faltung* und *Fantasie*. Mit dieser Viererkette im Hinterkopf fällt die Wahl für das richtige Blatt leicht. Eigentlich ist es klar, dass man sich beim Einkauf das Gemüse, das feilgeboten wird, genauer ansieht. Macht es einen schlappen Eindruck, hat es unschöne Druckstellen vom langen Lagern, oder sieht die Schnittfläche des Strunks trocken und rissig aus? Alles Gründe, um es liegen zu lassen. Schauen Sie sich das, was Sie essen wollen, genau an, schnuppern Sie daran und werfen Sie es nicht gleich in den Einkaufskorb, so nach dem Motto: Ein paar Vitamine werden schon noch drinnen sein. Fragen Sie im schlechtesten Fall beim Händler nach, wann wieder frische Ware geliefert wird, und auch, woher sie kommt. Und merken Sie sich, wenn Ihnen eine Sorte besonders gut geschmeckt hat und genauso gut bekommen ist.

Doch das F für »Frische« bezieht sich nicht nur auf die Ware im Einkaufswagen, sondern auch darauf, wie Sie danach mit dem gerade erworbenen Lebensmittel zu Hause umgehen. Da gilt die grundsätzliche Regel: So frisch beziehungsweise so bald wie möglich essen! Pflanzen können schon nach kurzer Zeit viel von ihren wertvollen Inhaltsstoffen verlieren, und das wäre doch schade.

Gerade im Sommer kann man die frischen grünen Blätter, die man nicht gleich verwerten möchte und die auf dem Transport im Auto warm geworden sind, kurz in sehr kaltes Wasser tauchen, sie trocken schleudern oder mit einem sauberen Tuch oder der Küchenrolle abtrocknen. Im Anschluss daran kommen sie in eine mit kleinen Löchern versehene Plastiktüte – und ab ins Gemüsefach im Kühlschrank! Am allerfrischesten und gesündesten ist natürlich all das, was biologisch gezogen direkt aus dem eigenen Garten kommt. Daher werden wir Ihnen im Folgenden auch – wann immer passend – ein paar Tipps zum Eigenanbau mit auf den Weg geben.

Kommen wir zum zweiten F, das für die »Farbe« steht. In aller Regel sind die kultivierten Blätter dann am gesündesten, wenn sie dunkelgrün bis rötlich violett sind. Das hat mit den darin enthaltenen pigmentierten Antioxidanzien zu tun, die für unsere Gesundheit einfach ein wahrer Segen sind, indem sie uns umgebende freie Radikale abfangen und unsere Zellen vor ungewünschten Mutationen schützen.

Man kann in Bezug auf diese Pflanzenfarbstoffe so weit gehen und sagen, dass die am intensivsten natürlich gefärbten Sorten oft auch diejenigen sind, die am meisten gesundheitsfördernde bioaktive Substanzen aufweisen.

Das dritte F weist auf die »Faltung« des Salatkopfs hin und hängt mit dem zweiten F eng zusammen. Warum zum Beispiel weisen manche Blätter im Vergleich zu anderen eine viel durchgängigere und tiefere grüne Färbung auf als andere? Nun, weil sie lose angeordnet sind, also eine ganz andere Salatkopffaltung haben als Sorten, die wie etwa beim Eisbergsalat eng aneinanderliegen beziehungsweise umeinandergewachsen sind.

Nur deshalb sind sie der Sonnenstrahlung offener ausgesetzt und können mehr heilsames Sonnenlicht auffangen und speichern. Allerdings müssen sie sich gleichzeitig vor der schädlichen Strahlung des UV-Lichts schützen, und das tun sie, indem sie mehr farbige Antioxidanzien produzieren, die *uns* dann beim Verzehr dieser Blattgemüse wiederum zugutekommen.

Als Faustregel gilt, dass Salatköpfe mit sehr hellen grünen Blättern, die auch noch fest umeinanderliegen, also eine dichte Faltung aufweisen, im Vergleich zu anderen Sorten ärmer an bioaktiven Substanzen sind.[5] Natürlich hat jede Regel ihre Ausnahmen. So ist der im Vergleich zu seiner wilden Schwester, der Wegwarte, nur noch leicht bittere, blasse Chicorée, den man im Winter überall im Handel bekommen kann, durchaus eine knackige Option. Man kann ihn übrigens wunderbar mit Orangenstückchen oder anderen grünen Blättern mischen oder die Blätter zu kleinen Schalen umfunktionieren, die man mit einem rohen oder kurz gegarten Gemüsecocktail füllt und natürlich mitisst. Und die für den Fettstoffwechsel sehr nützlichen, zu viel LDL-Cholesterin senkenden und leberfreundlichen Artischocken, die allerdings hübsche purpurne Blütenblattspitzen aufweisen (das zweite F lässt grüßen!), sind auf jeden Fall empfehlenswert.

Überhaupt kommt es auf die jeweilige Auswahl und Kombination der Vielfalt an. Was die eine Sorte nicht hat, kann (auch beim nächsten Mal) die andere beisteuern. Setzen Sie alle Ihre Sinne ein, und verlassen Sie sich auf Ihr Bauchgefühl. Was ist gerade bei der Essensauswahl passender als dieser vielzitierte Begriff ...

Und das vierte F für die »Fantasie«? Ganz einfach: Ohne Fantasie läuft gar nichts. Wenn Sie nur etwas Gesundes erwerben und zu sich nehmen wollen, weil das eben wohl besser so ist, Ihr Partner das so möchte oder Ihre Freundin Sie dazu »verdonnert« hat, dann fehlt da etwas ganz Wichtiges. Nicht nur Ihre ureigene Entscheidung, sondern das gute Gefühl, etwas richtig zu machen. Und das kann man trainieren. Hilfestellung gibt einem dabei die Fantasie. Malen Sie

---

5   Vgl. Jo Robinson: *Eating on the Wild Side. The Missing Link to Optimum Health*, Little, Brown and Company, New York 2013.

sich Ihr Menü, wofür Sie gerade die frischen bunten Zutaten erstehen, in den prächtigsten Farben aus. Jeder weiß, dass Essen Lustgewinn sein kann. Aber nur dann, wenn es Sie auch fit und fröhlich macht. Und das fängt beim Einkaufen im Laden oder auch beim Aussuchen im richtigen Restaurant an. Schwelgen Sie in Vorfreude, sodass Ihnen das Wasser schon vorher im Munde zusammenläuft. Dabei ist es nicht so wichtig, ob Sie die Mahlzeit am Ende selbst zubereiten oder nicht. Gesundes Essen *ist* fantasievoll, vielseitig und macht bereits im Vorfeld Spaß.

Und danach? Lehnen Sie sich für einen Moment zurück, schließen Sie, wenn möglich, die Augen und stellen Sie sich vor, wie die gerade verzehrte Mahlzeit Ihren Organismus nach und nach stärkt und Ihnen Wohlbefinden schenkt. Träumen Sie ein bisschen, denken Sie an etwas Angenehmes und lassen Sie Ihrer Fantasie freien Lauf. Das geht übrigens auch ganz gut mit offenen Augen.

Das vierte F ist fast immer hilfreich. Es trifft auf *alles* zu, was Sie zu Ihrem eigenen Wohl und dem anderer mit nach Hause bringen, dort zubereiten oder anderswo zu sich nehmen. Das bezieht sich natürlich nicht nur, aber auch auf die leckeren bunten Blattvarianten, die im Folgenden vorgestellt werden.

Alte Salate sind wieder »in«

Es gibt Pflücksalat, der auch Schnittsalat genannt wird (zum Beispiel Eichblattsalat), den allseits bekannten rundlichen Kopfsalat, den man im Ganzen erntet, Stängel- oder Spargelsalat (Chinesische Keule), bei dem man, wie der Name vermuten lässt, den Stängel isst, und Bindesalat (Römischer Salat), dessen Blätter länglicher und weniger dicht angeordnet sind. Er ist vermutlich als älteste von allen Salatsorten schon vor etwa 4000 Jahren im alten Ägypten gegessen worden. Salat kann man auch botanisch einteilen, und zwar in die Lattich- und die Zichorien-Gruppe. Die Vertreter der erstgenannten Seilschaft sind meist milder im Geschmack, Letztere sind aromatischer, ein wenig herber, warten aber daher oft mit mehr gesunden Substanzen und wohltuenden Bitterstoffen auf.

Sicher haben Sie schon einmal von sogenannten alten Sorten gehört. Damit sind in Vergessenheit geratene, noch vor gar nicht langer Zeit bei Groß- oder Urgroßeltern beliebte Blatt- und andere samenfeste Gemüsevarianten gemeint, die es verdienen, wieder angebaut und verzehrt zu werden. Man geht davon aus, dass in den vergangenen hundert Jahren weltweit bereits etwa drei Viertel der kultivierten Vielfalt verloren gegangen sind, und diese Entwicklung schreitet immer weiter fort. Es ist allerhöchste Zeit, etwas zu unternehmen.

Es geht dabei um Urwüchsigkeit, um traditionelle Geschmacksvielfalt sowie Nährstoffreichtum. Breitgefächerte genetische Ressourcen können einmal lebenswichtig für uns sein. Eine nachhaltige Pflanzenkultur, die auch widerstandsfähige regionale Sorten einbezieht und auf den Einsatz von Manipulationsmitteln wie Pestiziden verzichten kann, ist einfach unverzichtbar für ein Ökosystem, das auch nachfolgende Generationen integriert.

Natürlich geht es auch um Eigenständigkeit und Verantwortung. Man will sich den wenigen multinationalen Konzernen, in deren Hand es inzwischen liegt, was konventionell gezüchtet und großflächig angebaut wird, nicht einfach unterordnen, sondern eigene Wege gehen, altbewährte Pflanzen und Anbaumethoden reanimieren und in die Zukunft retten.

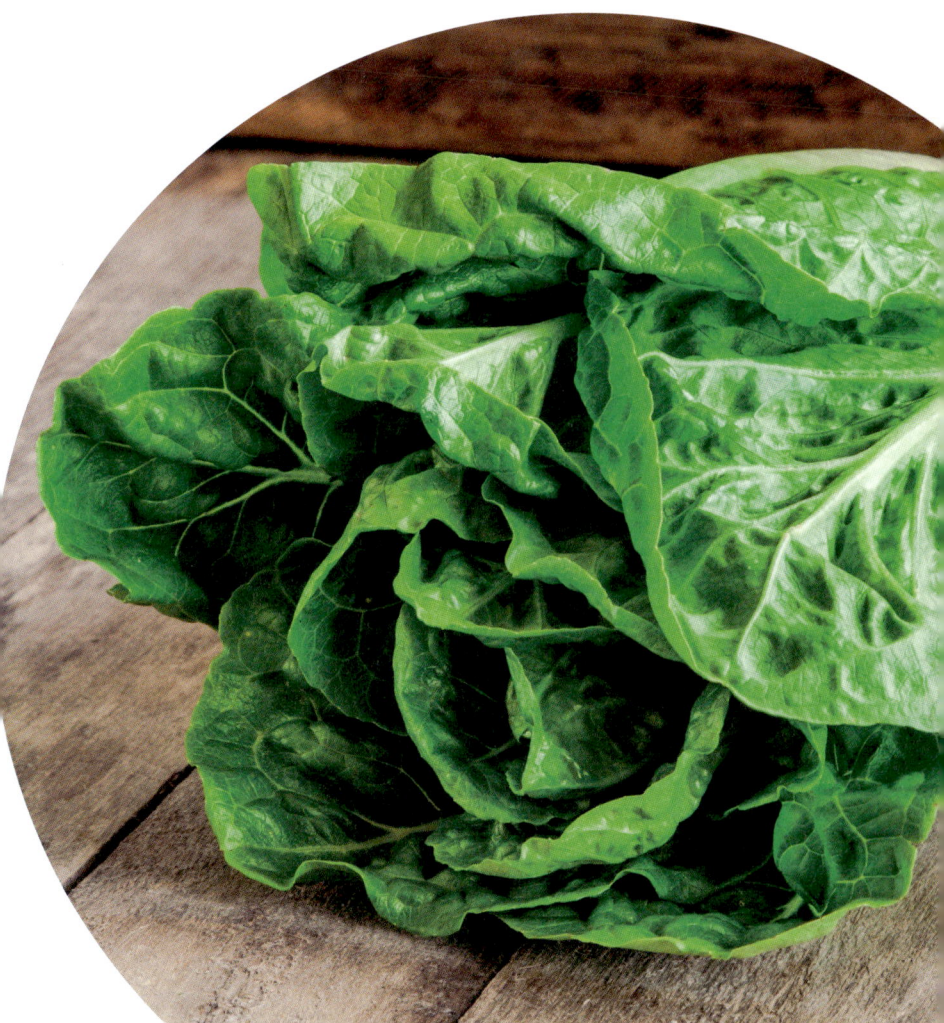

So wie etwa der Bio-Saatgutversand »Dreschflegel«, in dem sich kontrolliert ökologisch wirtschaftende Bauern aus verschiedenen Gegenden Deutschlands zusammengeschlossen haben. Dreschflegel bezeichnet sich als Gruppe von Menschen, die auf inzwischen vierzehn Gärtnerhöfen biologische Saatgutvermehrung und -züchtung betreiben. Sie haben sich zum Ziel gesetzt, trotz Sortenbereinigung und Saatgutverordnungen die Vielfalt früherer Jahrhunderte wieder in die Gärten zu bringen. »Vielfalt kann nur durch viele Menschen in vielen Gegenden entstehen.« So steht es auf ihrer Homepage.

Auch die »Arche Noah«, österreichische Gesellschaft für die Erhaltung der Kulturpflanzenvielfalt und ihre Entwicklung, macht sich stark für vom Aussterben bedrohte Kulturpflanzen. Der gemeinnützige Verein hält ein Sortenarchiv vor und betreibt Öffentlichkeitsarbeit. So werden etwa Schaugartenführungen angeboten, um Menschen für den fast vergessenen Reichtum altbewährter widerstandsfähiger Kulturpflanzen und deren überraschende Geschmacksnuancen zu sensibilisieren. Zusammen mit der schweizerischen Stiftung für die kulturhistorische und genetische Vielfalt von Pflanzen und Tieren, »ProSpecieRara«, hat die Arche Noah ein Lexikon alter Gemüse herausgegeben, das auf mehr als 600 Seiten immerhin 800 Sorten vorstellt.

Fragen Sie nach auf Märkten und Gartenfesten oder überall da, wo Gemüse angeboten wird. Und probieren Sie's aus, wenn etwas ungewohntes Regionales feilgeboten wird. Oder holen Sie sich besagte alte Sorten in Ihren Garten, und profitieren Sie sozusagen hautnah davon. »Nicht schwierig« anzubauen und robust seien sie alle, versicherte mir der VERN auf Anfrage und bezieht sich damit auf die in seinem aktuellen Kompendium gelisteten Sorten.

Der VERN e. V. ist ein Verein zur Erhaltung und Rekultivierung von Nutzpflanzen in Brandenburg mit Sitz in der Uckermark, in dem sich Gärtner, Landwirte, Privatpersonen und andere Vereine seit 1996 zusammengeschlossen haben. Projektpartner sind zum Beispiel die HUB, also die Humboldt-Universität zu Berlin, und das Bundessortenamt. Der VERN verfügt über eigene Erhaltungsbestände mit etwa 2000 alten Nutzpflanzensorten. Man betreibt Beratungs- und Öffentlichkeitsarbeit und organisiert Tage der Sortenvielfalt und Besichtigungstermine. Die Abgabe von Saat- und Pflanzengut erfolgt auf nichtkommerzieller Basis, es werden lediglich Gebühren erhoben.

In Zusammenarbeit mit der Landwirtschaftlich-Gärtnerischen Fakultät der HUB und traditionsbewussten Gartenbaubetrieben hat der VERN übrigens alte Salatsorten geprüft und die Ergebnisse in einer Dokumentation zusammengefasst.

Im Jahr 1986, also schon zehn Jahre früher als der VERN, formierte sich der im Westen unseres Landes bekanntere VEN, und er heißt auch ausgeschrieben ganz ähnlich wie der VERN, nämlich Verein zur Erhaltung der Nutzpflanzenvielfalt e. V. mit Sitz in Cremlingen/Niedersachsen. Ihm geht es, wie der Name schon andeutet, primär darum, so viele der fast vergessenen alten Gemüsepflanzenarten und -sorten wie möglich wiederzuentdecken, weiterzuentwickeln und damit in die Zukunft zu retten. Nicht umsonst führt er in seinem Logo die Pastinake, ein Wurzelgemüse, das um die Zeit der Vereinsgründung im Handel praktisch kaum noch erhältlich war. Um gegen die rapide Vereinheitlichung, Gentechnik und die zahlreichen Hybridsorten vorzugehen, setzt der VEN auf ein Netzwerk Hunderter von Privatpersonen, Hobbygärtnern, Sammlern, Saatgutanbietern und Paten (siehe auch das Interview mit Janet Emig in Kapitel 3).

Um den inzwischen immer öfter beklagten Rückgang der »Agrobiodiversität« aufzuhalten, sind weitsichtige Organisationen und Institutionen zwar wichtige Impulsgeber und ein wahrer Segen. Doch können auch eine umfangreiche Genbank, die altbewährte samenfeste Sorten archiviert, oder bundesweit engagierte Vereine, von denen es inzwischen auf regionaler Ebene eine ganze Reihe gibt, nur Puzzlesteine in einem Mosaik sein, das immer weiter ausgebaut werden muss. Soll diese Entwicklung vorangehen und Früchte tragen, sind neben überzeugt ökologisch wirtschaftenden Höfen und sich einbringenden Gartenbaubetrieben sowie einer aufmerksamen Gastronomie immer mehr Bürgerinnen und Bürger und damit auch Sie, liebe Leserinnen und Leser, gefragt.

Wenn Sie also in Zukunft auf Namen wie »Frühlingsgruß«, »Maikönig« oder »Maidivi«, »Struwwelpeter«, »Brauner Sommer« oder »Trotzkopf«, »Bunt-« oder »Goldforelle«, »Gigant«, »Ochsenzunge«, »Indianerperle«, »Rehzunge« oder auch »Winterhäuptl« und »Winter-Altenburger« stoßen, dann können Sie davon ausgehen, dass allein schon die Bezeichnungen dieser fast vergessenen Salatsorten auf das Farbenspektrum und die Formenvielfalt der Blätter und sicherlich auch ihrer Inhaltsstoffe hinweisen.

Damit sind wir bei den neun Blattvarianten, die wir vorstellen möchten. Uns geht es dabei in erster Linie um altbewährte, robuste, schmackhafte Arten, die Sie entweder (inzwischen wieder) problemlos im Handel bekommen oder ohne viel Aufwand im eigenen Garten ziehen können.

Die magische(n) Neun

In okkulten Zirkeln und weisen Kreisen galt die Zahl Neun schon immer als magisch. Und magisch im Sinne von unvorhersehbar und beinahe wundersam in ihren positiven gesundheitlichen Wirkungen sind die im Folgenden vorgestellten neun grünen Salatgemüse allemal!

Der Gute Heinrich

Haben Sie schon einmal etwas vom Guten Heinrich gehört, der auch manchmal »Wilder Spinat« genannt wird und an Ackerrändern und auf unbearbeiteten Wiesen wild wachsend auch heute noch zu entdecken ist? Noch vor gar nicht langer Zeit war er ein gern genutztes, in vielen Bauerngärten angebautes Gemüse, zum einen weil er robust, pflegeleicht und ergiebig war, zum anderen, weil er sich so vielseitig verwenden ließ. Kostproben gefällig?

PRAXISTIPPS

- Besonders die *jungen zarteren Blätter* kann man schon als frisches gesundes Grün ab April auftischen oder mit anderen Salatsorten oder Früchten gemischt servieren (siehe unser Rezept »Salat aus ›alten‹ und ›wilden‹ Blattgemüsen«).
- Die *Blätter* ergeben, kurz gedünstet, einen wohlschmeckenden »Spinat« und eignen sich dann wunderbar für leckere Füllungen in Strudeln, Paprikaschoten oder auch To-

maten. Bei alten Blättern, die übrigens Blumengebinde wirkungsvoll auflockern, hält man sich in der Küche besser zurück, sie schmecken nämlich recht bitter. Kleiner Hinweis zu den Blättern: Die welken leicht nach dem Pflücken, trocknen Sie sie also besser nicht, sondern verwenden Sie sie frisch.

- Die *Blütenknospen* sind roh im Salat, aber auch in Essig eingelegt ein delikater Gaumenschmaus. Die Blütenrispen können Sie wie Brokkoliröschen im Ganzen dünsten und mit Spargel zusammen servieren.
- *Frische Pflanzenstiele* können ähnlich wie Spargel verarbeitet werden.
- Und auch die *Samen* kann man mit reichlich Wasser zu einem Brei aufkochen und pikant gewürzt zu Crêpe- und Strudelfüllungen verarbeiten. Reife Samen, die leicht abfallen, gewinnt man, indem man die ganze Samenrispe in ein Tuch einschlägt und auf einem geeigneten Untergrund ausschüttelt. Die Samen wurden früher übrigens geröstet, vermahlen und zu einem kaffeeähnlichen Getränk aufgebrüht. Eine gute Idee ist es auch heute noch, sie in getrocknetem Zustand zu zermörsern und Brot-, Brötchen- und Pfannkuchenteigen beizufügen.
- Aber es kommt noch besser: Lassen Sie doch einfach die aufbewahrten getrockneten Samen im Winter auf der Fensterbank in einem hübschen Glas keimen und streuen Sie sie dann roh über andere Speisen! Ein willkommener Nähr- und Vitalstoffkick!

Der Gute Heinrich wartet mit Mineralstoffen wie Eisen sowie Vitamin C auf. Schon 50 Gramm der frischen Pflanze decken den offiziell empfohlenen Tagesbedarf des Vitamins. Die alte Gemüsepflanze, die vermutlich im Gepäck der Kreuzritter ihren Weg in unsere Breiten gefunden hat, gilt als immunisierend, blutbildend und beruhigt entzündete Schleimhäute. Allerdings enthält sie wie der Sauerampfer und der Rhabarber auch Oxalsäure, deswegen wird bei Nieren- und Gichtpatienten zur Zurückhaltung geraten.

Der Name »Guter Heinrich« geht möglicherweise auf den heiligen Heinrich zurück, der im 12. Jahrhundert lebte und an »Aussatz« litt. Schon damals – und wahrscheinlich bereits viel früher – verzehrte man die aromatischen Blätter nicht nur, sondern legte sie auch als heilende Umschläge auf Ausschläge und Wunden.

Es gibt noch andere Deutungsversuche: So macht sich die Pflanze im Gemüsebeet rein optisch durchaus gut, obwohl die Blätter eine gewisse Ähnlichkeit mit großen Gänsefüßen nicht verleugnen können. Die haben in aller Regel auch Kobolde, und »Heinrich« gilt unter Kobolden nun mal als gängiger Name!

Aller guten Dinge sind drei: Das althochdeutsche *heimrich* ist zusammengesetzt aus *heim* wie »Heim/Heimat« und *rîch*, was mit »Herrschaft«, adjektivisch mit »(umfang)reich« zu tun hat. Zusammengenommen ist das vielleicht ein Hinweis auf die ehemalige Beliebtheit und den reichhaltigen Ernteertrag der Pflanze. Die wechselständigen Blätter sind ja auch ziemlich ausladend, sie werden 10 Zentimeter und mehr lang, deshalb reichen fünf bis zehn Pflanzen im Beet für einen durchschnittlich großen Haushalt in aller Regel gut aus.

Die Staude des Guten Heinrichs ist mehrjährig, also winterhart, ziemlich schädlingsresistent und samt sich selbst aus.

ANBAUTIPPS

Wenn Sie die Samen in Ihrem Garten kontrolliert aussäen wollen, geht das im Frühjahr und im Herbst. Die Jungpflanzen zieht man, wenn sie etwa 40 Zentimeter hoch sind, vorsichtig aus der Erde und pflanzt sie in einem Abstand von circa 50 mal 50 Zentimeter ein. Die Kultur gilt als anspruchslos. Bei Trockenheit das Wässern nicht vergessen und zum Düngen allenfalls Brennnesseljauche einsetzen, das sollte reichen! Ältere Wurzelstöcke kann man übrigens problemlos teilen.

Der Gute Heinrich, der züchterisch noch nicht bearbeitet wurde, ist ein altes, von Pflanzenfreunden wiederentdecktes, gesundes und ergiebiges Nahrungsmittel. Er verdient es, aus dem Schattendasein herauszutreten, das er noch immer führt. Immerhin gehört er inzwischen zu den gefährdeten Pflanzen und steht in manchen Bundesländern deshalb sogar auf der Roten Liste. Geben Sie ihm eine Chance, und hören Sie sich um, wo noch Pflanzen kultiviert werden. Holen Sie ihn am besten in Ihren eigenen Garten, er wird es Ihnen danken!

Gartenmelde

Wenn wir dem Guten Heinrich eine gute Frau zur Seite stellen wollten, dann wäre das die Melde. Schließlich ist sie robust wie er, sehr pflegeleicht und außerordentlich fruchtbar, sprich ergiebig. Auch sie wird zu den ältesten Kulturpflanzen unserer Breiten gezählt, gehört sie doch zu den Blattgemüsen, die man schon Jahrhunderte vor Christi Geburt verzehrt hat. Bereits Griechen und Römer verspeisten sie, im 1. Jahrhundert nach Christi Geburt etwa schreibt Dioskurides: »(Sie) dient gekocht zum Essen ...« Und wie, glauben Sie, nennen die Franzosen diese dankbare Nutzpflanze? *Bonne femme*, was tatsächlich nichts anderes als »gute Frau« bedeutet!

Je nach Region findet man die Wilde Melde hin und wieder noch in freier Natur. Aber ob sie dann auch wirklich eine »ganz Wilde« ist oder sich selbst mal aus einem Bauerngarten ausgewildert hat und Verbindungen mit anderen Melden eingegangen ist, steht in den Sternen. Es gibt immerhin mehr als hundert Melde-Unterarten, und die meisten davon sind gut essbar. Draußen stößt man vielleicht auch mal auf eine ungenießbare Variante, die verströmt allerdings, wenn man daran reibt und sie beschnuppert, einen nicht gerade einladenden Geruch. Und wenn die Pflanze aus dem Kulturbeet stammt, ist sie sowieso sicher. Auf Bauernmärkten kann man sie inzwischen häufiger finden. Fragen Sie nach!

Die Melde schmeckt milder als Spinat, von dem sie wie der Gute Heinrich verdrängt worden ist, lässt sich gern delikat würzen und verträgt sich auf dem Teller, gemischt mit anderem Gemüse, außerordentlich gut. Früher linderte man mit den Blättern auch Halsschmerzen sowie Gelbsucht und machte Auflagen, um Wunden zu heilen.

Die Gartenmelde ist einjährig und enthält Vitamin C sowie andere Vitamine, außerdem Calcium und Eisen, dazu Proteine, Saponine, Kupfer, Zink und Mangan sowie nur wenig Oxalsäure, weniger als Spinat übrigens. Aufgrund ihrer Widerstandsfähigkeit ist sie im Vergleich zu ihm außerdem deutlich einfacher anzubauen.

ANBAUTIPPS

- Die Melde stellt keine großen Ansprüche an den Boden, bevorzugt die Sonne, kommt aber auch im Halbschatten zurecht. Sie erbringt eine außerordentlich reiche Blatternte und hat so gut wie keine Probleme mit Krankheiten oder Schädlingsbefall. Auch Trockenheitsperioden hält sie stand, wenn sie nicht zu lange anhalten.

- Die große Blattmenge der Melde hängt natürlich auch mit ihrem schnellen Wachstum zusammen, sodass sie sage und schreibe bis zu 2 Metern hoch werden kann. Und jede einzelne Pflanze können Sie sogar bis zu dreimal abernten. Das funktioniert aber nur, wenn Sie das Herz mit den untersten Blattpaaren stehen lassen, damit die Blätter wieder neu austreiben können. Ein bisschen Brennnesseljauche, auf der Erde um das Pflänzchen ausgebracht, unterstützt es bei seiner Kraftanstrengung. Zu viel des Guten, gemeint ist Stickstoffdünger, mag die Gartenmelde allerdings gar nicht. Die zweite Blatternte ist in der Regel oft am umfangreichsten.

- Man sät diese ergiebige Gemüsepflanze ab dem zeitigen Frühjahr (Ende Februar bis März) bis in den Sommer hinein ins Freiland aus. Wenn Sie die Samen dicht ausbringen, stacheln Sie die Pflänzchen an, sich mit dem Wachsen zu beeilen. Man kann sie aber natürlich auch in ordentlichen Reihen aussäen, die dann aber mindestens einen halben Meter Abstand haben sollten. Stellen Sie jeder einzelnen Pflanze später genügend Platz zur Verfügung, damit sie sich angemessen entwickeln kann. Es dauert nur 30–40 Tage von der Aussaat bis zur ersten Ernte! Man kann es sogar im Blumentopf mit ihr versuchen.

- Wenn man einige Pflanzen einfach blühen lässt, samen sie sich selbst aus und reifen heran, wo und wie es ihnen ge-

fällt. Was manchen Bauern, wenn sie eine Ackermelde erspähen, auch heute noch trotz Chemiekeule ein Dorn im
Auge ist. Sagt es einem also gar nicht zu, dass sich die
Pflanze selbstständig im eigenen Garten vermehrt, muss
man sie etwa 30 Zentimeter über dem Boden abschneiden
oder die Fruchtstände abknipsen, bevor die Samen ausgereift sind.

PRAXISTIPPS

Auch dieses Blattgemüse ist als urwüchsiges Nahrungsmittel
vielseitig zu verwenden:

- Vom Frühling bis in den Herbst hinein kann man sowohl
  Blätter als auch Blütenstände sehr gut im Smoothie verar-
  beiten. Sie können nicht nur die unteren Rosettenblätter
  ernten, sondern natürlich auch die etwas älteren, die am
  Stängel sitzen. Irgendwann, spätestens, wenn die Pflanzen
  Samen gebildet haben, sind diese aber dann manchem oft
  ein bisschen zu bitter.
- Die jungen Blätter, am besten in Streifen geschnitten, mit
  klitzekleinen Zwiebelstückchen und Früchten (zum Beispiel
  Orangenschnitten oder Beeren) in einer leichten Öl-Essig-
  Marinade vermengt, eignen sich gut als frischer milder Salat. Auch zusammen mit Wildkräutern und anderen Blattsalaten lässt sich die Melde zu einem schmackhaften Phy-
  to-Cocktail kombinieren.
- Gedünstet ergeben die Blätter einen zarten Spinat, den Kinder wegen des milden Geschmacks oft dem »normalen«
  Spinat vorziehen. Außerdem nimmt das Wasser im Topf je
  nach Meldekolorierung eine andere Färbung an. So kann
  man beispielsweise aus dem Kochwasser der Roten Melde
  eine rosa Soße bereiten.

- Bis in den Herbst hinein können Sie auch die nussig schmeckenden Blütentriebe genießen, sie in den Salat geben oder andere Gerichte damit aufwerten.
- Die Samen hat man schon früher vermahlen und Gebäck zugesetzt. Und einen Teil davon fürs nächste Jahr verwahrt. Das ist nach wie vor eine gute Idee!
- Sie haben so viel Blattwerk zu ernten, dass Sie einen Teil davon gern konservieren würden? Auch das geht. Man kann die oberirdische Pflanze zu lockeren Sträußen binden und diese nicht zu dicht an einem luftigen, nicht zu sonnigen Ort etwa 4 Tage durchtrocknen lassen. Anschließend werden sie in Leinenbeutel gesteckt und aufbewahrt oder gleich in einem Mörser zu feinem Pulver vermahlen. Dieses sogenannte Grünmehl können Sie zum Beispiel in Porzellandosen oder festen Papiertüten aufbewahren. Es birgt noch genug gesunde Inhaltsstoffe (beispielsweise Spurenelemente), um im Winter manche Mahlzeit damit anzureichern, ob Krafttrunk oder Suppe.

Ach ja, und hübsch ist die Melde auch noch! Die verschiedenen Sorten warten nicht nur mit grasgrünen, sondern auch leuchtend roten, goldenen oder pudrig-violetten Blättern auf, die Unterseiten wirken oft wie mit Mehl bestäubt. Allein aufgrund seiner abwechslungsreichen optischen Präsenz ist dieses preisgünstige Blattgemüse ein echter Hingucker. Und das auch in der Blumenvase oder in floristischen Gestecken. Neulich entdeckte ich einen Garten, in dem verschiedenfarbige Melden in geschwungenen Reihen angesät worden waren. Eine Augenweide! Da diese Pflanze dazu noch ein Gaumenschmaus sein kann, heißt es: Spätestens im März ist Melde-Aussaatzeit! Die schöne und nahrhafte Nutzpflanze des Jahres 2000 darf nicht in Vergessenheit geraten.

Reismelde oder Quinoa

An dieser Stelle die Reismelde nicht zu er-
wähnen wäre sträflich! Kennen Sie diese
Pflanze? Dem handelsüblichen Namen
nach ganz bestimmt, besonders wenn
Sie hin und wieder Naturkost kaufen.
Denn es handelt sich dabei um nichts
anderes als das inzwischen ziemlich
bekannt gewordene glutenfreie Pseudogetreide Quinoa! Das Präfix »pseu-
do« ist hier alles andere als abwertend
gemeint, sondern bezieht sich einfach
darauf, dass die kleinen hirseartigen Samenkörner zwar getreideähnlich zusammengesetzt sind, die Pflanze aber eigentlich zu den Gän-
sefußgewächsen zählt. Sie ist mit dem Spinat und der Rübe
enger verwandt, als man glauben könnte.

Man kann die kleinen Körnchen wie Reis zubereiten, ein
wenig Würze im Kochwasser reicht schon aus, um das
zart-nussartige Eigenaroma zu unterstreichen. Ein paar
Frühlings- oder rote Zwiebeln, 1–2 Knoblauchzehen, Tomaten, ein paar Pilze, alles kurz in der Pfanne geschmort, zum
Schluss eine gute Handvoll wilde oder kultivierte Garten-
kräuter dazu sowie 2 Kellen gegarte rote und weiße Quinoakörnchen – und fertig ist ein schnelles, nährendes Gericht,
das eine ganze Weile vorhält.

Quinoa-Grundrezept   REZEPT

Schütten Sie 1 Tasse Quinoa in ein engmaschiges Sieb, spülen Sie
die Samen gründlich unter heißem Wasser ab und setzen Sie sie
mit der doppelten Menge Wasser oder Gemüsebrühe auf. Lassen

Sie alles aufkochen und anschließend 10–15 Minuten ausquellen, bis die Flüssigkeit gänzlich aufgesogen ist. Die Körnchen dürfen weich sein, aber nicht matschig. Man kann sie nun zu einer Gemüsepfanne reichen oder mit klein geschnittener Petersilie, Wildkräutern, rohen Möhren- oder Topinamburstiften, Tomaten und allem mischen, was man an Gemüse gerade zur Hand hat. Es schmeckt garantiert und sättigt enorm.

Ein Wort zum Abspülen. Da die ungenießbaren Schalen der Samen sehr fest anliegen und dazu Mengen von Saponinen enthalten, erhält man die Körnchen in Naturkostläden immer geschält. Eventuelle Restverunreinigungen kann man zu Hause mit heißem, aber nicht kochendem Wasser abwaschen. Sehr gut schmecken die Samen auch, wenn man sie spült, einweicht und keimen lässt.

Die Reismeldesamen sind angenehm mild und sättigen wie Getreide, belasten den Organismus aber nicht. Nach einer großen Portion Nudeln ist man meist träge, nach einer Quinoa-Mahlzeit nicht.

Die Nährstoffzusammensetzung der Reismelde, der Gehalt an den Mineralstoffen Magnesium und Eisen und ihr Eiweißprofil, das alle für den Menschen nötigen Aminosäuren vereint, ist phänomenal! Sie gehört damit zu den proteinreichsten Gemüsesorten überhaupt und übertrifft die verschiedenen Getreidearten in dieser Hinsicht deutlich. Quinoa kann mit dem Nährwert von tierischem Eiweiß in Fleisch oder Milch spielend mithalten und ist darüber hinaus wohl für uns Menschen wesentlich gesünder, sprich »artgerechter«.

Nicht umsonst wird Quinoa auch »das Gold der Inkas« genannt, das in den hochgelegenen Tälern der Anden bis oberhalb von 4000 Metern wächst und bereits vor etwa

6000 Jahren dort angebaut wurde. Die Menschen nutzten wohl schon damals nicht nur den Samen, den sie geröstet zu Mehl vermahlen und zu Brot weiterverarbeitet haben, sondern auch die gehaltvollen Blätter. In fermentierter Form wird Quinoa übrigens in seiner Herkunftsregion traditionell als Getränk konsumiert.

Die Reismelde stellt an den Boden kaum Anforderungen und kommt auch mit Trockenperioden zurecht. Und das Schönste: Dieses Gewächs kann dank seiner Anspruchslosigkeit so gut wie überall auf unserem Globus problemlos angebaut werden. Es gilt daher als eine zukunftssichernde Pflanze, die gerade wegen ihres außergewöhnlichen und ausgewogenen Proteingehalts dabei helfen kann, Hungernde in aller Welt ernährungsphysiologisch hochwertig zu sättigen.

Wussten Sie, dass der Generalsekretär der United Nations, Ban Ki-moon, dieses Gemüse ehrte, indem er 2013 gemeinsam mit politischen Vertretern aus den Andenstaaten zum »Internationalen Jahr der Quinoa« ausrief? Die UN-Generalversammlung hatte sich angesichts des Klimawandels und der riesigen Herausforderungen, die Weltbevölkerung in Zukunft angemessen mit Nahrung zu versorgen, für die uralte, von den Andenvölkern bis in die heutige Zeit gerettete Nutzpflanze entschieden.

Traditionell in der Andenregion beheimatet, liegen die Hauptanbaugebiete heutzutage in Bolivien und Peru, aber auch in den USA, wo die NASA in den neunziger Jahren auf die wertvolle Nutzpflanze aufmerksam machte. In Europa wird Quinoa inzwischen in Skandinavien, England, Frankreich und Italien kultiviert. Bei uns in Deutschland hat man um die Zeit des Ersten Weltkriegs mit der Reismelde experimentiert, doch bis heute hat sie es nicht geschafft, hier großflächig präsent oder gar populär zu werden. Dennoch trifft man die Pflanze inzwischen häufiger in privaten Gärten an, wo sie mit ihren grün-violetten Blattschattierungen besticht und leuchtende Tupfer setzt.

Und was noch wichtiger ist und der Grund dafür, dass wir sie gerade in diesem Kapitel vorstellen: Ihre Blätter sind ebenfalls außerordentlich eiweiß- und mineralstoffreich, ergeben eine reiche Ernte und sind außerordentlich gesund als kraftspendender Salat, grüner Krafttrunk oder gedünstetes Gemüse der Extraklasse. Nicht nur die Samenkörnchen genießen mittlerweile in den europäischen Ländern den Status als Gourmetkost.

Aber auch auf dem afrikanischen Kontinent, etwa in Kenia, sowie in Nordindien und im Himalaja gibt es erfolgversprechende Anbauinitiativen. Quinoa ist eben über die Grenzen hinweg kultivierbar und passt in mehrfacher Hinsicht gut in unsere globalisierte Welt.

Wir haben in unseren Breiten Gott sei Dank kein Hungerproblem, dafür in mancher Hinsicht aber ein Problem mit gesunderhaltender Ernährung. Verzehren wir doch – übrigens nicht nur in Deutschland – viel zu viele glutenhaltige Backwaren, hergestellt aus dem allgegenwärtigen stärkereichen Weizen, der mit seinen zugegebenermaßen guten Backeigenschaften inzwischen einen Platz eingenommen hat, der ihm einfach nicht zusteht. (Zu viel) Gluten kann unseren Darm sehr belasten und degenerative Krankheiten beschleunigen. Es hindert uns außerdem wegen des schnell eintretenden Sättigungseffekts daran, mehr Gesundes wie grüne Blätter, Obst und Gemüse zu uns zu nehmen. Da ist Quinoa, obwohl kein Getreide, eine wunderbare Alternative.

ANBAUTIPPS

Ein paar Samenkörner genügen, um auch »gärtnernde Green-horns« von der Wuchsfreudigkeit und Ergiebigkeit dieser ur-alten pflegeleichten Kulturpflanze zu überzeugen. Sie kann übrigens unter optimalen Bedingungen bis zu 2 Meter hoch werden! Man sät sie im Frühling bis etwa Ende April einfach ins Freiland und gibt anschließend jedem gekeimten Pflänzchen genug Platz, damit es sich gut entwickeln kann. Probieren Sie's aus!

Ansonsten guten Appetit beim Verzehr der gesunden grü-nen Blätter und der gekeimten oder gekochten, ebenso milden wie bekömmlichen Quinoakörnchen, die es in Schwarz, Rostrot oder Weiß gibt. Man erhält sie in Deutschland inzwischen flä-chendeckend in so gut wie jedem Naturkostladen.

Mangold

Auch der Mangold gehört in unseren Brei-ten zu den sehr alten Blattgemüsearten, schließlich soll er schon vor 4000 Jah-ren angebaut worden sein. Vor langer Zeit bereits bei Ägyptern, Griechen und Römern »auf dem Teller«, brach-te er es auch hierzulande im Laufe der Geschichte zu einiger Beliebtheit, geriet aber mit dem Siegeszug des Spinats nach und nach in Vergessen-heit.

Doch er ist längst zurückgekommen. Diese voreilig und zu Unrecht als »Spargel des armen Mannes« geschmähte Nutzpflanze ist inzwischen wieder auf dem besten Wege, ein gefragtes Sommer- und Herbstgemüse zu werden. Das ist sicher ein Verdienst von Biogärtnern. Vielleicht liegt es aber auch daran, dass Mangold viel individueller und nussiger als Spinat schmeckt und mit den unterschiedlichen Farbnuancen seiner langgestielten Blätter auf Dauer nicht zu übersehen ist. Von Gelb und Hell- bis Dunkelgrün über Pink bis zu einem hübschen violett überhauchten Purpurton reicht hier die Bandbreite. Bereits Aristoteles berichtete vom leuchtenden rotstieligen Mangold, der wohl der Urform dieser Gemüsepflanze noch sehr nah gewesen sein dürfte.

Man unterscheidet zwischen dem Schnitt- oder Blattmangold auf der einen und dem Stiel- oder Rippenmangold auf der anderen Seite. Wie der Name andeutet, hat der Stielmangold, den man auch »Krautstiel« nennt, deutlich hervortretende Blattrippen, wobei die rötlicheren mehr gesunde Inhaltstoffe aufweisen als die blassen hellen.

Mangold-Grundrezept   REZEPT

Was Sie brauchen
Mangold
Mandelmus
Salz nach Geschmack
Muskatnuss nach Geschmack
nach Belieben Vollreis, Buchweizen oder Hirse
Sonnenblumen- oder Kürbiskernen zur Deko

Wie Sie vorgehen
Die in appetitliche Stücke geschnittenen Stiele dünstet man in circa 5–10 Minuten bissfest und dickt das Ganze mit Mandelmus an, das man zuvor in einer Tasse mit etwas Wasser angerührt und

mit Salz und ein wenig Muskatnuss gewürzt hat. Wenn man Lust darauf hat, kann man noch gekochten Vollreis, Buchweizen oder Hirse untermengen.

Und wenn Sie diese leckere Masse in ausreichend große, 1–2 Minuten blanchierte Mangoldblätter einwickeln oder darauf verteilen, ist ein sättigendes Gemüsegericht fertig, das nur noch darauf wartet, mit ein paar ohne Fett in einer Pfanne angerösteten (nicht geschwärzten!) Sonnenblumen- oder Kürbiskernen perfektioniert zu werden!

Und nun kommen wir zum Blattmangold, der auch »Römischer Kohl« genannt wird. Er hat schmalere Rippen und hübsche breite Blätter. Seine zwischen Gelb und Rot variierenden Blattstiele sind eine Augenweide, wobei gerade die rotfarbigen dünnstieligen Blattmangoldarten ihre Verwandtschaft mit der Roten Bete nicht verleugnen können. Beide gehen wahrscheinlich auf dieselbe Ursprungspflanze zurück.

PRAXISTIPPS

- Bereiten Sie Mangoldblätter einfach so ähnlich wie Spinat zu. Am besten geben Sie ihn zu ein paar angeschwitzten Zwiebel- und Knoblauchstückchen in die Pfanne und schmoren ihn einige Minuten mit. Ein wenig Apfeldicksaft verleiht eine zart-süße Note.
- Eine gute Suppe bereitet man, indem man einfach ein paar Mangoldblätter in einer mit einem Würzwürfel angereicherten Gemüsebrühe 1–2 Minuten ziehen lässt und anschließend rasch püriert. Eingearbeitetes Mandelmus, gedünstete Pastinaken- oder Kartoffelstückchen sorgen für eine dichtere Konsistenz.
- Aufwärmen sollten Sie Mangold wegen des Nitratgehalts lieber nicht.

- Als Salatzutat nimmt man am besten nur ganz junge Blätter, denen man getrost bis zu einer halben Stunde Zeit lassen kann, das Dressing aufzusaugen.
- Weil die Blätter, die nach dem Ernten bald schlappmachen, einen hohen Oxalgehalt aufweisen, sollen besonders Nierenkranke sie nicht roh verzehren.
- Man kann die Blätter auch 2 Minuten in kochendem Wasser blanchieren und anschließend in sehr kaltem Wasser zur weiteren Verwendung abschrecken. So behalten sie ihre grüne Farbe und sind in diesem Zustand übrigens auch gut einzufrieren.

Mangold ist reich an Eiweiß, enthält viel Betacarotin und Vitamin K, das unter anderem für Blutgerinnung und Knochenbildung zuständig ist. Nicht zu vergessen sind die Vitamine E und C sowie die Mineralstoffe Kalium, Calcium, Magnesium, Eisen und Jod. Wegen des ebenfalls enthaltenen Vitamins C wird zum Beispiel der Gehalt an Eisen gut vom Körper aufgenommen. Das Gemüse kann die Leber in ihrer Entgiftungsfunktion unterstützen und dank seiner antioxidativen Fähigkeiten freie Radikale daran hindern, unseren Körperzellen Schaden zuzufügen.

Aus deutschen Landen ist Mangold zwischen Mai und November frisch und knackig erhältlich, sonst wird er aus Frankreich, Spanien und Italien importiert. Doch ist er auch recht leicht selbst anzubauen und braucht außer genug Wasser wegen der großen Blätter und ein wenig Brennnesseljauche kaum Pflege.

ANBAUTIPPS

- Man sät Mangold Ende April bis Mai aus, doch nicht zu früh, denn wenn es ihm nicht warm genug ist, schießt er gern. Der Schnittmangold verträgt Kälte und Frost übrigens besser als sein Bruder mit den breiten Rippen.
- Die jungen Pflänzchen sollten Sie vereinzeln, damit sie ausreichend Platz haben, um sich gut entwickeln zu können. Das Gemüse können Sie schon nach etwa 6–8 Wochen ernten. Lassen Sie aber das Innerste der Pflanze unberührt, dann treibt sie eine ganze Weile immer wieder erneut aus.
- Im Winter gibt Laub oder Stroh einen guten Schutz gegen Kälte und Frost. Dann können Sie sich spätestens im zweiten Jahr auch an den Blüten der Mangoldpflanze erfreuen.

Rucola

Rucola war schon im Altertum als schmackhaft bekannt. Mit den Römern kam die Salatpflanze hoch in nördliche Gefilde, wo sie bald heimisch wurde. Die Germanen sollen sie gar als Potenzmittel genutzt haben. Sie wurde hier zur »Garten-« oder auch »Ölrauke«, doch unter dem italienischen Namen »Rucola« ist sie im Zuge der bei uns immer beliebter und populärer werdenden mediterranen Gastronomie wiederentdeckt worden.

Besonders für die Toskana gilt die Rucola als typisch. Man bekommt sie dort recht häufig serviert. Sollten Sie auf Speisekarten oder auf italienischen Märkten auf die Bezeichnung »Rughetta« stoßen, so ist das wahrscheinlich die gleiche Pflanze. In anderen Teilen Italiens trägt sie eben auch andere Namen.

Es gibt mehrere Unterarten, etwa den »Schmalblättrigen Doppelsamen«. Wie schon der zugegebenermaßen eher sperrige Name vermuten lässt, trägt diese Sorte schmalere Blätter und ist besonders aromatisch – so wie die Rucolablätter, die bei uns im Handel angeboten werden. Frisch aus regionalem Anbau sind sie in Deutschland in der Zeit zwischen April und September erhältlich.

Wenn Sie Rucola kaufen, achten Sie darauf, dass die Blätter keinen schlaffen Eindruck machen, und verzehren Sie sie rasch. Im Kühlschrank kann man sie kurz in einer perforierten Plastiktüte aufbewahren. Langes Wässern, um welke Blätter aufzuplustern und die bitteren Geschmacksnuancen auszuwaschen, empfiehlt sich nicht. Mit dem Einweichwasser schütten Sie anschließend auch die meisten wasserlöslichen gesundheitlich wertvollen Inhaltsstoffe in den Ausguss.

Aufgrund ihres intensiven Geschmacks ist diese Salatpflanze inzwischen so gut wie jedem bekannt. Oft macht sie gerade das lukullische Bukett in einem gemischten grünen Salat so richtig rund, obwohl ihre herbbittere kresseähnliche Geschmacksausrichtung nicht jedermanns Sache ist.

Zwar weist die wilde Rauke noch mehr pflanzliche Inhaltsstoffe auf, aber selbst die Rucola aus dem großen Einkaufscenter muss sich in dieser Beziehung nicht verstecken. Sie kommt mit mehr Calcium, Magnesium, Folsäure und Vitamin E daher als die meisten anderen grünen kultivierten Salatblätter. Sie ist reich an Antioxidativa, enthält Jod und

Betacarotin sowie antibakteriell wirkende Senfölglykoside, denen in medizinischen Studien eine Krebsabwehrfunktion bescheinigt wird.

ANBAUTIPPS

Natürlich können Sie Rucola auch im eigenen Garten anbauen. Wenn Sie die Samen zwischen April und September aussäen, können Sie etwa einen Monat nach der Aussaat mit der Ernte beginnen. Platzieren Sie die Samen in circa 1 Zentimeter tiefe Rillen am besten in lockeren Böden. Rucola wässert man ausreichend, düngt aber, wenn überhaupt, nur zurückhaltend.

PRAXISTIPP

Einer meiner Freunde hat neulich jeweils 1 Handvoll Spitzwegerich, Giersch und Rucola in kleine Stücke gerupft und mit ein paar Friséesalatblättern und Orangenstückchen gemischt. Darüber geträufelt wurde eine Vinaigrette aus Sesamöl, Balsamicoessig und – ganz wichtig – Apfeldicksaft, Salz und Pfeffer. Zum Abschluss mengte er ½ Tasse nur kurz eingeweichte Gojibeeren unter das Ganze. Einfach köstlich, sage ich Ihnen, und natürlich zur Nachahmung empfohlen.

Feldsalat

Feldsalat, auch »Rapunzel« und wegen seines nussigen Aromas in der Schweiz »Nüssli« genannt, bekommt man heutzutage fast das ganze Jahr hindurch. Aus heimischem Anbau ist er besonders im Herbst und natürlich im Winter begehrt. Am wertvollsten, sprich gesündesten ist er, wenn er im Freiland gezogen wurde. Das schmeckt man auch.

Man glaubt, dass er schon von unseren Urahnen verzehrt wurde. Darauf weisen Samenfunde aus der Jungsteinzeit und der Bronzezeit im Alpenvorland hin. Natürlich hat man ihn damals und auch noch viele Jahrtausende danach in freier Natur gesammelt. Es ist gerade mal um die hundert Jahre her, dass man in Europa begann, ihn auf Feldern zu ziehen.

Wohl jeder kennt die hübschen winterharten Rosettenblätter, die es in verschiedenen Ausprägungen gibt. Von zart bis fester, von hellerem bis zu prallem dunklen Grün und dichter gefüllten Blattrosetten reicht die Palette. Feldsalat ist sicher eine der wohlschmeckendsten unter den hiesigen kultivierten Salatsorten und hat im Vergleich zu anderen Kultursalaten wie Kopf- und Eisbergsalat, was den Nährstoffgehalt anbetrifft, die Nase vorn. Er enthält mehr abwehrstarkes Vitamin C und schenkt uns darüber hinaus Betacarotin, das im Körper zu Vitamin A weiterentwickelt wird und unserer äußeren Haut, den Schleimhäuten und der Sehkraft zugutekommt.

Neben den Vitaminen B_6 und E enthält Feldsalat Folsäure und reichlich Jod sowie Mineralstoffe wie Kalium und Eisen sowie Magnesium, Phosphor, Kupfer und Zink. Schon 50 Gramm des Salats decken etwa ein Viertel des offiziell empfohlenen Tagesbedarfs an Folsäure. Er hat bereits lange den Ruf, magenfreundlich und appetitanregend zu wirken, sprich die guten Geister in uns zu wecken und ein wohlschmeckendes Schutzschild gegen den bösen Dämonen

»Scharbock« (Skorbut oder Vitamin-C-Mangel-Krankheit) ab-
zugeben.

Seine Nähr- und sekundären Pflanzenstoffe sind angesichts
seines niedrigen Kaloriengehalts weiß Gott nicht zu verachten
(circa 15 Kilokalorien oder 63 Joule auf 100 Gramm).

Streng genommen ist Feldsalat eigentlich ein enger Ver-
wandter des aromatischen Baldrians. Die beruhigenden
ätherischen Öle, die in ihm enthalten sind und die ihm seine
geschmackliche Raffinesse verleihen, weisen darauf hin.
Man kann verstehen, dass Rapunzels Mutter in einem der
bekanntesten Märchen der Brüder Grimm während ihrer
Schwangerschaft einen Heißhunger auf die Blättchen bekam.

PRAXISTIPP

Es gibt Leute, die Feldsalat durchaus mögen, ihn aber selten
auf den Tisch bringen, weil sie das Putzen zu aufwändig finden. Das sehe ich ganz anders! Füllen Sie einfach eine große
Schüssel mit Wasser, hinein kommen die Rosetten und werden
ein paarmal hin und her geschwenkt. Anschließend wandern
sie in ein bereitgestelltes Sieb, wo überflüssiges Wasser ablaufen kann, und die Prozedur wird wiederholt. Am besten so oft,
bis sich kein Sand mehr im Spülwasser absetzt. Das dauert, je
nach Verschmutzungsgrad, nicht länger als bei anderen Kultursalaten auch. Die kleinen Wurzeln schneide ich in der Regel
nur ab, wenn sie unappetitlich groß geworden sind.

Was für alle Salatsorten gilt, sollten Sie auch beim Feldsalat
beachten. Verzehren Sie ihn so frisch wie möglich, um in den
Genuss all seiner Inhaltsstoffe zu kommen. Ansonsten hält er
sich in einer perforierten Plastiktüte im Gemüsefach des Kühlschranks durchaus ein paar Tage.

Postelein

Es ist schon viele Jahre her, dass ich mich eines Winters in Aussehen und Geschmack dieses Gemüseblatts »verliebte«, dessen Blattwerk auf dünnen Stängelchen thront, die man übrigens durchaus mitessen sollte. Postelein verfügt über einen so charakteristisch aromatischen, gemütsaufhellenden Geschmack, dass er im Grunde zusätzliche Würze gar nicht mehr nötig hat. Man kann ihn gut allein oder in Salatmischungen und natürlich in Smoothies verwenden.

Die Vitamin-C-haltige Pflanze, die außerdem mit Eisen, Calcium und Magnesium aufwartet, wurde schon in ihrer amerikanischen Heimat von den indianischen Ureinwohnern geschätzt. Man verspeiste sie nicht nur als Gemüse, sondern setzte sie auch bei Verdauungsbeschwerden, Darmparasiten und Antriebslosigkeit ein. Bezeichnungen wie *Indian lettuce*, also »Indianer«-, und auch »Kuba«-Salat weisen darauf hin, dass dieses »energiegeladene« Salatgemüse eine längere Anreise auf sich nehmen musste, bis es schließlich wohl überwiegend durch Selbstaussaat in unseren Breiten bekannt und in kleinerem Umfang kultiviert wurde. Auf Dauer konnte es aber mit der zunehmenden Zuchtkonkurrenz nicht mithalten. Umso erfreulicher ist es, dass die hübschen tellerförmigen Blättchen des Posteleins bei echten Gourmets mittlerweile ein kleines Comeback erleben und in gut sortierten Gemüseläden keine absolute Seltenheit mehr sind. Postelein wird auch »Winterportulak« genannt, obwohl er mit dem ab dem zeitigen

Frühjahr auch wild wachsenden und durchaus ebenfalls zu empfehlenden Portulak allein schon vom Äußeren her nicht unbedingt zu verwechseln ist.

Und noch etwas: Postelein weist im Vergleich zu anderen, besonders im Winter konsumierten Salatsorten einen vergleichsweise niedrigen Nitratgehalt auf und ist deswegen auch für empfindliche Personen eine gute vitaminreiche Option. Fragen Sie bei Ihrem Gemüsehändler unbedingt nach!

ANBAUTIPPS

Postelein gilt als ziemlich anspruchslos, was Boden und Witterung angeht. Man sät ihn Ende August bis in den September hinein aus. Macht man das früh genug, kann man nach circa 6–8 Wochen noch im Herbst ernten. Ansonsten fährt die Pflanze bei sehr starkem Frost ihr Wachstum einfach zurück, um es unter günstigeren Bedingungen wieder aufzunehmen! Daher wird sie mitten im Winter gern in temperierten Gewächshäusern gezogen.

Wenn Sie es versuchen möchten, aber keinen Garten haben: Finden Sie eine eher schattige Stelle auf Ihrem Balkon, und stellen Sie diesem besonderen Salatgemüse einen hübschen Blumenkasten zur Verfügung. Versorgen Sie die Samen mit genug Wasser und freundlicher Aufmerksamkeit. Die Pflanze wird es Ihnen mit erfreulichem Wachstum danken.

Grünkohl

Der Grünkohl, auch »Kraus-« oder »Winterkohl« genannt, ist zwar ein Kohlgewächs, aber seine Blätter sind besonders in der kühlen Jahreszeit im Smoothie und in frischen Salaten unvergleichlich. Gerade im Winter, wenn es draußen, besonders bei geschlossener Schneedecke, nicht allzu viel zu finden gibt, ist dieses Gemüse ein Allrounder in jeder Beziehung.

Sie können ihn in Streifen zum Salat geben oder ein paar große Blätter in Ihren Grünen Smoothie mixen. Und wenn Sie ihn kurz dünsten, herzhaft würzen und vielleicht zusammen mit geräucherten Tofustückchen verzehren möchten, dann bitte sehr. Selbst zerzupft, gewürzt und zu Chips getrocknet oder gebacken, profitiert man von seinen äußerst gesunden Inhaltsstoffen.

Grünkohlchips REZEPT

Sie möchten wissen, wie man Grünkohlchips zubereitet? Man wäscht eine große Salatschüssel voller krauser Grünkohlblätter (circa 300 Gramm), tupft sie trocken und entfernt die Rippen in der Mitte. Dann zerzupft man die Blätter in etwa 5 mal 5 Zentimeter große mundgerechte Stücke, beträufelt sie mit etwa 2–3 EL Olivenöl, salzt sie ein wenig und wälzt sie zum Beispiel in Sesamsamen.

Sie müssen wirklich nicht jeden Tag Knoblauch zu sich nehmen, doch wenn Sie es tun, pressen Sie doch mal eine Zehe in ein paar Esslöffel Olivenöl, rühren Sie um und lassen Sie das Ganze für 10 Minuten durchziehen. Dann sind Wirkstoffe und das Aroma gut ins Salatöl eingedrungen und ummanteln das Grünkohlblatt und auch viele andere Gemüse besonders schmackhaft.

Den so vorbereiteten, am besten mit den Händen zart durchgekneteten Grünkohl verteilt man auf etwa 2 mit Backpapier ausgelegten Blechen und bäckt ihn bei niedriger Hitze, bis aus den Blättern zart knusprige Chips geworden sind. Das ist bei etwa 180 Grad nach 15–20 Minuten der Fall, bei 130 Grad nach circa 30–40 Minuten. Für Rohkostanhänger ist bei etwa 40 Grad die oberste Grenze erreicht. Sie lassen die Chips über Nacht einfach im Dehydrator.

Sie können die Masse, mit der Sie die rohen Grünkohlblätter ummanteln, geschmacklich anreichern, indem Sie zum Beispiel eine Tasse Cashewkerne oder andere Nüsse untermengen, die Sie zusammen mit 2 roten Paprikaschoten gemixt haben. Auch etwas Sojasoße und verschiedene Gewürze wie Kurkuma oder Curry geben zusätzlichen Pep!

Sie möchten wissen, für wie viele Personen die oben angegebene Menge ungefähr reicht? Nun ja, wenn Sie ein Chipsfan sind, machen Sie sich am besten einen schönen Abend als Single …

Schon etwa 2000 v. Chr. wurde Grünkohl kultiviert und hat sich seit damals offenbar nicht wesentlich verändert. Aus der Zeit der alten Römer kennt man den Sabellinischen Kohl, und auch die Griechen haben ihn etwa um 400 v. Chr. als »krausblättrigen Blattkohl« angebaut. Hier in Deutschland ist er vor allem im Norden bekannt. Zwischen Bremen und der Küste werden im Winter bis heute traditionelle »Kohlfahrten« veranstaltet, bei denen das Gemüse als (oft verkochter) Eintopf mit viel Fleisch und Würsten serviert wird.

In der Naturkostszene der Vereinigten Staaten hat der Grünkohl seit ein paar Jahren eine richtige Fangemeinde. Gern bezeichnet man ihn dort als *king of crucifers*, den König aus der Familie der Kreuzblütler, ja des kultivierten Gemüses schlechthin. Und das nicht zuletzt wegen der in Labortests auffallenden krebsfeindlichen Tendenzen eines

Grünkohlextrakts, der gleich gegen mehrere Krebsarten bei Männern wie Frauen wirksam wurde. Tatsächlich weist der Grünkohl eine einzigartige Nährstoffzusammensetzung aus Aminosäuren, Vitaminen, sekundären Pflanzenstoffen, Mineral- und Ballaststoffen auf, mit denen er andere Gemüsearten bei weitem übertrifft.

Der hohe Chlorophyllgehalt, die Vitamine A, C, E sowie die Palette der B-Vitamine und das überreichlich vorhandene Vitamin K, die Folsäure, Mineralstoffe wie Calcium, Kalium, Magnesium und Eisen, die ebenfalls enthaltenen Omega-3-Fettsäuren, die zahlreichen nachweisbaren Flavonoide und Carotinoide, die Senfölglykoside, essenzielle Eiweißbausteine und andere mehr vereinen sich zu einem interagierenden pflanzlichen Wirkstoffkomplex, der neudeutsch als »Superfood« bezeichnet werden kann. Grünkohl ist eine wahre Bombe an Antioxidanzien.

Wegen ihrer postulierten »Anti-Krebs«-Power und stressreduzierender »Pro-Herz«-Kraft, ihrer entzündungshemmenden und cholesterinsenkenden sowie degenerativen Alterungserscheinungen entgegenwirkenden Eigenschaften wäre es schade, diese wertvolle Pflanze nicht sofort in den eigenen Speiseplan aufzunehmen – allein schon wegen der mannigfaltigen vorbeugenden Effekte. Auch bei Osteoporose ist sie hilfreich. Eine Portion Grünkohl ersetzt, was den Calciumgehalt angeht, spielend und wohl wesentlich gesünder zwei ganze Gläser Milch. Am besten kommt man in den Genuss all seiner inhaltlichen Qualitäten, wenn man ihn roh im Salat oder im Smoothie genießt.

Feinschmecker schätzen ihn besonders, wenn er nach dem ersten Frost geerntet wurde, der den Zuckergehalt in den Blättern ansteigen lässt und die Blätter damit süßer und milder werden lässt.

Es gibt Grünkohl in verschiedenen Farbschattierungen, von dunkel bis rötlich, entsprechend »Roter Kohl« oder »Schwarzkohl« genannt. Im Raum Bremen existiert auch noch die Bezeichnung »Braunkohl«, was auf die bräunlich bis violett gefärbten Blätter einer Sorte zurückgeht. Greifen Sie zu, wenn Sie auf solche farbigen Varianten stoßen! Denn die haben in der Regel noch mehr zellschützende Antioxidanzien aufzuweisen.

Falls Sie das Gemüse dünsten, dann nicht zu lange. Aufwärmen sollten Sie es aber, ähnlich wie Spinat, wegen des Nitratgehalts besser nicht.

ANBAUTIPPS

Obwohl der frische Grünkohl mit seinen großen robusten Blättern heute in ganz Deutschland schon viel eher im Handel erhältlich ist als noch vor ein paar Jahren, können Sie ihn natürlich auch im eigenen Garten anbauen. Säen Sie ihn im Mai/Juni bis spätestens in den August hinein aus, und warten Sie circa 6 Wochen, bis die Pflänzchen so weit sind, dass Sie sie vereinzeln und mit etwa einem halben Meter Abstand voneinander direkt ins Gemüsebeet auspflanzen können. Versorgen Sie sie regelmäßig und reichlich mit Wasser. Auch eine Düngung mit Brennnesseljauche nehmen sie gern an. Damit die Larven des Kohlweißlings die Blätter nicht schädigen können, tut ein Schutznetz gute Dienste, um den Schmetterling von der Eierablage auf Ihren Schützlingen abzuhalten.

Ernten Sie nur die äußeren Blätter, dann geben Sie der Pflanze die Chance, immer wieder neu auszutreiben. Der Grünkohl ist winterhart und fährt, wenn es ihm zu kalt wird, für eine Zeitlang einfach das Wachstum zurück. Auch an die Bodenbeschaffenheit stellt er keine besonderen Ansprüche. Von allen Kohlarten gilt der Grünkohl daher als die pflegeleichteste.

Jiaogulan

Ganz sicher ist Ihnen Ginseng bekannt, jene Wurzel, die an die Form eines Menschen erinnert und unglaublich zahlreiche gesunde Inhaltsstoffe in sich vereint. Seit einigen Jahren hört man nun immer öfter von einer Pflanze mit dem komplizierten Namen »Jiaogulan«, was chinesisch ist und so viel wie »gewundene Rankenorchidee« bedeutet. Ihre Blätter werden bereits seit Tausenden von Jahren in der chinesischen Heilkunde eingesetzt. In Japan trägt sie den Namen »Amachazuru«, was wörtlich übersetzt »süße Teeranke« heißt.

Die Wirkstoffe in ihrem Blattwerk wirken ähnlich wie die der Ginsengwurzel, nämlich adaptogen. Will heißen, sie passen sich der individuellen Konstitution des menschlichen Organismus an und holen den Körper in seiner jeweiligen Situation genau da ab, wo er sich in seinen Funktionsabläufen gerade befindet. Die Pflanze arbeitet sozusagen mit einem intelligenten »Analyse-Scan«, um so fehlgeleitete körperinterne Abläufe wieder zum Ausgleich zu führen und in die Balance zu bringen, kurz: Harmonie zu erzeugen. Beispiele gefällig?

Man muss sich das ganz einfach so vorstellen: Ein als hoch erkannter Blutdruck wird gesenkt, ein zu niedriger erhöht. Hohe Erregbarkeit wird gedämpft, dumpfe Müdigkeit vertrieben. Und dies funktioniert offenbar auf ganz unterschiedlichen körperlich-seelischen Ebenen. Der Ginseng, auch als »Pflanze des ewigen Lebens« bekannt, soll hierbei von Jiaogulan, dem »Kraut der Unsterblichkeit«, noch deutlich übertroffen werden.

Kaum zu glauben? Na ja, auch dem Weißdorn, einem anerkannten Herzheilkraut, wird adaptogene Wirkung zugeschrieben, ebenso dem Frauenmantel auf dem Gebiet der Frauenheilkunde. Was die Universalität der Wirkungen von Jiaogulan angeht, so gibt es inzwischen Hunderte von ernsthaften Studien chinesischer, japanischer und amerikanischer Forscherteams, die diese untermauern.

Dabei wird gerade die Gesamtmenge ganz besonderer Saponine, »Gypenoside« genannt, für die umfassende Anpassungsfähigkeit der Pflanze verantwortlich gemacht. Diese enthält darüber hinaus eine lange Reihe von Mineralstoffen wie Magnesium, Calcium, Kalium, Eisen, Selen, Zink und Mangan, B-Vitamine, ätherische Öle, Aminosäuren, Fette und, und, und. Auch regt Jiaogulan im menschlichen Körper die Produktion von SOD (Superoxid-Dismutase) an, einem wichtigen Antioxidans, das unter anderem die Zellen vor Alterung schützt und dessen Produktion der Körper leider im Laufe der Zeit zurückfährt.

Ob es nun der Blutdruck ist, der Cholesterinspiegel, der Stoffwechsel, das Immunsystem, die Flexibilität der Blutgefäße, die Pumpleistung der Herzens oder simpler Stress und deprimierender Energiemangel, Jiaogulan wirkt ausgleichend und harmonisierend. Es scheint so gut wie nichts zu geben, was diese Pflanze nicht regulieren und ins Lot bringen kann. Herzrhythmusstörungen, Diabetes, Schlaganfall, Arteriosklerose, bösartige Wucherungen, die Liste ist schier endlos. Dass man besser schläft, vor Prüfungen ruhiger wird, Burn-out kein Thema mehr sein muss, sportliche Wettkämpfe energiegeladener angehen kann, rundet das Leistungsportfolio ab. So gilt Jiaogulan nicht nur im chinesischen Leistungssport als »legales Dopingmittel«. Nebenwirkungen irgendwelcher Art konnten in dreißig Jahren Forschung nicht entdeckt werden.

Und doch bekommt man die überaus gesunden, als völlig unbedenklich eingestuften Blätter in Deutschland als frisches Nahrungsmittel offiziell nicht. Ist es das Resultat einer fehlgeleiteten Lobbyarbeit oder bürokratischer Unverstand? Jedenfalls darf Jiaogulan hier im Gegensatz zu anderen Ländern gemäß der letzten EU-Novel-Food-Verordnung nicht als Lebensmittel, sondern höchstens zur Raumbeduftung (zum Beispiel im Reformhaus) verkauft werden.

PRAXISTIPP

Essen Sie etwa 5 Jiaogulanblätter täglich roh, einfach so von der Hand in den Mund und zum Beispiel im Smoothie, oder bereiten Sie sich einen Tee. Man überbrüht gut 1 TL der Pflanze (frisch oder getrocknet) mit heißem Wasser und lässt das Ganze 5–10 Minuten ziehen.

Kommen wir nun zum Aussehen und Geschmack der außergewöhnlichen Pflanze. Fünf hübsche, gleichmäßig angeordnete Blätter wachsen aus robusten und doch zart anmutenden Ranken, und das nicht zu knapp. Gärtner wie Rainer Engler im Bayerischen Rundfunk schwärmen von der »ungeheuren Vitalität« dieses widerstandsfähigen Grünzeugs und können sich allein deswegen schon gut vorstellen, was für ein Heilspektrum es im menschlichen Körper abdecken kann.

Das übergreifende und ausgleichende Wirkspektrum von Jiaogulan schlägt sich auch in dem interessanten Geschmack des *miracle herb* nieder. Die entgegengesetzten Geschmacks-

noten »süß« und »bitter« verbinden sich zu einer ungewöhnlichen Harmonie, der man sich irgendwie nicht entziehen
kann.

ANBAUTIPPS

Die Pflanze ist auch bei uns sehr einfach anzubauen und absolut pflegeleicht, sowohl im Garten als auch auf dem Balkon. Ein
großer mit Erde befüllter Topf und eine Rankhilfe oder eine
simple Hängeampel reichen schon aus. Ob sonnig oder schat-
tig, ist ihr im Grunde egal. Am schnellsten wächst sie allerdings, wenn sie ein wenig Schatten hat und genug Feuchtigkeit bekommt. Kälte kann sie aushalten, doch bedeckt man sie
im Spätherbst besser mit einer isolierenden und feuchtig-
keitspendenden Laubschicht. Da Jiaogulan nicht sehr tief wur-
zelt, ist sie nämlich bei starkem Bodenfrost gefährdet. Wächst
die Pflanze im Topf, kann man sie auch gut im Haus überwintern.

Will man sie vermehren, teilt man die Wurzel einer größeren
Pflanze oder schneidet einfach ein paar Blattstängel ab und
stellt sie zum Wurzeln in ein Wasserglas. Anschließend in die
Erde damit und wachsen lassen. Das Erntegut ist in aller Regel
außerordentlich reichhaltig und wie beschrieben sehr gesund.

Weitere altbewährte Sorten

Die magischen Neun finden wir besonders erwähnenswert.
Doch gibt es natürlich noch viele weitere grüne Blätter, die
es verdient hätten, hier genannt zu werden. Mit ein paar
Tipps im Hinterkopf ist im Grunde alles, was hübsch grün
und frisch ist, Sie begeistert, inspiriert oder Ihnen im Laden
oder auf dem Markt entgegenlacht, eine gute Wahl. In der

wärmeren Jahreszeit ist es leicht, Zutaten für knackige frische Salate zu finden, schließlich ist das Angebot einfach breiter als sonst. Im Winter heißt es, noch genauer hinzuschauen und einheimischen, ökologisch einwandfrei angebauten, altbewährten Sorten unbedingt den Vorzug zu geben. Die Schadstoffbelastung ist dann deutlich niedriger und der Nähstoffgehalt oft höher als bei konventioneller Importware, die zudem oft lange Wege hinter sich hat.

Mischen Sie verschiedene grüne Blätter mit Früchten, und würzen Sie Ihren Salat immer mal anders. Dann liegen Sie mit Sicherheit richtig. Eine Vinaigrette aus gesunden Zutaten, unter anderem Leindotteröl (siehe unten), und ein paar Wild- oder kultivierten Kräutern wie Dill, Petersilie oder Koriandergrün sind ein Muss, wenn es ums Aromatisieren geht. Auch eine Spur Senf, aber wirklich nur ein Hauch, kann Wunder wirken. Eine fein geschnittene Schalotte oder hauchdünne Zwiebelringe sorgen ebenfalls für eine mild-pikante Note.

Wie wär's gleich heute mit einer Schüssel grüner Salatblätter, angereichert mit kleinen Orangenstücken und/oder Cranberries? Oder dem leicht bitteren, gegen freie Radikale aufmarschierenden und daher zellschützenden Radicchio und seinen hübsch gefärbten Blättern, die mit Papayastückchen verfeinert in einem mild-süßen Dressing einfach nur köstlich sind? Oder haben Sie mal in schmale Streifen geschnittene Rot- oder auch Weißkohlblätter, die Sie dann leicht gesalzen und etwa eine Viertelstunde zum Durchziehen stehen gelassen haben, mit ebenfalls in Streifen geschnittenen grünen Blättern gemischt? Ein paar geraspelte Möhren dazu, ein erfrischendes Dressing – und fertig ist eine Salatkombi, die man auf jeden Fall in sein Küchenrepertoire aufnimmt.

Auch purpurfarbener Lollo rosso oder Eichblattsalat vertragen sich durchaus mit jungen biologisch angebauten Spinatblättern, die unter anderem wegen des enthaltenen Luteins entzündungshemmend wirken und Ihre Sehkraft stärken können.

Inzwischen einigermaßen herumgesprochen hat sich auch die sehr wahrscheinlich antioxidative, krebsabweisende Kraft des neben dem Grünkohl anderen berühmten Kreuzblütlers, des bekanntlich gesunden Brokkolis und seiner Senfölglykoside. Weniger bekannt ist, dass diese heilsamen Eigenschaften aber nur zum Tragen kommen können, wenn man die Röschen so frisch wie möglich verspeist und am allerbesten roh. Wenn Sie Letzteres aber gar nicht mögen, gibt es einen simplen Trick: einfach in die Salatsoße reiben und gemeinsam mit grünen Blättern genießen. Oder Sie ziehen Ihre eigenen Sprossen aus Brokkolisamen. In wissenschaftlichen Laborversuchen haben Brokkoliextrakte Krebszellen klar in ihre Schranken verweisen können. Allerdings sind die meisten im Handel erhältlichen Brokkolisorten Hybride wie viele andere angebotene Kulturgemüse auch.

Es gibt zahlreiche alte Sorten, die auch oft regional geprägt sind. Deswegen haben wir uns mit exakten Sortenbezeichnungen ganz bewusst eher zurückgehalten. Einerseits, um Sie nicht zu verwirren oder gar festzulegen, andererseits, um Sie dazu zu ermuntern, auf Bauernmärkten und in Bioläden zu stöbern oder gute Samenproduzenten ausfindig zu machen und selbst anzubauen.

Eines können wir nur immer wieder betonen: Die Geschmacksvielfalt und die ureigenen Kräfte dieser alten »Neuentdeckungen« sind überwältigend.

Geheimtipp Leindotteröl

Ist Ihnen Leindotteröl kein Begriff? Nun, dann sind Sie ganz sicher nicht der oder die Einzige. Denn es ist bei uns seit Langem in Vergessenheit geraten. Doch nicht nur in unserem Nachbarland Frankreich gilt es als aromatisch-harmonisierendes Delikatessöl, das allein schon wegen seines unverkennbaren Dufts besonders in Salaten zum würzigen Einsatz kommt. Und es will schon etwas heißen, wenn ein Öl im Englischen *gold of pleasure* (»Gold des Vergnügens«) genannt wird, oder? In Deutschland hat es sich zum Beispiel der ökologisch wirtschaftende Hof Chiemgaukorn zum Ziel gesetzt, neben alten Getreidearten dieses reichhaltige Salatöl wieder bekannter zu machen.

Leindotter wurde schon von Kelten und Wikingern genutzt, und das aus seinen Samen gepresste Öl hat nichts mit dem bekannten Leinöl zu tun. Da die Pflanze gern wild zwischen Lein wächst und hübsche gelbe Blüten trägt, die an Eidotter erinnern, erhielt sie den ungewöhnlichen Namen. Das Öl weist einen hohen Gehalt an Omega-3-Fettsäuren auf, die vorbeugend bei Herz-Kreislauf-Erkrankungen wirken, Haut- und Darmproblemen entgegenarbeiten und darüber hinaus einen positiven Antiaging-Einfluss auf die geistige Leistungsfähigkeit haben sollen. Es wird ihnen außerdem nachgesagt, dass sie zu den Substanzen zählen, die hemmend auf das Wachstum von Krebszellen einwirken können. Aufgrund der antioxidativen Wirkung des in Leindotteröl reichlich vorhandenen Vitamins E ist es dazu besonders lange haltbar. Verwenden Sie es in Ihrer Salatsoße abwechselnd mit anderen kaltgepressten Ölen: Urig und wohlschmeckend, hat das Leindotteröl seine Chance verdient.

Keimsaaten und Sprossen

Wer auf der Fensterbank Sprossen zieht, ist immer auf der richtigen Seite. Gekeimte Körner und Kerne sind nämlich nicht nur im Winter sehr gute »Salataufwerter«! Salate reichern aber auch gerade dann, wenn die Temperaturen draußen sinken, mehr Nitrat an als in der warmen Jahreszeit. Nitrat kann außer- und innerhalb unseres Körpers zu Nitrit werden und sich mit Aminen, das sind Eiweiße, zu Nitrosaminen verbinden, die noch immer im Verdacht stehen, ausgesprochen krebsfördernd zu sein. Nitrit ist zum Beispiel in Pökelsalz enthalten, das für die im Grunde unnatürliche rote Färbung von zahlreichen Wurstwaren verantwortlich ist.

In puncto Salat und Gemüse ist Nitrit bei konventioneller Gewächshauskultur durchaus ein ernst zu nehmendes Thema. Beim Verzehr von Sorten aus ökologisch kontrolliertem Freilandanbau muss man sich aber keine großen Sorgen machen. Hier ist Nitrit, das den Sauerstofftransport im Blut stört, weniger für Erwachsene ein Problem als für Kinder und besonders natürlich für Säuglinge.

Rucola zum Beispiel, so gesund und aromatisch er ansonsten auch ist, kann schon mal doppelt so viel Nitrat aufweisen wie etwa Eichblattsalat oder Lollo rosso. Man sollte also gerade Kindergartenkinder damit nicht überfüttern. Ich schlage vor, stattdessen zusammen Sprossen zu ziehen. Das ist einfach und macht Spaß, besonders wenn man die

Keimgefäße jeden Tag gemeinsam spült und genau nachschaut, wie weit der Keimvorgang auf der Fensterbank vorangekommen ist. Die fertigen Sprossen aufs Brot oder übers Müsli – wow, wie lecker ist das denn!

Für den Anfang reichen ein, zwei Keimgläser, am besten aus Glas. Ein besonderes Keimgerät mit mehreren Ebenen ist nicht nötig und begünstigt nach meiner Erfahrung nur die Schimmelbildung. Entweder Sie nehmen ein ausgespültes Marmeladenglas, das Sie zum Beispiel mit Gaze oder einem Stück Damenstrumpf sowie einem Gummi abdichten können. Wichtig ist dabei, dass gerade das abdichtende Gewebe pieksauber bleibt. Oder Sie besorgen sich ein spezielles Keimglas, das mit einem engmaschig gelochten Edelstahldeckel mit Schraubverschluss im Handel erhältlich ist. Solche Gläser sind ideal, um Saaten keimen zu lassen, und darüber hinaus sehr leicht zu spülen und sauber zu halten.

Die Keimsaaten wählen Sie nach Ihrem Geschmack oder Bedarf, zum Beispiel Alfalfa, Bockshornklee, Brokkoli, Kichererbsen, Kresse, Leinsamen, Linsen, Mungobohnen, Radieschen, Rettich, Rotklee, Rucola, Sonnenblumenkerne oder sprießfähige Getreidekörner. Zum Einweichen verwenden Sie stilles sauberes Wasser.

Schütten Sie circa 30–40 Gramm Samen in das Keimglas, schrauben Sie den Deckel zu, und spülen Sie die Körner ein paarmal gründlich durch. Durch das Sieb im Deckel das Wasser einfach abgießen. Anschließend füllen Sie das Glas, Körner und Kerne gut bedeckend, mit stillem Wasser, stellen es auf die Fensterbank und lassen es dort über Nacht stehen. Am nächsten Morgen wird das Wasser durch das Deckelsieb abgegossen, und die Samen werden gründlich durchgespült. Restwasser gut abfließen lassen. Ab jetzt wird nicht mehr eingeweicht, sondern nur noch abwechselnd zweimal täglich durchgespült und stehen gelassen, bis Sie die kleinen Keime erspähen.

Das geschieht je nach Samenart sehr schnell, zum Beispiel bei Quinoa, dessen Samen schon nach spätestens einem Tag sprießen, oder es dauert, je nach Raumtemperatur, wie bei den meisten anderen Saaten zwischen 3 und 5 Tagen. Die superfrischen kleinen Triebspitzen lassen einem das Wasser im Munde zusammenlaufen und sind kurz nach dem Keimvorgang gesundheitlich am wertvollsten. Sollten Sie jedoch gerade keine Verwendung für die fertigen Sprossen haben, stellen Sie das Glas in den Kühlschrank. Dort bleibt der wertige Inhalt circa 1–2 Tage frisch. Vor dem Verzehr unbedingt noch mal durchspülen – und ab in den Salat damit.

Haben die Samen doch einmal etwas länger herumgestanden, so können Sie die Vermehrung der meisten Bakterien stoppen, indem Sie die Sprossen blanchieren. Schütten Sie sie in ein solides metallenes Sieb und tauchen Sie sie dann für etwa 1–2 Minuten in kochendes Wasser. Je dicker die Sprosse ist, desto weniger gravierend fällt der Qualitätsverlust aus. Sollte sich aber bereits Schimmel gebildet haben oder Ihnen gar ein unangenehmer Geruch aus dem Glas entgegenströmen, müssen Sie die Keime leider entsorgen.

PRAXISTIPP

Natürlich können Sie auch mehrere verschiedene Samen mischen und gemeinsam keimen lassen. Es gibt beispielsweise verschiedene Samentütchen mit interessanten, mengenmäßig überschaubaren Mischungen aus kontrolliert biologischem Anbau zu kaufen, die darüber hinaus den Vorteil haben, dass man die einzelnen Samen auf diese Weise gut kennenlernen kann. Nehmen Sie das als willkommene Anregung, und stellen

Sie nach und nach Ihr eigenes Sortiment zusammen. Wie gesagt, Keimlinge und Sprossen sind gesund, und damit zu experimentieren macht einfach nur Spaß!

Die pikanten selbstgezogenen Sprossen entfalten aber nicht nur in Salaten, als Brotauflage oder im Smoothie ihre positiven Wirkungen. Es gibt noch eine ganz andere Möglichkeit, sie sinnvoll einzusetzen: Man kann auch ganz urig aus Keimlingen Brot backen. Das geht ganz einfach, und man wird unabhängiger, was das Kaufverhalten angeht. Warum aber aus gekeimtem Getreide? Wenn Sie bisher Getreidekörner in Ihrer eigenen Getreidemühle gemahlen und Brot daraus gebacken haben, können Sie das natürlich auch weiterhin tun. Doch Brot aus Keimlingen gilt manchen Ernährungsexperten als wesentlich gesünder, besonders wenn man ein Kaumuffel ist und Brot hungrig hinunterschlingt, ohne es vorher ordentlich zu zerkleinern. Schließlich ist es das Ptyalin im Speichel, das dazu beiträgt, die Stärke in unserer Nahrung so vorzuverdauen, dass uns das Essen nicht schwer im Magen liegt. Seine Wirkung kann das Verdauungsenzym aber erst richtig entfalten, wenn man ihm dazu auch im Mund die nötige Zeit gibt.

Dürfen die Getreidekörner aber keimen, werden im Laufe dieses Prozesses unter anderem die Phytinsäuren und andere Substanzen, die in unserem Körper die Aufnahme wertvoller Stoffe behindern, nach und nach abgebaut. Das fertige Urbrot, das auch unsere Altvorderen in dieser Form schon zu sich genommen haben dürften, ist wesentlich leichter verdaulich, kalorienärmer und kann uns trotzdem satt machen. Aber es kommt noch schöner: Ob es um Eiweiße, Vitamine oder Mineralien geht, der Nährstoffgehalt in seiner Gesamtheit steigt im Keimglas rapide an, und auch die erwünschten ungesättigten Fettsäuren vermehren sich. Außerdem tut sich mit dieser »wundersamen Vermehrung« eine Fülle von ungeahnten Geschmackserlebnissen auf, die es zu entdecken gilt.

Hier nun eine schnelle Anleitung, die Sie als Grundlage für alle möglichen eigenen Rezeptideen nutzen können.

Brot aus Keimlingen REZEPT

Nehmen Sie Getreidekörner Ihrer Wahl (alte Sorten wie Einkorn, Emmer oder Hirse und andere), aber auch Melde- sowie Quinoa- oder Leinsamen, und lassen Sie diese in einem beziehungsweise mehreren Gläsern wie beschrieben keimen.

Nach dem Keimvorgang werden die Sprossen unter Zugabe von etwas Flüssigkeit mit gehackten Kräutern und/oder gemahlenen Nüssen und natürlich mit Salz, Koriander oder Kümmel und so weiter nach Belieben gewürzt und durchgemixt. Sonnenblumenkerne, Zwiebeln, Knoblauch, Mandelmehl oder -mus bereichern den rohen Brotbrei zusätzlich.

Je nach Konsistenz schöpfen Sie die zähflüssige oder teigähnliche Masse auf ein Blech oder formen sie zu runden Fladen. Anschließend werden diese gebacken oder noch besser im Dörrgerät über Nacht getrocknet. Man kann sie je nach milder oder deftiger Würzung süß oder pikant bestreichen.

Sich an diese uralte Form des »Brotbackens« zu gewöhnen geht recht schnell. Auch wenn man sein bisheriges Lieblingsbrot nicht unbedingt aufgeben will, gewinnt man so einen guten Abstand zu konventionell gebackener Massenware.

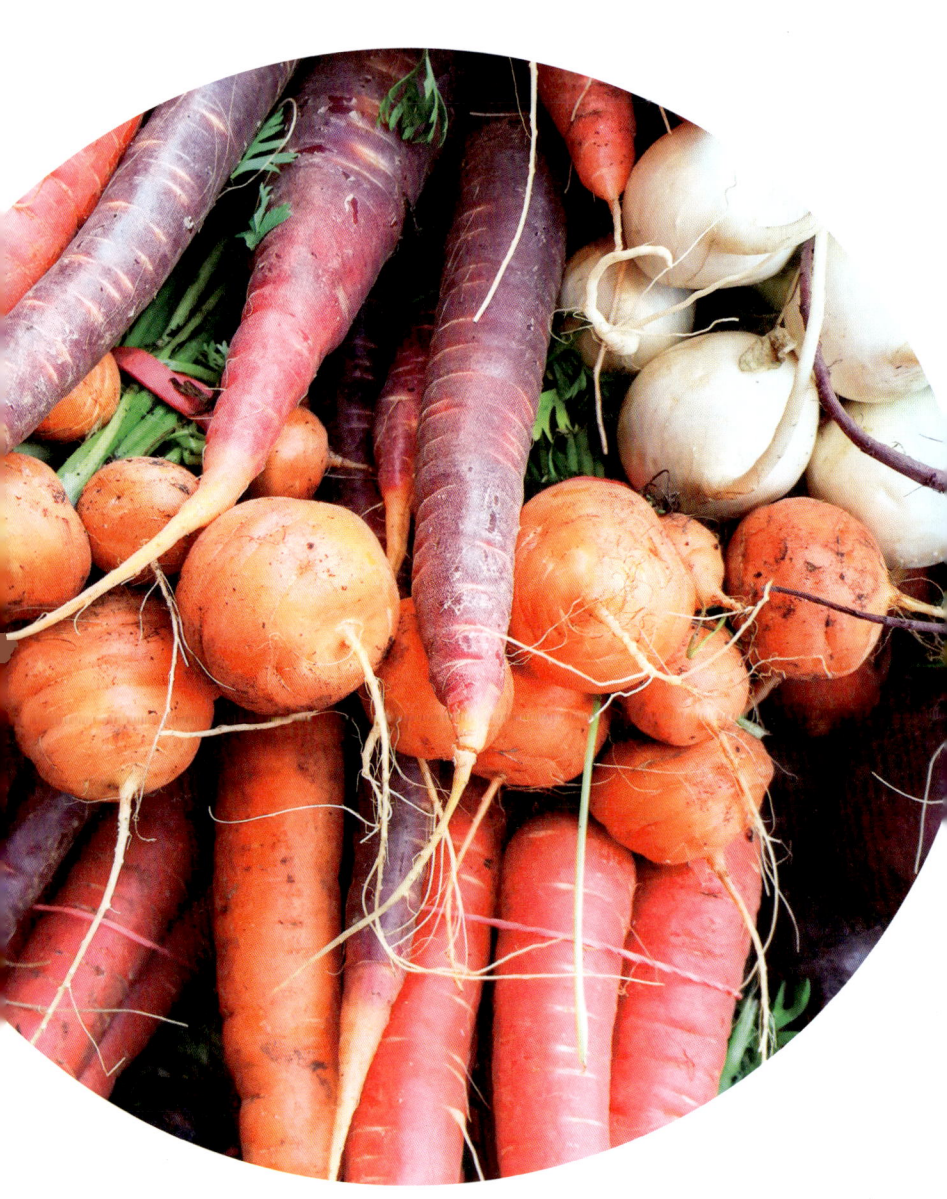

Kapitel 3

Köstliche Knollen, urige Rüben und Fruchtgemüse

Knollen- und Wurzelgemüse ergänzen Salate und Blattgemüse nicht nur dank ihrer Inhaltsstoffe, sondern allein schon wegen ihrer Vielfalt an Farben, Formen und Aromen. Auch hier wurde der im Handel angebotene Grundstock in letzter Zeit durch die Renaissance alter und zu Unrecht vernachlässigter Sorten erfreulicherweise breiter und reicher.

Ein Gemüseeintopf gerade im Winter oder ein simpler Wurzelsalat im Sommer weckt die Lebensgeister und hält lange vor, ohne zu beschweren. Zu den verdient »wiederentdeckten« Gemüsepflanzen gibt es im Folgenden bewährte Rezeptvorschläge, um Sie zum Ausprobieren zu motivieren.

Gerade der Anbau alter Gemüsepflanzen, die robust und schädlingsabweisend sind, ist ideal für »träge Gärtner« und interessierte Neueinsteiger. Man braucht keine besonderen Fachkenntnisse, Pflege und Ernte gestalten sich in aller Regel stressfrei, und belohnt wird man mit Pflanzen, die oft überaus hübsch anzusehen sind und dazu ein ungeahntes gesundheitliches Wirk- und Geschmacksspektrum aufweisen.

Genmanipulation und die umstrittene verloren gegangene Samenfestigkeit der inzwischen selbst im Bio-Anbau allgegenwärtigen Hybridsorten sind hier kein Thema mehr.

Alte Gemüse lassen sich immer wieder neu ziehen, sind ertragreich und schonen den Geldbeutel. Kein Wunder, dass Menschen, die sich mit diesen kerngesunden und altbewährten Kulturpflanzen befassen, geradezu ins Schwärmen geraten und diese als »starke Wesen« betrachten sowie als Wohltat für Körper und Seele.

Trotzdem gibt es moderne Rückzüchtungen mit alten Gemüsen, denen es ihrer Inhaltstoffe und geschmacklichen Vorzüge wegen wie im Fall der sogenannten violetten Urmöhre durchaus zu wünschen ist, bekannter zu werden und unsere Speisepläne zu bereichern. Auch weil die omnipräsente orangefarbene »Normalo-Karotte« unser meistkonsumiertes und wohl beliebtestes Wurzelgemüse ist, haben wir sie und ihre moderne Schwester mit dem uralten Erbgutanteil sogar an den Anfang dieses Kapitels gestellt, um Ihnen den Einstieg noch leichter zu machen.

Selbst wenn Sie kein gesteigertes Interesse daran haben, (Teil-)Selbstversorger zu werden, oder keinen eigenen Garten zur Verfügung haben, möchten wir Sie ermuntern, alten Gemüsen zu Ihrem eigenen Besten eine Chance zu geben. Egal, ob Feinschmecker, Pflanzenliebhaber, Gesundheitsfreak oder eine Mischung aus allen dreien, kaufen Sie neben Gemüse, das Sie gut kennen und nicht missen mögen, auch Sorten, die noch nicht wieder »in aller Munde« sind, aber als wahre Überlebenskünstler und Jungbrunnen für uns Menschen und unsere Konstitution gelten können. Ermutigen Sie Ihren Bio-Händler, Restaurantbetreiber oder den Anbieter, bei dem Sie normalerweise Ihr Gemüse einkaufen, Nutzpflanzen in sein Sortiment aufzunehmen, die noch nicht jeder (wieder) kennt, die es aufs Neue zu entdecken gilt und die es wahrhaft verdient haben, unsere Küchen endgültig zurückzuerobern.

Zurück zu unseren Wurzeln

Die violette Möhre

Die orangefarbene Möhre ist wie gesagt eines unserer meistkonsumierten und bekanntesten Gemüse. Wir haben uns an die im Grunde außergewöhnliche, aber auch sehr ansprechende Färbung gewöhnt. Die Wurzel schmeckt angenehm mild und ist wegen ihrer guten Bekömmlichkeit auch für Babys und Kleinkinder schon als Brei geeignet. Die Karotte oder Mohrrübe, wie sie auch genannt wird, versorgt uns mit einer ganzen Reihe wertvoller Inhaltsstoffe und sieht einfach hübsch aus, ob als Rohkost oder Zutat im Gemüsetopf.

Sie weist einen sehr hohen Carotingehalt auf, enthält Fruchtsäuren und ätherische Öle, Flavonoide, Lycopin und Pektin sowie Vitamine und Mineralstoffe. Erwähnenswert sind der Vitamin-C-Gehalt, die B-Vitamine B_1, B_2, B_6 und das Vitamin E. An Mineralstoffen speichert sie Kalium, Calcium, Magnesium und Eisen sowie Zink. Möhren erhöhen die Widerstandskraft, sind verdauungsfreundlich und fördern – wie weithin bekannt ist – das Sehvermögen. Es gibt Menschen, die schwören auf die Heilkräfte von Möhrensaft und möchten ihn im Rahmen einer Krankheit vorbeugenden und heilenden Ernährung nicht mehr missen. Nicht zu vergessen das Grün der Bündelmöhren, das bei frischer Bundware nicht abgeschnitten wird. Man kann es sehr gut im Grünen Smoothie verarbeiten.

Die wenigsten wissen, dass die in der Schweiz schlicht als »Ruebli« bezeichnete Wurzel erst im 17. Jahrhundert aus einer Kreuzung zwischen der viel älteren dunklen Möhre und einer gelben Futtermittelsorte in Holland gezüchtet wurde. Das Resultat passte ja auch gut zur populären »Nationalfarbe« des niederländischen Königshauses Oranje.

Vielleicht stammt sie aber auch von einem zufällig von Bauern gefundenen Mutanten ab, den man dann als Grundlage für die Neuzüchtung heranzog. Niederländische Gemälde von Peter Aertsen oder Nicolas Maes belegen jedenfalls gegen Ende des 17. Jahrhunderts die Existenz der orangefarbenen Mohrrübe.

Die Begeisterung war nicht nur in Holland groß, denn die Möhre mit der auffallenden gelbroten Farbe trat nach und nach ihren internationalen Siegeszug an.

Und doch waren die jahrtausendealten, schon in der Steinzeit bekannten Vorfahren des Wurzelgemüses nicht von außen oder innen leuchtend orange. Diese alten Wurzeln hatten je nach Herkunftsregion entweder hellere oder auch eher gedeckte dunkle, violette oder rötliche Farben, und sie kamen als noch weitgehend ursprüngliche, obwohl miteinander vermischte Kulturformen im 16. Jahrhundert wahrscheinlich von Kleinasien aus zu uns aufs europäische Festland. Bis vor etwa 200 Jahren wurden verschiedenfarbige Möhrensorten auch in unseren Breiten kultiviert.

Aus der Antike stammen erste Hinweise von dem bereits erwähnten griechischen Arzt und Pharmakologen Dioskurides, als dessen Hauptwerk *De materia medica (Über Heilmittel)* gilt. In dem berühmten *Wiener Dioskurides*, einem Kodex, der auf einer Handschrift des Gelehrten basiert und der auch Darstellungen einzelner Pflanzen enthält, finden wir eine Möhre abgebildet.

Dioskurides hielt schon damals die Wilde Möhre als Heilpflanze für noch wirkungsvoller als ihre angebauten Varianten. Er zielte damit wohl in erster Linie auf das oberirdische Kraut ab. Und schon sind wir bei einem Doldenblütler, der auch heute noch ziemlich häufig in freier Natur vorkommt und auf den wohl alle späteren Möhrenabarten zurückgehen.

Salat »Farbenpracht« oder »Hingucker«-Salat

REZEPT

Für etwa 4 Personen

Was Sie brauchen

gutes Rapsöl
Balsamicoessig
Salz und Pfeffer
Apfeldicksaft oder Ahornsirup
2–3 violette Möhren
2 Handvoll Feldsalat
1 gelbe Paprikaschote
einige Stängel Koriander
einige Blätter Spitzwegerich
einige Federblättchen Schafgarbe
ein paar Stängel krause Petersilie
2 Handvoll Himbeeren und/oder Heidelbeeren
    (auch als aufgetaute Tiefkühlware möglich)
ein paar Walnusshälften für die Dekoration

Wie Sie vorgehen

Aus dem Rapsöl, dem Essig, Salz, Pfeffer und dem gewählten Süßungsmittel mit einem Schneebesen ein pikantes Dressing anrühren. Die Möhren waschen, mit der Wurzelbürste abschrubben und in hauchdünnen Scheiben in die fertige Salatsoße hobeln. Feldsalat waschen und putzen, beiseitestellen. Die Paprikaschote waschen, halbieren, entkernen und in kleine Stückchen schneiden. Koriandergrün und Spitzwegerich hacken, Schafgarbe und Petersilie zerzupfen. Einige Venusaugenbrauen (Schafgarbenblättchen) zurückbehalten. Alles andere zu den Möhrenscheiben geben und den Feldsalat sowie die gereinigten oder aufgetauten Beeren vorsichtig unterheben. Mit Walnusshälften und Federblättchen der Schafgarbe abwechselnd dekorieren. Erfreut die Augen und Geschmacksknospen gleichermaßen.

Vielseitiger Koriander

Schon bei Hippokrates und in alten Sanskritschriften, aber auch in der Bibel findet Koriander, dieses uralte Heilkraut, Erwähnung. Erfahrungen aus der ayurvedischen Lehre und der Traditionellen Chinesischen Medizin (TCM) werden inzwischen von unserer westlichen modernen Wissenschaft interessiert wahrgenommen. Immerhin kommen Blattwerk und Samen schon seit Langem als Heil- und gesunde Würzmittel in Indien und China zum Einsatz. So gilt Koriander etwa bei Magenproblemen, Blähungen und Reizdarmsymptomen ebenso wie zur Ausleitung von toxischen Stoffen, etwa Schwermetallen, als sehr hilfreich. Auf natürliche Weise entzündungshemmende und antibiotisch wirkende Substanzen, zahlreiche Antioxidanzien und natürlich das Chlorophyll machen neben dem Samen auch die frischen Blätter zu einer aromatischen gesunden Zutat im Salat oder Smoothie.

Von der Wilden Möhre, der eigentlichen »Urmöhre« also, kann man die zarten aromatischen Blätter und Stiele in Salaten und Gemüsegerichten einsetzen. Die sanften kleinen Blüten eignen sich gut zum Dekorieren, und die Samen kann man sogar zum Würzen von Süßspeisen verwenden. All das dürfen Sie aber nur tun, wenn Sie ganz sicher sind, dass es die Wilde Möhre ist, die Sie gepflückt haben, und nicht ein ähnlich aussehender giftiger Doldenblütler wie der bei entsprechender Dosierung tödlich wirkende Schierling.

Hinzu kommt: Da die Wurzel zwar im Frühjahr des zweiten Jahres durchaus gut schmeckt, ist sie aber im Vergleich zu denen unserer Zuchtmöhren bleich, sehr viel dünner und mühsamer zu ernten. Also freuen Sie sich am Anblick der hübschen petersilienartig duftenden Pflanze, doch essen Sie besser die kultivierten Wurzelsorten.

Mit der Karotte wurde und wird inzwischen wieder auffallend mehr züchterisch experimentiert. Und das ist keineswegs immer von Nachteil. So kam man Anfang der achtziger Jahre in den USA auf die Idee, eine schwarze Urkarotte, die man in unseren Breitengraden, wenn überhaupt, nur leider sehr selten angeboten bekommt, mit der heutzutage allgegenwärtigen orangefarbenen Möhre zu kreuzen. Das Ergebnis konnte sich durchaus sehen lassen: ungewöhnliche violette Außenhaut und darunter kräftig orangefarbenes Fruchtfleisch, das auch noch süßer, saftiger, eben charakteristischer schmeckte als das der normalen Möhre. Aber das war noch nicht alles: Die »Beta Sweet«, wie man die neue alte Karotte nannte, wies bis zu 40 Prozent mehr Betacarotin auf und konnte nun wieder mit dem Pflanzenfarbstoff Anthocyan aufwarten, der beispielsweise auch für den Aubergineton von Brombeeren, blauen Trauben und Heidelbeeren verantwortlich ist. Wichtiger ist aber noch, dass sowohl gerade dem Betacarotin als auch dem dunkel färbenden sekundären Pflanzenstoff antioxidativ wirkendes Potenzial zugeschrieben wird, das unsere Zellen schützt und sie vor schwerwiegenden Schäden abschirmen kann.

Ebenso wie die erwähnte Beta Sweet wird zum Beispiel die Sorte Purple Haze, die nichts mit der Droge Cannabis zu tun hat, in Deutschland von Öko-Bauern angebaut. Auch sie entstand durch eine Rückkreuzung mit einer dunklen Urmöhre, enthält mehr Vitamin C und B_1, einen höheren Anteil an Carotinoiden und natürlich den erwähnten dunkelviolett färbenden Pflanzenfarbstoff. Auch die Sorte Purple Dragon wartet reichlich mit Antioxidanzien auf.

Die dunklen Möhren oder schwarzen Rüben, wie sie auch gern genannt werden, können aber bei längerem Kochen ihre Farbe verlieren, die sich dazu über andere mitgegarte Gemüsearten auszubreiten vermag, was nun nicht gerade jedermanns Sache ist.

Da der trockenere Anteil der Wurzeln niedriger ausfällt, sind sie in der Regel aber zarter als die orangefarbenen Karotten, brauchen demnach also auch weniger Zeit zum Garen, das den nutzbaren Anteil zumindest des Carotins ja noch erhöhen soll. Am besten ist es, Sie dünsten oder dämpfen die Möhrenstücke, je nachdem, in welcher Größe sie zerkleinert wurden, gerade so lange, bis sie noch bissfest sind, um das Ausbluten der dunklen Farbe in Grenzen zu halten oder auch ganz zu verhindern.

Mein Vorschlag wäre, auch und gerade die dunklen Möhren so oft wie möglich roh zu essen und auf diese Weise in den Genuss all der wertvollen Inhaltsstoffe zu kommen!

Vorher schälen wäre einfach schade und dazu ein bisschen unsinnig, da sich gerade in der besonderen Außenhaut, die ein Erbe uralter Sorten ist, viel Gesundes verbirgt. Gut waschen und mit der Wurzelbürste abschrubben genügt. Man kann die Rübe einfach »mit Stumpf und Stiel« knabbern und nach Belieben einen Dip aus Pastinakenpüree und frischem rohem Apfel sowie Mandelmus bereitstellen.

Oder Sie hobeln sie in hauchdünne Scheiben und mischen sie mit anderen leckeren Blatt- und Wurzelgemüsen.

Keiner will Sie davon abhalten, weiterhin orangefarbene Möhren zu essen. Im Gegenteil, guten Appetit! Aber geben Sie der rückkultivierten Urmöhre als Mittlerin zwischen Alt und Neu eine Chance auf Ihrem Speiseplan. Sie schmeckt nicht nur urig-intensiv, sondern verwöhnt mit einem eigenen zeitlosen Cocktail unzähliger gesund erhaltender Nahrungsstoffkomponenten, die wir gerade heute so gut gebrauchen können.

PRAXISTIPP

Haben Sie einen Entsafter? Dann nichts wie hinein mit den violetten Zweifarbigen! Das Ergebnis ist ziemlich intensiv, sowohl farblich als auch in Hinblick auf die geballte Kraft der gesunden Inhaltsstoffe. Und schmecken wird's Ihnen ganz besonders zusammen mit entsafteten Äpfeln, ein klein wenig Raps- oder Walnussöl und Zitronensaft!

Halten Sie bei Ihrem Gemüsehändler Ausschau nach dunklen Möhrensorten, oder fragen Sie im Restaurant danach! Wenn Sie jedoch schon im eigenen Garten normale orangefarbene Möhren oder farbintensive Sorten wie die viel Lycopin enthaltende Nutri Red mit Erfolg angebaut haben, dann probieren Sie es doch unbedingt auch mal mit einer der urigen violett-schwarzen Varianten, denen man eine noch größere Widerstandsfähigkeit, zum Beispiel gegen Frost, bescheinigt. Anbauen lässt sich die dunkle Schöne nämlich genauso wie ihre orangerote Schwester.

ANBAUTIPPS

- Grundsätzlich gibt es Sommer- und Lagersorten, die zum Teil zu etwas unterschiedlichen Aussaatzeiten ins Freiland ausgebracht werden. Am besten, Sie säen erst ab Mai, denn nicht zu frühe Aussaaten entwickeln sich erfahrungsgemäß besser.

- Die Samen kommen in 2 Zentimeter tiefe Reihen, die etwa 20–30 Zentimeter Abstand voneinander haben sollten. Die angehäufelte Erde wird danach wieder über die Samen gegeben. Wenn die Keimlinge nach bis zu 3 Wochen sichtbar werden, kann man sie auch bald vereinzeln.

- Manche Hausgärtner legen wegen der längeren Keimzeit auch eine Markiersaat aus Radieschen- oder Salatsamen an oder streuen einfach ein bisschen Sand auf die Reihen.

- Gegen die Möhrenfliege, die an den Wurzeln frisst, helfen zum Beispiel Gemüseschutznetze. Auch eine Mischkultur mit so hübschen Blumen wie der heilkräftigen Calendula (Ringelblume) oder Tagetes sowie Lauch und Zwiebeln machen widerstandsfähiger gegen Schädlinge und helfen bei der Abwehr.

- Ernte ist dann im Herbst, wenn Sie die Wurzelansätze sehen. Ziehen Sie die Möhren vorsichtig, ganz nach Bedarf aus dem Boden, und lagern Sie sie, sobald Frost droht, am besten im kühlen Keller in einer Sandkiste ein.

Topinambur

Ich erinnere mich noch ganz genau daran, wie ich vor Jahren zum ersten Mal die merkwürdig geformten kleinen Knollen im Gemüseladen vor mir sah und sie neugierig mit nach Hause nahm. Was für eine Entdeckung! Aromatisch mit zartsüßer Note, nussig, sättigend, doch ohne schwer im Magen zu liegen.

Aber ein Wermutstropfen blieb: das aufwändige Putzen. Die unregelmäßigen Rundungen waren einfach umständlich zu schälen, dachte ich als schwer beschäftigte mehrfache Mutter. Inzwischen weiß ich es besser. Man bürstet Topinambur einfach mit der Wurzelbürste unter fließendem Wasser ab, hobelt ihn in feine Scheiben oder reibt ihn gleich in die Salatsoße. So kommt man auch umgehend in den Genuss all jener Mikro- und Makronährstoffe, die in und direkt unter der bräunlich violetten Schale sitzen. Wenn Sie aber ausschließlich an dem hellen, je nach Sorte auch leicht rötlichen saftigen Knolleninneren interessiert und nicht so schnell aus der Ruhe zu bringen sind, lohnt sich die Anschaffung eines guten Sparschälers allemal.

Natürlich kann man dieses Gemüse, das Provitamin A enthält, dazu unter anderen die Vitamine B_1, B_2 und B_6 sowie Mineralstoffe wie Kalium, Calcium, Phosphor, Eisen und Silizium, auch in Suppen und in allen möglichen Gemüsegerichten einsetzen. In der Pfanne in etwas hochwertigem Oliven- oder Rapsöl gegart, verträgt es sich gut mit (ohne Fett) kurz gerösteten Sesamsamen, die man über das fertige Gemüse streut. Auch als Püree, allein oder halb und halb mit Kartoffeln oder Möhren gemischt, macht es im wahrsten Sinne des Wortes »eine gute Figur«. Allerdings sollten Sie die Knollen schälen, bevor Sie sie garen. Durch die Hitzeeinwirkung kann die Schale nämlich recht zäh werden.

Topinambur wird wegen der Ähnlichkeit der Blüten auch »Knollen-« oder »Erdsonnenblume« genannt. Die Bezeichnung »Indianerknolle« weist auf die ursprüngliche Heimat der Gemüsepflanze in Nord- und Mittelamerika hin. Vielleicht fragen Sie sich, was es mit dem für uns etwas sperrigen Namen »Topinambur« eigentlich auf sich hat. Nun, Franzosen brachten die wohlschmeckende hübsche Pflanze wohl um 1600 mit nach Europa. Und sie waren es auch, die sie nach den Topinambus benannten, einem indianischen Volksstamm, bei dem sie die nährenden Knöllchen entdeckt hatten.

Andere Namen wie »Zucker-« oder »Ewigkeitskartoffel« kann man zum Anlass nehmen, sie endlich wieder als wertigen Kartoffelersatz zu genießen. Schließlich erlitt die leckere, leicht süßliche kleine Knolle das gleiche Schicksal wie so manche andere, einmal gern gegessene Gemüsesorte. Denn auch sie wurde im 18. Jahrhundert nach und nach von der inzwischen allgegenwärtigen und überkonsumierten Kartoffel verdrängt.

Topinambur ist kalorienarm und kommt bei einer Menge von 100 Gramm gerade mal mit etwa 70 Kilokalorien oder 293 Kilojoule aus. Dieses Gemüse ist ein echter magen- und leberfreundlicher Figurschmeichler. Der lösliche Ballaststoff Inulin bindet viel Wasser in Magen und Darm, quillt auf und schenkt ein gutes Sättigungsgefühl. Nicht umsonst gibt es als Appetitzügler auch Topinambur-Kautabletten, die vor dem Essen den Magen füllen sollen und damit verhindern, dass man gewohnheitsmäßig zu viel zu sich nimmt. Manche schwören auch auf ein Glas Topinambursaft als »Entschlackungstrunk« vor den Mahlzeiten, und es gibt einschlägige Literatur, die sich speziell mit den appetitregelnden Eigenschaften dieses gesunden Gemüses befasst. Offenbar kann Topinambur das

Verlangen nach Stärke und Zucker reduzieren und dabei helfen, sogar Krebs auszuhungern. Mein Vorschlag: Essen Sie einen gesunden Salat aus grünen Blättern und den fein gehobelten Topinamburscheiben mehrerer Knöllchen, das tut Ihnen gut und füllt auf gesunde Weise den Magen.

Da zudem Fruktose im Inulin gebunden ist und erst im Dickdarm frei wird, wirkt sich der Genuss von Topinambur nicht so stark auf den Blutzuckerspiegel aus, was für Diabetiker interessant sein dürfte. Die Knolle gilt als altbewährtes Heilmittel bei Blutzuckerschwankungen und tut der Bauchspeicheldrüse gut.

Hier als Anregungen zwei leckere Salatrezepte, das eine eher fruchtig-süß, das andere pikant.

Fruchtiger Topinambursalat   REZEPT
Für etwa 4 Personen

Was Sie brauchen
ca. 350–400 g Topinambur
1 saftiger, je nach Größe auch 2 nicht zu süße Äpfel
1–2 reife Birnen
4 EL Apfelsaft
frisch gepresster Zitronensaft
2 Handvoll Feldsalat
4 EL Rapsöl
2 EL Apfelessig
1–2 TL Apfeldicksaft
1 Spritzer Delikatesssenf
1 EL Mandelmus
Salz, Pfeffer, etwas Zimt oder Delifrut
    (Gewürzmischung aus dem Reformhaus)
ein paar Walnusskerne, in kleine Stücke geschnitten

Wie Sie vorgehen

Topinambur waschen und mit der Wurzelbürste von Verunreinigungen befreien. In dünne Scheiben hobeln. Apfel und Birne waschen, abreiben und ebenfalls in dünne Scheiben hobeln. Topinambur, Salat und Früchte mit dem Apfelsaft und etwas Zitronensaft beträufeln und stehen lassen. Feldsalat waschen und trocken schütteln. Eine Marinade aus Öl, Essig, Apfeldicksaft, Senf, Mandelmus und den Gewürzen anrühren, über den Feldsalat geben und sachte unterheben. Abschmecken und gegebenenfalls nachwürzen.

Auf einem großen Teller ein Nest aus Feldsalat anrichten und in der Mitte Topinamburscheiben abwechselnd mit Apfel- und Birnenscheiben kreisförmig auslegen und mit den Walnussstückchen bestreuen. Guten Appetit!

... und nun die pikante Variante:

Deftiger Topinambursalat   REZEPT
Für etwa 4–6 Personen

Was Sie brauchen
4 EL Olivenöl
2–3 EL guter Balsamicoessig
1 Spritzer Delikatesssenf
1 Spritzer Apfeldicksaft oder Ahornsirup
Salz, Pfeffer
ein paar Blätter Spitzwegerich oder einige Petersilienstängel
ca. 400 g Topinambur
1 Kohlrabi
3 violette oder orangefarbene Möhren
3 Schalotten (Zwiebeln mit Grün) und/oder
1 Stange Staudensellerie
2 Handvoll Rucola

1 Handvoll Cocktailtomaten
ein paar Basilikum- oder Schafgarbenblättchen

Wie Sie vorgehen

Würzig-pikante Marinade aus Öl, Essig, Senf, Apfeldicksaft oder Ahornsirup, Salz und Pfeffer anrühren und verquirlen, bis eine homogene Soße entstanden ist, und abschmecken. Spitzwegerich und/oder Petersilie waschen, das Wildkraut »gegen den Strich«, also quer in kleine Teile schneiden, Petersilienstängel zerzupfen und in das Salatdressing geben. Topinambur waschen und mit der Wurzelbürste bearbeiten. Die eine Hälfte sofort in die Soße reiben und unterrühren, die andere Hälfte in hauchdünne Scheiben hobeln und ebenfalls in die Marinade geben. Kohlrabi schälen, abwaschen und fein hobeln. Zusammen mit den gestiftelten oder grob geriebenen Möhren unter die anderen Zutaten mengen. Schalotten oder Stangensellerie waschen und in schmale Ringe schneiden, Rucola waschen, grobe Stielteile entfernen und beides dazugeben. Zügig miteinander vermengen. Die Cocktailtomaten waschen und halbieren und zusammen mit den Basilikum- oder Schafgarbenblättchen den fertigen Salat hübsch damit garnieren. Rasch servieren und genießen!

Topinambur wird meist zwischen Oktober und Mai geerntet. Eingeschlagen in ein feuchtes Tuch, hält er sich an einem nicht zu warmen Ort fast 1 Woche lang, im Gemüsefach des Kühlschranks noch länger. Bitte wickeln Sie ihn aber nicht in Plastik, das könnte Schimmelbildung zur Folge haben. Länger einlagern können Sie das frostbeständige Gemüse in einer Kiste mit feuchtem Sand, die Sie in einer Ecke im Keller oder in der Garage deponieren.

Oder Sie belassen es einfach in der Erde bei sich im Garten und ziehen es nach Bedarf heraus. Und damit sind wir bei der Kultur dieser Pflanze, die sich wieder einmal als recht pflegeleicht beschreiben lässt.

ANBAUTIPPS

- Große Ansprüche stellt die Pflanze nicht, trotzdem bevorzugt sie lockeren, sandigen Boden. Man kann die Knollen im Frühjahr ein paar Zentimeter tief im Abstand von ungefähr 50 mal 50 Zentimetern »reihenweise« in die Erde stecken und, wenn man will, etwas anhäufeln.
- Die Topinamburpflanze wächst schnell, sieht gut aus und kann bis zu sage und schreibe 4 Meter hoch werden.
- In trockenen heißen Sommern ist die Pflanze für Wassergaben sehr dankbar. Im Herbst können Sie ab etwa Ende Oktober mit dem Ernten beginnen. Auch die jungen Blätter sind durchaus essbar.

Topinambur ist heute als Kulturpflanze zwar über die ganze Welt verstreut vorzufinden, hohe wirtschaftliche Bedeutung genießt sie deswegen aber vor allem in Europa nicht gerade. In Deutschland wird sie hie und da in kleinerem Stil angebaut, so zum Beispiel in Brandenburg, Niedersachsen und Baden. Doch es geht voran.

In früheren Zeiten als preiswertes Gemüse hoch geschätzt, wurde Topinambur inzwischen auch von Spitzenköchen als Delikatesse wiederentdeckt und steht schon in so manchem Feinschmeckertempel auf der Speisekarte.

Sie als Kunde bestimmen die Nachfrage. *Fragen* Sie also auch *nach*, bringen Sie sich ein, nehmen Sie Stellung, und verhelfen Sie damit diesem charmanten Gemüse zu einem nachhaltigen Comeback – auch und gerade in der eigenen Küche!

Pastinake

Auch die Pastinake gehört zu den Gemüsepflanzen, die endlich ihre wohlverdiente »Wiedergeburt« erleben. Diese alte Wurzel sollen schon die Römer geschätzt haben, und die waren mit Sicherheit nicht die Ersten. Es gibt Hinweise darauf, dass der römische Kaiser Tiberius sie ausgesprochen gern mochte. Er muss ein Gourmet gewesen sein.

Jahrhundertelang war der Pastinak, wie man regional auch sagt, ein beliebtes nahrhaftes Gemüse, das bei uns jedoch mit dem Siegeszug der Kartoffel, die Mitte des 18. Jahrhunderts in Preußen auf Befehl von Friedrich II. angebaut wurde, leider in Vergessenheit geriet. Das scheint die Pastinake der Kartoffel aber nicht übel genommen zu haben. Beide ergänzen sich auch heute noch geschmacklich hervorragend!

Vom Aroma her vereint die urige Wurzel Anklänge von Kartoffel, Möhre und Petersilienwurzel zu etwas ganz Eigenem. Bezeichnungen wie »Hammelmöhre« und »Hirschfraß« oder »Bockskraut« weisen darauf hin, dass sie auch im Tierreich wohl schon seit langem ihre Fans hat.

Wann dieses satt, aber nicht schlapp machende Gemüse nicht mehr nur als gelbdoldige Wiesenpastinake gesammelt, sondern in Bauerngärten angebaut wurde, ist nicht mehr genau zu bestimmen. Spätestens ab dem 15. Jahrhundert ist sie aber zum Grundnahrungsmittel für die ärmeren Volksschichten aufgestiegen. Inzwischen findet man sie besonders in

Naturkostläden und gut sortierten Gemüsemärkten immer häufiger. Sie scheint langsam, aber sicher in die deutschen Küchen zurückzukehren.

PRAXISTIPP

Sie möchten einen Rührkuchen backen? Ersetzen Sie doch mal die Hälfte des Mehls durch geriebene rohe Pastinaken. Kein Witz, das funktioniert!

Wer die Pastinake, von der es inzwischen viele kultivierte Sorten gibt, noch nicht kennt, verwechselt sie vom Äußeren leicht mit der Petersilienwurzel oder gar dem Rettich. Doch die Pastinake ist zarter und milder als die Petersilienwurzel. Und es gibt noch ein weiteres Unterscheidungsmerkmal: Die Stelle, wo am oberen Ende das Kraut herauswächst, stülpt sich bei der Pastinake nach innen, bei der Petersilienwurzel nach außen, also genau andersherum. Und was den »scharfen Radi« angeht: Der hebt sich allein schon durch seinen starken Geruch deutlich von der süßlich duftenden Pastinake ab. Nicht zu vergessen die klar sichtbaren, horizontal um die Pastinake verlaufenden Einkerbungen, die der eher glatte, feste Rettich nicht aufweist.

Die Pastinake ist in der Küche vielseitig zu verwenden. Das Kraut gibt als würziges Salat- und Suppengrün jedem Gericht eine besondere Note. Die Samen kann man ganz oder gemahlen als Speisewürze verwenden. Und die Wurzel kommt, grob oder fein gerieben, als Rohkost zum besonders gesunden Einsatz, denn unerhitzt können *alle* Inhaltsstoffe ihre wohltuenden Wirkungen entfalten. Sehr gut – mit etwas Salz, Curry oder nur Kurkuma gewürzt – macht sie sich auch als gedünstetes Gemüse und natürlich in sämigen Suppen, deftigen Eintöpfen und als mild-aromatisches Püree.

Es ist kein Wunder, dass dieses äußerst nitratarme Wurzelgemüse gerade wegen seiner Bekömmlichkeit von vielen Herstellern in Gläschen-Babynahrung eingesetzt wird, oft zusammen mit Möhren und Kartoffeln.

PRAXISTIPP

Haben Sie Ihrem Kleinkind schon einmal einen zarten Brei aus fein geriebenen Pastinaken, aufgeschlagenen Bananen und/ oder zerdrückten Birnen angeboten? Oder vielleicht bevorzugt es eine Mischung mit einem fein geriebenen Apfel sowie einem Spritzer Zitrone? So zieht man kleine Gourmets heran, die später nicht so leicht auf jedes Gummibärchen hereinfallen.

Erwachsene sind in der Regel von einem Pastinakenpüree mit gebratenen Zwiebelringen sehr angetan. Man bereitet es je zur Hälfte aus kleingeschnittenen Pastinaken und Kartoffeln zu, die man gar dünstet und zum Beispiel zusammen mit etwas Soja-Reis-Milch sowie Salz und Pfeffer püriert. Verteilen Sie die in der Pfanne duftend geschmorten Zwiebelringe über dem Brei. Sie können dieses Püree auch mit vielen anderen Gemüsearten kombinieren, es ist immer nahrhaft und gesund.

Die Pastinake enthält viel Stärke, den pflanzlichen Mehrfachzucker, der vom Körper langsam resorbiert wird und damit länger sättigt. Hinzu kommen ätherische Öle, Kalium, Eisen, Folsäure, Magnesium, Calcium, Phosphor und wertvolles Carotin, das vom Körper gut aufgeschlossen werden kann. Der Gehalt an Vitamin C ist bereits bei konventioneller Ware fast dreimal, der an Kalium fast doppelt so hoch im Vergleich zu der ebenfalls allein schon aufgrund ihres Carotingehalts sehr gesunden Karotte. Auch wegen der vielen magen- und darmfreundlichen Ballaststoffe, die sich positiv auf den Verdauungsprozess auswirken, ist die Pastinake immer eine gute Wahl.

Gut geeignet ist die Wurzel für Diabetiker, da das in ihr enthaltene Inulin ohne körpereigenes Insulin vom Organismus aufgenommen wird. Pastinaken entlasten die Leber und sind bei Blasen- und Nierenbeschwerden sowie Steinleiden ein empfehlenswertes Gemüse. Es soll zudem potenzsteigernd wirken, fröhlich machen und auch noch einen erholsamen Schlaf bescheren. Na dann ...

Erfreulicherweise gibt es mittlerweile immer mehr Händler, die dieses wahrlich historische und dazu wertvolle Gemüse in ihr Warenangebot aufgenommen haben. Fragen Sie auf Bauernmärkten und im Bioladen nach, oder stöbern Sie im Internet.

PRAXISTIPP

Nachdem man das obere und untere Ende abgetrennt hat, bürstet man Pastinaken ordentlich mit der Wurzelbürste ab und schält sie ganz sanft mit dem Sparschäler, damit die schöne, fast weiße Farbe der Wurzel zur Geltung kommt.

Hardcore-Fans lassen wegen der darin enthaltenen Inhaltsstoffe natürlich auch die Schale nicht verkommen. Machen Sie es, wie Sie mögen.

Entweder Sie schneiden die Wurzel anschließend in kleine Stücke und garen sie zusammen mit anderen Gemüsen wie Schalotten, Pilzen, Mangold, Möhren und so weiter zu einer sättigenden, aber nicht beschwerenden »Gemüsepfanne«. Oder Sie dämpfen die Wurzeln im Ganzen und richten sie in einer sämigen Mandel-Ananas-Soße an. Eine dritte Variante ist, die Pastinake hauchdünn zu hobeln, zu würzen und im Backofen zu Chips zu backen.

Pastinaken-Möhren-Kartoffel-Suppe

Hier ein ganz einfaches bewährtes Rezept für eine gehaltvolle Suppe (für etwa 4–6 Personen).

Was Sie brauchen

3 Pastinaken
3 Möhren
3 normale oder Süßkartoffeln
3 Schalotten oder 1 Zwiebel
1 Schuss Olivenöl
Wasser, nach Bedarf
Bio-Gemüsebrühwürfel, Anzahl nach Geschmack
Gewürze nach Wahl, zum Beispiel Salz, Pfeffer, Kurkuma,
    Kreuzkümmel oder eine gute Currymischung
Grünes zum Garnieren

Wie Sie vorgehen

Das Gemüse reinigen, schälen und in kleine Stücke schneiden. Schalotten beziehungsweise Zwiebel in dem heißen, aber niemals rauchenden Olivenöl anbraten und die anderen Zutaten zugeben. Umrühren und mit Wasser ablöschen, sodass das Gemüse gut bedeckt ist. Wasser nach Bedarf hinzugießen. So lange simmern, bis alles gar ist. Pürieren – und fertig ist die Suppe! Mit Pastinaken- oder Möhrengrün, Wildkräutern wie Schafgarbenblättchen beziehungsweise Basilikum oder Schnittlauch garnieren und servieren. Guten Appetit!

Pastinaken kann man auch selbst im Garten anbauen. Alte Kulturpflanzen sind in der Regel samenfest. Das bedeutet, man ist spätestens nach der ersten Samenreife nicht mehr auf Saatgutproduzenten angewiesen, sondern kann von seinen eigenen Pflanzen die Samen ernten und damit neue Pflänzchen heranziehen. Ist das nicht wahre Unabhängigkeit?

ANBAUEN UND AUFBEWAHREN

Ab Ende März kommen die Samen der Pastinaken in lockeren tiefgründigen Boden im Freiland. Die Keimdauer beträgt etwa 2–3 Wochen. Wenn die Jungpflanzen mindestens vier Blätter haben, werden sie vereinzelt. Dann kann man die ersten Wurzeln schon im Spätsommer (September) behutsam aus dem Boden ziehen. Da Pastinaken ziemlich viel Kraut bilden, brauchen sie Wasser und etwas Dünger. Ein wenig Brennnesseljauche reicht aus. Die Wurzel ist winterhart, ähnlich wie der Grünkohl kommt sie mit Frost durchaus zurecht – manchen schmeckt sie, nachdem es zum ersten Mal in die Wurzeln hineingefroren hat, sogar besonders gut. Nur bei außergewöhnlich harten Frösten ohne Schnee ist es ratsam, sie mit Stroh abzudecken.

Die Wurzeln lassen sich auch sehr gut einlagern. Es eignet sich zum Beispiel eine Kiste mit leicht feuchtem Sand. Solange das Umfeld kühl temperiert ist, wie etwa in einer Vorratskammer oder auch im Keller, bleiben Pastinaken monatelang frisch.

Steckrübe

Man findet die Steckrübe inzwischen immer häufiger. In gut sortierten Gemüseläden und auf Bauernmärkten stechen sie durchaus ins Auge, die rundlichen, 1–2 Kilogramm schweren Knollen mit der grün-gelblichen bis violett-bräunlichen Schale. Das feste Innere ist je nach Sorte hell bis orange, die Blätter sind blaugrün gefärbt. Der Geschmack lässt sich als eine gelungene Mischung aus süßlich karottig bis herb erdig beschreiben. Sollte sie übrigens irgendwie fade oder gar muffig schmecken, ist sie schlicht viel zu lange gelagert worden. Frisch ist die bauchige Knolle, solange die Schale einen knackigen Eindruck macht und keine schadhaften Stellen aufweist.

Wenn man sich mit diesem altbewährten Gemüse beschäftigt, dauert es nicht lange, und man stolpert über den Begriff »Steckrübenwinter«. Er klebt an der Steckrübe wie Pech. Gemeint ist der Hungerwinter 1916/17 im Ersten Weltkrieg, den viele Menschen nur überlebten, weil sie wenigstens genug Steckrüben zu essen hatten. Und die kamen denn so oft auf den Tisch, dass sie manchem für immer vergällt waren.

Klassischer Steckrübeneintopf REZEPT

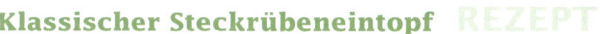

Hier ein Rezeptvorschlag für einen klassischen Steckrübeneintopf (für etwa 6 Personen oder mehr).

Was Sie brauchen

1 kg Steckrüben
2 Möhren
ca. 500 g Kartoffeln
2 Zwiebeln
1–2 Knoblauchzehen
Gemüsebrühwürfel nach Geschmack
Salz und Pfeffer
1 Lorbeerblatt oder nach Geschmack auch mehr
1 Prise Muskatnuss
etwas Kreuzkümmel
1 Prise Zimt
einige Stängel Petersilie zur Deko
eventuell 2 EL Mandelmus

Wie Sie vorgehen

Steckrüben schälen und in kleine Stücke schneiden. Möhren putzen und in dickere Scheiben schneiden. Kartoffeln waschen, schälen und ebenfalls in kleinere Stücke schneiden. Zwiebeln schälen und hacken. Die Knoblauchzehen pressen. Alles in einen Suppentopf geben und mit Wasser auffüllen, sodass das Gemüse gut bedeckt ist. Aufkochen, Brühwürfel hineinbröseln, die Gewürze einrühren und so lange köcheln, bis die Gemüsestücke gar sind, aber noch Biss haben. Bei Bedarf Wasser hinzugeben und nachwürzen. In Suppenteller füllen und mit Petersilie dekorieren.

Als Variante können Sie das Ganze auch pürieren, zum Beispiel mit 2 EL in Wasser klümpchenfrei eingerührtem Mandelmus oder, noch einfacher, selbstgemahlenen Mandeln. Die Steckrüben-Cremesuppe schmeckt köstlich und ist sehr gehaltvoll.

Manchen älteren Menschen ist die Steckrübe noch wohlbekannt. Denn der sättigende Steckrübeneintopf war ein typisches Gericht für schlechte Zeiten. Auch in den mageren Jahren in und nach dem Zweiten Weltkrieg kam dieses ergiebige Gemüse auf den Tisch. Ob im Brotteig, als Marmelade (ja!), Auflauf oder Püree, die Steckrübe eignete sich für fast alles. Sogar als Pseudosteak oder Kaffeeersatz musste sie herhalten, indem man sie in Scheiben kochte und paniert in der Pfanne briet oder dünne Schnitze im Backofen trocknete und anschließend durch die handbetriebene Kaffeemühle drehte. Selbst als Babynahrung war und ist sie gut verwendbar.

Dass man dieses Gemüse so universell und reichhaltig einsetzen konnte, hat zum einen mit seiner phänomenalen Robustheit und zum anderen auch damit zu tun, dass es sich gegart dem jeweiligen Partnergemüse oder -obst geschmacklich anzupassen vermag. Auf einen einfachen Nenner gebracht: Wenn man von etwas zu wenig hat, kann man die Leute mit der Steckrübe täuschen. Kocht man zum Beispiel Apfelmus, reichen neben einer Steckrübe ein paar Äpfel, und man erhält deutlich mehr Masse – sprich: Apfelmus – als mit den zur Verfügung stehenden Äpfeln allein.

Obwohl die Steckrübe also ein sehr verdienstvolles Gemüse ist, das in konfliktreichen Zeiten wahrscheinlich vielen das Leben gerettet hat, wollte bald kaum noch jemand etwas von ihr wissen. Nicht nur, weil man sie einfach satthatte. Zu sehr erinnerte sie die Menschen an Not und Elend, und das wollte man so schnell wie möglich vergessen. Als es endlich wieder bergauf ging, verschwand dieses Gemüse einfach vom Speiseplan. In der ehemaligen DDR war die Steckrübe im Vergleich zur damaligen Bundesrepublik allerdings noch eine ganze Weile länger in der offiziellen Schul- und Kantinenverpflegung präsent.

Doch nachdem heute viele Menschen kalorienbewusster denken und mehr Wert auf Lebensmittel mit gesundem Gehalt legen, hat man die gute alte Steckrübe wiederentdeckt. Und das ist ein Segen! Sie ist mit 35 Kilokalorien oder 147 Kilojoule je 100 Gramm mindestens so kalorienarm wie Topinambur, es sei denn, man ertränkt sie in Schmalz oder serviert sie mit fettem Schweine- oder Hammelfleisch. Auf diese Unsitte weist die Bezeichnung »Schmalzrübe« hin. Solche Gerichte haben in unserer sitzlastigen Zeit nichts mehr zu suchen. Da klingen »Kohlrübe«, »Wruke« oder »Schwedische Rübe« doch schon viel gesünder ...

Vielleicht haben Sie auch schon mal den etwas ungewöhnlichen Beinamen »Ananas des Nordens« gehört, was wieder mit ihrer möglichen Herkunft aus Skandinavien zu tun hat, die aber bis heute nicht ganz geklärt ist. Im Dunkeln liegt auch, seit wann sie uns als alte Kreuzung zwischen verschiedenen Rüben und Knollen mit ihrem Inhaltsreichtum beschenkt. Vor etwa 400 Jahren hat die Steckrübe jedenfalls unseren Vorfahren wohl schon als Viehfutter gedient und mit der Zeit auch selbst geschmeckt.

Heute weiß man, dass die Knolle allein schon wegen ihres hohen Traubenzuckergehalts viel Energie liefert. Hinzu kommen Kalium, Calcium, Magnesium, die Vitamine B_1, B_2 und C sowie schwefelhaltige ätherische Öle und natürlich Betacarotin. Ernährungsphysiologisch betrachtet ist das eine tolle Mischung. Die Rübe gilt als entzündungshemmend und schleimhautfreundlich, fördert gesunde Haut sowie die Sehkraft und tut unserem Verdauungssystem rundherum gut.

PRAXISTIPP

Die Steckrübe bitte nicht zu lange kochen! 10–20 Minuten reichen, sagte mir eine erfahrene Kochin. Der kohlartige Geschmack und Geruch, den viele ablehnen, entstehe erst bei zu langer Garzeit. Außerdem schmeckt verkochtes Gemüse einfach »labbrig«, von dem Verlust wertiger Inhaltsstoffe ganz zu schweigen.

Steckrübenspaghetti   REZEPT

Probieren Sie doch einmal Steckrübenspaghetti. Dazu wird die Steckrübe geschält und mithilfe eines guten Spiralschneiders zu Spaghetti geschnitten. Nach Belieben würzen und in einer mit Öl ausgeriebenen Pfanne al dente dünsten. Zusammen mit einer leckeren Champignonsoße, angerösteten Räuchertofustückchen oder einem Wildkräuterpesto ergibt das eine leichte, aber sättigende Mahlzeit.

Noch ein supereinfaches Rezept für eine raffiniert schmeckende Steckrüben-Mahlzeit gefällig? Bitte schön.

Steckrübenpfanne REZEPT
Für etwa 4 Personen

Was Sie brauchen
ca. 500 g Steckrüben
2 Stangen Lauch
1 Pastinake
etwas Olivenöl
1 Brühwürfel
Currypulver nach Geschmack
1 Schuss Apfeldicksaft
Saft von 1 Zitrone und etwas geriebene Zitronenschale
Salz
evtl. Rote Bete, Nussmus, Reismilch, Vanille

Wie Sie vorgehen
Gemüse putzen und in mundgerechte Stücke schneiden, ins heiße, aber nicht rauchende Olivenöl geben, Brühwürfel unterrühren und anschmoren. Etwas Wasser dazugeben und gar köcheln. Mit Curry, Apfeldicksaft und der Zitrone abschmecken und nach Bedarf nachsalzen. Guten Appetit!

Natürlich können Sie das Ganze auch noch pürieren oder mit einer kleinen Rote-Bete-Knolle einfärben, Nussmus oder Reismilch unterrühren, etwas Vanille zugeben und, und, und. Ihrer Fantasie sind auch hier geschmacklich keine Grenzen gesetzt.

Die Steckrübe hat in den letzten Jahren ein kulinarisches Comeback erlebt. So trifft man sie neben anderen alten Rübenvarianten auch in Restaurants wieder häufiger an. In einem guten Lokal habe ich auf der Speisekarte als Beilage »Wrukenpüree im Hagebuttenmus-Netz« entdeckt und natürlich sofort bestellt. Ob es geschmeckt hat? Aber natürlich hat es das, und wie!

Wie wäre es, wenn Sie zwischendurch eigene ungewöhnliche Rezeptideen entwickelten und sich mit anderen Interessierten austauschten? So machen Sie Ihre Küche zu Ihrem persönlichen Kreativtempel und können sicher bald auch mit schicken professionellen Gourmettempeln spielend mithalten …

ANBAUTIPPS

- Die Steckrübe ist dafür bekannt, dass sie aufgrund ihrer Robustheit auch unter schlechteren äußeren Bedingungen wächst. Trotzdem mag sie einen mit Kompost vorbereiteten Boden, spätere Düngungen sind nicht mehr nötig.
- Ende Mai bis Juni ist ein guter Aussaattermin.
- Lassen Sie um die Samenkörner ausreichend Platz; ein halber Meter sowohl zwischen den Reihen als auch den einzelnen Pflanzen ist empfehlenswert.
- Sie können die Pflänzchen auch in Töpfen vorziehen und später ins Freiland setzen.
- Haben Sie ein Auge auf Ihre Zöglinge. Am Anfang freuen sie sich über regelmäßige Wassergaben, später ist das außer in sehr heißen trockenen Sommern nicht mehr nötig.
- Erntezeit ist September/Oktober. Man zieht sie je nach Bedarf vorsichtig aus dem Boden. Das können Sie bis in den Winter hinein tun. Leichte Fröste tun den Wurzeln nichts, vor hartnäckigen Frostperioden werden sie besser im kühlen Keller ohne Blattwerk in Kisten eingelagert.

Im Gemüsefach des Kühlschranks kann man Steckrüben ungewaschen und natürlich auch ungeschält mehrere Wochen aufheben. Ein Tipp zum Schluss: Je weniger ausladend die Wurzeln sind, desto zarter sind die Rüben in der Regel.

Rote Bete

Es ist schon eine ganze Weile her, doch ich entsinne mich gut, denn das hatte ich noch nicht gewusst: Ich las in einem Jugendbuch über die Hochzeit einer hübschen Bauerntochter, die ihrer Schönheit wie wohl jede Braut an ihrem großen Tag noch ein bisschen nachhelfen wollte. Sie steckte sich dazu aber nicht nur die wallenden Locken hoch, sondern holte sich eine Rote Bete aus dem Keller, schnitt sie auf und färbte sich damit Lippen und Wangen. Wie ich später erfuhr, war das eine ganz übliche Praxis, nicht nur unter der ärmeren Landbevölkerung. Und das tiefe, dunkle Rot dieser Knolle, die auch »Rote Rübe«, »Rotrunkel« oder »Rahne« genannt wird, ist ja auch wirklich attraktiv.

Jeder, der schon mit Roten Beten hantiert hat, weiß, dass der Saft durchaus einige Zeit die Hände färbt (und übrigens auch Schneidebretter), wenn man ihm nicht gleich zu Leibe rückt oder Kunststoffhandschuhe trägt. Wie lange er aber auf den Lippen hält, habe ich noch nicht ausprobiert. Gesünder als mancher normale Lippenstift der konventionellen Kosmetikindustrie ist er jedoch ganz bestimmt.

Und damit sind wir bei dem intensiv rot färbenden Pflanzenfarbstoff Betanin, den gerade heute vegane Kosmetikhersteller wieder gern als Garant für ein natürliches Rouge einsetzen. Es liegt auf der Hand, dass die tiefrote Knolle roh oder ausgekocht auch seit vielen Jahrhunderten zum Färben von Wolle und Leinen sowie anderen Materialien genutzt wurde.

Und falls Sie es noch nicht ausprobiert haben: Wenn Sie Ostereier in Rote-Bete-Saft garen, werden sie leuchtend rot. Abkühlen lassen, mit ein wenig Olivenöl einfetten und in ein grünes Moosnest legen: Allein der Anblick stimmt fröhlich. Was das Auge erfreut, gefällt auch den Glückshormonen, die im Gehirn postwendend ausgeschüttet werden und an Ort und Stelle die Zellatmung intensivieren.

Sie möchten Nudeln oder einem ganz normalen Grießbrei einen besonderen Anstrich geben? Auch hier genügt ein Schuss Rote-Bete-Saft. Nicht nur Kinder lieben das rosa Resultat. Eine meiner Bekannten, die das Dressing für Heringssalat immer selbst zubereitet, gibt gern ein paar Esslöffel davon hinein, um ihn lecker einzufärben. In Norddeutschland gibt man Rote-Bete-Würfel hinzu.

Die Industrie setzt Betanin unter der Kennnummer E 162 unter anderem bei Süßwaren wie Gummibärchen und Fruchtjoghurt ein. Ich selbst schwöre auf einen Schuss des farbintensiven Knollensafts oder einfach ein Stückchen Rote Bete im Smoothie, wenn mir die eigentliche Färbung mal zu langweilig vorkommt und ich keine roten Beeren zur Hand habe.

Aber es geht ja keineswegs nur um den optischen Effekt dieses sekundären Pflanzenstoffs. Schließlich hat er noch deutlich mehr zu bieten, nämlich gesundheitsunterstützendes und heilendes Potenzial erster Güte. Betanin gilt dank seiner antioxidativen Eigenschaften als Radikalfänger, der die Zellatmung unterstützt und vor gefährlichen Mutationen, die zu unkontrollierten Wucherungen führen können, wirkungsvoll schützen kann. Auch wird ihm stimulierende Wirkung auf unser Immunsystem zugeschrieben sowie entzündungshemmendes antivirales und bakterizides Potenzial. Es wird vermutet, dass Betanin die toxischen Begleiterscheinungen von Antibiotika sowie Blei- und Arsenvergiftungen abschwächen kann.

Außer dem färbenden Betanin, wie der Name »Bete« abgeleitet vom lateinischen *beta* für »Rübe«, enthält das dunkelrote Gemüse auch Betain, ein Oxidationsprodukt von Cholin, dem zusammen mit Folsäure und anderen B-Vitaminen protektive Eigenschaften gegen Arteriosklerose, Bluthochdruck, Schlaganfall und Herzinfarkt nachgesagt werden. Der sekundäre Pflanzenstoff kräftigt die Gallenblase und hilft offenbar der Leber dabei, toxische Stoffwechselabfälle auszusortieren und so den ganzen Organismus effektiv zu entlasten. Sogar Alzheimer, Parkinson, Osteoporose sowie Thrombosen und Embolien sind mögliche Feindbilder dieser zudem stimmungsaufhellenden Substanz, die im Zusammenspiel mit zahlreichen anderen Pflanzenstoffen ihr unverzichtbares regulierendes Werk in uns tut.

Kalium, Calcium, Magnesium, Eisen, Zink, Jod, Natrium, Bor, Phosphor, eher seltene Spurenelemente wie Rubidium, dazu Vitamin C, Provitamin A, Vitamine der B-Gruppe wie die so wichtige Folsäure komplettieren die konzentrierte antioxidative Powerpalette, stimmen uns optimistisch und tragen gemeinsam dazu bei, den Entgiftungs- und Gesundungsmechanismus in unserem Organismus anzukurbeln. Im Reagenzglas konnte übrigens gezeigt werden, dass Rote-Bete-Extrakte sogar die Ausbreitung verschiedener menschlicher Krebsarten zu verhindern vermögen.

Auch Menschen mit Hautproblemen wie Furunkeln und Akne sollen bei regelmäßigem Verzehr der burgunderfarbenen Bete oder ihres Safts eine deutliche Besserung erfahren.

Die dunkelrote Knolle enthält aber auch Oxalsäure, weswegen gerade Nierensteingefährdete sich beim Verzehr zurückhalten müssen und besser Vorsicht walten lassen. Der manchmal hohe Nitratgehalt variiert je nach Bodenbeschaffenheit. Es empfiehlt sich auf jeden Fall, ökologisch verantwortungsvoll gezogener Ware beim Einkauf den Vorzug zu geben.

Die kalorienarme Rote Bete, die pro 100 Gramm zwischen 30 und 40 Kilokalorien (126 und 167 Kilojoule) zählt, kommt gerade im rohen Zustand ganz groß raus. In dieser Form ist sie eine der gesündesten Knollen aus dem Gemüsegarten und verwöhnt uns mit all ihren Inhaltsstoffen ohne Umwege. Schade, dass die meisten Menschen sie nur als gerillte Scheiben und sauer eingelegt aus dem Glas kennen.

Die eigentümliche erdverbundene Süße der Knolle, eher dunkel und schwer anmutend, wirkt dennoch aufmunternd und anregend. Vielleicht ist das gerade deshalb so, weil sie uns erdet, auf sicheren Boden zurückholt, uns eine stabile Basis gibt, von der man gefestigt und frohgemut wieder abheben kann. Unterstützend agiert dabei der belebende Apfel und die erfrischende Zitrone. Das darin enthaltene Vitamin C bewirkt zum Beispiel, dass Eisen in unserem Körper besser resorbiert wird, und es stellt sich der Umwandlung von Nitrat in Nitrit entgegen. Statt Zitrone können Sie selbstverständlich auch andere Vitamin-C-Quellen wie Hagebutten, Orangen- oder Sanddornsaft verarbeiten.

Die Zubereitung einer leckeren Vorspeise oder Zwischenmahlzeit ist supereinfach und das Ergebnis so richtig aufbauend.

Rote-Bete-Rohkost

Was Sie brauchen

1 normal große rohe Rote-Bete-Knolle
2–3 wohlschmeckende knackige Äpfel
Saft von mindestens 1 Zitrone
evtl. Apfeldicksaft
Walnusskerne zur Deko

Wie Sie vorgehen

Man nimmt eine normal große rohe Rote-Bete-Knolle und reibt sie zusammen mit den Äpfeln unter Zusatz des Safts auf einer Obstreibe fein. Und das war's schon! Abgedeckt ½ Stunde im Kühlschrank durchziehen lassen. Die Menge reicht je nach Größe von Knolle und Äpfeln für 2–3 Portionen einer vorzüglichen blutbildenden Rohkost. Eine liebliche Note bekommt der Salat, wenn Sie einen Schuss Apfeldicksaft hinzugeben. Zum Dekorieren eignen sich Walnusskernstücke, die geschmacklich gut mit Roter Bete harmonieren.

Ich komme gerade zurück von meinem Gemüseeinkauf in einem wunderschönen Biogarten einer ganz in meiner Nähe gelegenen Stiftung. Es ist ein knallheißer Tag im August, aber mit kurzen kühlen Windböen, die das Ende des Sommers ankündigen. Genau die richtige Zeit, um zarte, saftige Rote-Bete-Knollen zu erstehen, mit allem dran, was dazugehört. Zwei davon habe ich gewaschen, mit Schale in Viertel zerteilt und zusammen mit einigen Blättern und der doppelten bis dreifachen Menge meiner eigenen, auch gerade reifen »alten« Äpfel in den Mixer gegeben. Morgen kommen Mirabellen und Pflaumen hinein, die dringend geerntet werden müssen.

Mangels Zitronen habe ich stattdessen zwei Kiwis sowie frisches Quellwasser und einen Schuss Apfelsüße dazugegeben, Bourbonvanille und etwas Hafermilch. Zum Schluss wanderte noch eine kleine Banane hinein. Die fertige burgunderrote sämige Kaltschale kam in tiefe Teller, als Verzierung eine Walnusshälfte in die Mitte und Popcorn aus Amaranth drumherum. Ein Augen- und Gaumenschmaus, der nicht nur mir gutgetan hat! Die übrigen Blätter, die sonst zu schnell welken würden, stehen in einem Wasserglas bereit und warten auf ihren gesunden Einsatz im Salat ...

Jeder grüne Salat gewinnt sowohl optisch als auch inhaltlich, wenn Sie außerdem zum Beispiel eine halbe Rote Bete auf einer groben Raspel einfach hineinreiben und unterheben oder die Salatsoße mit einer kleineren Menge sehr fein geraspelter Bete aufwerten.

Ganz zu schweigen von den aromatischen vitamin- und bioaktivstoffstrotzenden Blättern der Pflanze. Die hat man wahrscheinlich über Tausende von Jahren zuerst gesammelt und gegessen, bevor man auch den unterirdischen Teil der Pflanze nicht nur als Färbemittel, sondern als genießbar entdeckte und durch entsprechende Auswahl immer dickere Knollen züchtete. Eines ist sicher: Die Blätter der Roten Bete können es mit dem Inhaltsreichtum der Knolle spielend aufnehmen und übertreffen diesen sogar in mancher Hinsicht. So weisen sie zum Beispiel ein Vielfaches an den Vitaminen A, C und K auf, und es wäre ein Jammer, sie einfach in den Hausmüll zu entsorgen oder lediglich zu kompostieren. Schon ihre äußere Schönheit ist zusammen mit dem besonderen Aroma in vielen Salaten ein echtes Highlight.

PRAXISTIPPS

- Ein paarmal in der Woche ein Schälchen frisch geriebene Rote-Bete-Rohkost oder ein Glas Rote-Bete-Saft tut richtig gut und bringt Sie in den Genuss der vielfältig aufeinander abgestimmten Inhaltsstoffe.

- Und vergessen Sie nicht die heilkräftigen Blätter! Sie werden in der Naturheilkunde zusammen mit der Knolle im Rahmen von Tumor- und anderen Entgiftungstherapien eingesetzt. Rote-Bete-Blätter gehören nicht nur öfter mal in den Smoothie oder Salat, sie sorgen darüber hinaus als Sofortmaßnahme umgehend für einen frischen Atem. Fragen Sie beim Einkauf nach kompletten Rote-Bete-Pflanzen. Nur über Nachfrage wird Umdenken generiert, und der Händler lernt, dass es immer mehr Kunden gibt, die auch die Blätter zu schätzen wissen.

- Auch sagt die Beschaffenheit des Krauts schon eine Menge über die Frische der Knolle aus, die übrigens immer prall und fest sein sollte.

- Möchten Sie die Knolle garen, bleiben die gesundheitsstärkenden Inhaltsstoffe am weitestgehenden erhalten, wenn Sie das in einem Edelstahleinsatz über Wasserdampf tun. Nach dem Garvorgang lässt sich die Schale, die zu starkes Ausbluten verhindert, leicht abziehen. Die Knolle dünn zu schälen, in Stücke oder Scheiben zu schneiden und sie in der Pfanne in etwas Öl anzubraten, mit wenig Wasser abzulöschen und bissfest zu garen ist ebenfalls eine gute Wahl.

- Die so gegarte(n) Knolle(n) können Sie zum Beispiel in kleinere Stücke schneiden und zusammen mit in ein wenig Öl geschmorten Zwiebel- und Kartoffelscheiben, denen Sie etwas Gemüsebrühe zugesetzt haben, mit einem Stabmixer durcharbeiten und als Suppe servieren.

- Haben Sie mal keine ganzen Knollen zur Hand, kann man die Suppe auch einfach zum Schluss mit Rote-Bete-Saft anreichern.
- Eine gute Idee ist es auch, einen eher säuerlichen Apfel in kleinen Stücken mitzupürieren.
- Möchten Sie das Ganze noch ein wenig verfeinern, rühren Sie statt Sahne doch mal einen Schuss Reis- oder Sojamilch oder auch ein wenig Mandelmus mit dem Schneebesen unter. Sieht hübsch aus, ist gesund und schmeckt!
- Die ganz jungen Rübchen müssen Sie unbedingt probieren! Entweder Sie bereiten sich einen frischen Smoothie aus ein paar Knöllchen zu, natürlich mit Blättern plus Apfel, Zitrone und anderem Obst Ihrer Wahl (zum Beispiel Johannis- oder Erdbeeren, Orangen und so weiter) sowie Wasser oder Apfelsaft. Statt das Ganze erst mal in den Kühlschrank zu stellen, geben Sie einfach ein paar Eiswürfel mit in den Turbomixer – und fertig ist ein völlig legaler »Doping«-Drink, den Sie so frisch und gesund ganz sicher sonst nirgends kaufen können.
- Oder Sie garen sie, was bei dem noch geringen Durchmesser rasch geht, allein oder zusammen mit ein paar Kartoffelscheiben sowie Senf, Chili, Ingwer, Koriander, Kümmel, Fenchel oder auch Anis und Rotwein, um nur einige der vielen würzigen Begleiter zu nennen, denen sich die Rote Bete gern anvertraut. Das butterzarte Ergebnis genießt bei manchen Feinschmeckern Kultstatus.

Hier das Rezept für eine Gute-Laune-Pfanne aus Kartoffeln, Pastinaken und Roten Beten.

Gute-Laune-Pfanne

REZEPT

Für etwa 4–5 Personen

Was Sie brauchen

1 rote Zwiebel
etwas Öl zum Braten
2 Rote Beten
2 Steckrüben
4–5 Kartoffeln
2 Lorbeerblätter
Gemüsebrühe nach Geschmack
Salz, Pfeffer
Anis, Kreuzkümmel, etwas Muskatnuss
Kräuter Ihrer Wahl
2 EL Mandelmus oder 1 Tasse Hafermilch
1 Spur Delikatesssenf
ein klein wenig Ahornsirup oder Honig
Kräuter und Blüten zur Deko

Wie Sie vorgehen

Rote Zwiebel in Ringe schneiden und in das erhitzte, aber nicht rauchende Öl geben. Die Zwiebeln nicht schwarz werden lassen, daher gelegentliches Umrühren nicht vergessen. Mittlerweile Rote Bete, Steckrüben und Kartoffeln waschen, putzen und in kleinere Stücke schneiden. Zu den Zwiebeln geben und zusammen mit den Lorbeerblättern kurz mitschmoren lassen. Mit Gemüsebrühe oder Wasser, dem Sie 1–2 vegane Gemüsebrühwürfel zugesetzt haben, ablöschen, die genannten Gewürze unterheben und alles bei geschlossenem Deckel gar schmoren lassen. Eventuell Flüssigkeit zusetzen und nachwürzen.

Zum Abschluss Mandelmus oder Hafermilch mit einer Spur Senf und einem Süßungsmittel Ihrer Wahl in etwas Wasser glatt rühren, zum Gemüse geben und kurz andicken lassen. Jeweils 2 Kellen in tiefe Teller geben und die gute Laune schon mit Kräutern und Blüten Ihrer Wahl rein optisch locken!

Rote Beten gibt es in verschiedener Ausprägung. Es gibt Sorten mit hellem oder rot gestreiftem Fruchtfleisch wie die Chioggarübe. Natürlich können Sie auch diese essen, wenn Sie Lust darauf haben. Das einzigartige farbintensive Betanin enthalten hochdosiert aber nur die tiefroten Sorten, die auch hierzulande meist angeboten werden.

Da manche Inhaltsstoffe nicht nur hitze-, sondern auch lichtempfindlich sind, empfiehlt es sich, die Rote-Bete-Knollen nicht nur hin und wieder roh zu verzehren, sondern sie auch dunkel zu lagern, zum Beispiel im Gemüsefach des Kühlschranks. Da die Blätter wesentlich schneller verderben, ist es ratsam, sie zu kappen und in einer perforierten Plastiktüte gesondert aufzubewahren. Nach spätestens 2 Tagen sollten sie jedoch im Gegensatz zu den Knollen, die länger halten, verzehrt werden.

ANBAUEN UND AUFBEWAHREN

- Einfach anbauen lässt sich die Rote Bete natürlich auch. Sie ist robust wie viele alte Gemüse und stellt keine großen Ansprüche an die Bodenbeschaffenheit. Zwar bevorzugt sie durchlässigen lockeren Boden und mag besonders gern einen Platz an der Sonne. Wenn es sein muss, gedeiht sie aber auch im Halbschatten, obwohl sie dann mehr Nitrat anreichert.

- Man kann sie von April bis Juni aussäen, was im Grunde vom Wetter und der persönlichen Vorliebe abhängt. Es ist auf jeden Fall besser, die Eisheiligen abzuwarten oder die Erde bei Frost mit Stroh oder Vlies zu schützen.

- Am unproblematischsten und häufigsten werden Rote-Bete-Samen, zum Beispiel der Sorte »Rote Kugel«, von Hobbygärtnern im Juni in circa 3 Zentimeter tiefe kleine Löcher, etwa 10 Zentimeter voneinander entfernt, in die Erde gebracht. Je nachdem, wie viel Sie später einmal ernten wollen: Der Reihenabstand sollte gut 20 Zentimeter betragen.
- Nach 2–4 Wochen erscheinen die Keimlinge, warten Sie noch ein wenig, und vereinzeln Sie die jungen Pflänzchen dann, damit sie genug Platz zum Wachsen haben. Geben Sie ihnen immer ausreichend zu trinken, dann können Sie im Herbst eine gute Ernte einfahren, wenn Sie früher oder versetzt ausgesät haben, auch entsprechend eher.
- Lagern über den Winter ist problemlos möglich, und zwar in einer Kiste mit Stroh oder leicht feuchtem Sand in einem kühlen, trockenen dunklen Raum. In die Vorratskiste kommen die Knollen ungewaschen und unverletzt. So sind sie gegen Keime gut geschützt.
- Sauer eingelegt bekommt man sie bei uns natürlich immer und überall. Man kann sie aber auch einkochen oder nach dem Garen in kleine Stücke schneiden und einfrieren.

Obwohl man sie schon sehr lange auch in Asien kennt, stammt unsere heimische Rote Bete wahrscheinlich von den Küstengebieten des Mittelmeers, woher sie im Gepäck der Römer zu uns gelangte. Auf Sizilien hat man sie schon vor circa 3000 Jahren angebaut. Eine Urform der Bete datiert wohl aus der Jungsteinzeit, Hinweise reichen etwa bis

2500 v. Chr. zurück. Damals nutzte man aber vor allem das oberirdische Kraut, das man noch im Mittelalter gegen Blutkrankheiten einsetzte und das Hippokrates, der Urvater aller Heilkundigen, bereits im Altertum als wirkungsvolle Auflage bei infektiösen Hautproblemen schätzte. Es gingen einige Jahrhunderte ins Land, bevor sich etwa ab dem Spätmittelalter die Knolle selbst in den Mittelpunkt schob und allmählich in unterschiedlichen Sorten europaweit angebaut wurde.

Wenn man sich überlegt, dass gerade die herausragenden antioxidativen Eigenschaften der Roten Bete erst Anfang der neunziger Jahre entdeckt wurden, darf man gespannt sein, wie viele uralten Erfahrungen unsere Wissenschaftler im Laufe der kommenden Jahrzehnte bestätigen oder was sie noch so alles in vitro oder in vivo herausfinden.

Rote Bete macht Männer munter

Offenbar ist die Rote-Bete-Knolle schon sehr früh dazu genutzt worden, sexuelles Verlangen wieder aufflammen zu lassen. Alte römische Schriften weisen darauf hin, aber nicht nur sie. Bei archäologischen Ausgrabungen von antiken Gebäuden, die beim Ausbruch des Vesuvs im Jahr 79 n. Chr. eingestürzt und unter der Asche begraben worden waren, fand man auch Fresken, die die Räume von Bordellen zierten. Und raten Sie mal, was darauf abgebildet war? Genau, Reihen von Roten Beten. Und tatsächlich enthält diese Pflanze ja das Spurenelement Bor, das auch mit einem höheren Testosteronspiegel in Verbindung gebracht wird, der wiederum das sexuelle Verlangen »triggert«.

Aber auch sportliche Aktivitäten außerhalb des Betts sollen, so das Resultat verschiedener Untersuchungen, mit dem regelmäßigen Genuss von Rote-Bete-Saft oder einer Rohkostportion der Powerknolle leichter fallen und weniger erschöpfend sein. Davon können Leistungssportler profitieren, aber durchaus auch die eher unsportliche Bevölkerungsmehrheit sowie Senioren, die sich ihre Fitness so lange wie möglich bewahren wollen.

Schnelles Fruchtgemüse

Tomate

Als meine Mutter noch ein Kind war und in der Schule in Erwartung eines besonders verlockenden roten Apfels voll Vorfreude in eine ihr angebotene Tomate biss, spuckte sie das Fruchtfleisch sofort wieder aus. Die fünf ausgesuchten Wurzel- und Knollengemüse, mit denen wir Sie oben noch einmal genauer bekannt gemacht haben, waren auch ihr vertraut, die Tomate dagegen nicht. Das war Anfang des 20. Jahrhunderts, und meine Mutter war damals nicht die Einzige, die so reagierte. Dabei ist die Tomate eine uralte, schon vor 2000 Jahren aus Wildformen gezüchtete südamerikanische Pflanze, die die Spanier mit nach Europa gebracht hatten. Hier waren es dann wohl die Italiener, die sich etwa ab dem 16. Jahrhundert mit dem Gemüse am schnellsten angefreundet hatten.

Hierzulande betrachtete man sie noch Jahrhunderte nach ihrer »Entdeckung« mit Skepsis. Es ist ja nun wirklich so, dass das Nachtschattengewächs Tomate das Gift Solanin enthält, das aber nur in unreifen Früchten und in den Blättern und Stielen vorkommt und beim Kochen seine Toxizität sowieso verliert. Es hat also eine ganze Weile gedauert, bis der »Liebesapfel«, wie man die angeblich aphrodisierende Tomate auch einmal nannte, zu unserem meistkonsumierten (Frucht-)Gemüse wurde.

Tomatensorten gibt es zu Hunderten, vielleicht sogar zu Tausenden: große, kleine, herz- oder birnenförmige, gestreifte, goldgelbe, tiefrote, ganz dunkle und sogar solche, die auch im reifen Zustand grün bleiben. Am häufigsten werden die roten Exemplare angeboten, und das ist auch gut so.

Denn sicherlich haben Sie bereits vom Lycopinreichtum unserer beliebtesten »Gemüsefrucht« gehört. Eine ganze Reihe wissenschaftlicher Arbeiten weisen auf die positiven Auswirkungen dieses Pflanzenfarbstoffs auf das menschliche Herz-Kreislauf-System hin sowie die antioxidativen knochen- und zellschützenden Eigenschaften etwa in der Krebsprävention. Sie sollen außerdem magen- und leberfreundlich sein und der Bauchspeicheldrüse guttun. Also bringen Sie möglichst oft Tomatensoße oder -suppe auf den Tisch!

Und was gibt es Erfrischenderes, besonders im Sommer, als einen ganz einfachen Tomatensalat mit Gurken und Dill sowie klitzekleinen Zwiebelstückchen? Natürlich kommt es hierbei auf die aromatische Fülle an, die besonders bei kleinen Exemplaren wie den Kirschtomaten und ähnlichen Varianten zu schmecken ist. Auch die Dichte der gesunden Inhaltsstoffe ist oft am höchsten, je kleiner und je farbintensiver das Rot der kugelrunden oder leicht eiförmigen Früchtchen ist. Hochgezüchtete Fleischtomaten sind eher zum Füllen statt zum Pur-Genießen geeignet. Verzehren Sie Tomaten mit »Haut und Haaren«. Das heißt, machen Sie nicht die Unsitte mit, die Schale in heißem Wasser zu lösen, also die Frucht zu häuten und/oder vielleicht noch die Samen herauszukratzen. Rezepte, die darauf hinauslaufen, sind von vorgestern. Denn in Samen und Haut der Tomate sitzen nachweislich die meisten für uns gesunden Pflanzensubstanzen!

Probieren Sie doch mal alte Sorten aus wie die blutrote Berner Rose, die gestreifte

Tigerella, den leicht säuerlichen Schwarzen Prinzen. Ein echter Gaumenschmaus sind auch die schwarze, auf der Zunge zergehende Black Cherry und viele andere Varianten. Fragen Sie Ihren Gemüsehändler gezielt nach weniger bekannten Sorten, die dann meist auch die älteren sind.

PRAXISTIPP

Gerade kleine Cocktailtomaten eignen sich vorzüglich für den Anbau auf dem Balkon. Ob in Hängeampeln oder dekorativen Töpfen, sie sehen hübsch aus und schmecken besonders gut, wenn sie selbst geerntet wurden. Mit ein bisschen Zuwendung, einem windgeschützten warmen Plätzchen und ausreichenden Wassergaben sollte das problemlos gelingen.

Meiden Sie fade, viel zu früh geerntete Früchte sowie gespritzte Treibhausware. Frische und biologisch einwandfrei herangewachsene »Paradiesäpfel«, wie Tomaten auch genannt werden, sind einfach ungeschlagen köstlich und machen ihrem Namen wirklich Ehre! Und lagern Sie Tomaten bitte nicht im Kühlschrank. Obwohl sie sich dort recht lange halten, tut das weder dem Aroma noch den Inhaltsstoffen gut.

Ein echter Geschmacksverstärker

Wussten Sie, dass Tomaten natürliches Glutamat enthalten, das auch andere Speisen schmackhafter macht? Probieren Sie's aus, indem Sie Gerichten wie einer Gemüsesuppe oder -pfanne eine kleine Menge Tomatenpaste zusetzen.

Interessant ist, was Messungen ergeben haben: Danach kann sich zumindest die Lycopin-Aufnahme in unserem Körper noch vervielfachen, wenn Tomaten erhitzt werden, weil wir das Carotinoid dann wohl leichter resorbieren können. Also ist eine gute selbst gekochte Tomatensoße, aber auch einwandfrei verarbeitete Fertigware, vorzugsweise in Gläsern, durchaus gehaltvoll.

Und wenn wir schon bei den Fruchtgemüsen sind: Möchten Sie Avocados oder Zucchini missen? Wir nicht!

Avocado

Die uralte, schon Jahrhunderte vor Christi Geburt angebaute Avocado ist eigentlich – so wie die Tomate auch – gar kein richtiges Gemüse, sondern eine Beere. In ihrer Urform war sie jedenfalls nicht viel größer. Wir finden, dass der gebräuchliche Ausdruck »Fruchtgemüse« inzwischen trotzdem gut passt, und behalten ihn bei.

Die Avocado enthält viele Kalorien sowie Ballaststoffe und ist reich an ungesättigten Fettsäuren. Die Ureinwohner Südamerikas sollen sie deshalb auch »Waldbutter« genannt haben. Sie gilt wegen ihrer Serotonin befördernden Eigenschaften als Gute-Laune-Gemüse und hilft darüber hinaus gegen Hautleiden und Muskelkater.

Oder rühren Sie sich doch mal eine Maske aus dem Fruchtfleisch an. Die Haut ist nach der Anwendung schön weich und macht einen sehr gepflegten Eindruck. Avocadoöl wird nicht umsonst in Kosmetikprodukten eingesetzt.

Guacamole REZEPT

Die Avocado kann man einfach um den Kern herum halbieren und das Fruchtfleisch mit einem Esslöffel herausheben. Mit einer Gabel zerdrücken und sofort mit etwas Zitronensaft vermengen, denn es verfärbt sich sonst rasch unansehnlich bräunlich. Mit einer gepressten Knoblauchzehe und klitzekleinen Tomatenstückchen sowie nach Bedarf etwas Pfeffer und Salz mischen. Pur essen oder als leckeren Brotaufstrich verwenden.

Diese einfache Guacamole versorgt Sie mit Energie und sättigt enorm. Übrigens: Wenn Sie nur eine halbe Avocado verbrauchen wollen, dann belassen Sie den Kern in der übrig gebliebenen Hälfte, so bleibt sie länger frisch.

Die Avocado ist in rohem Zustand besonders zu empfehlen, sie macht Salatdressings, Suppen und zu wässrige Gemüsepfannen rasch sämig. Längeres Erhitzen tut ihr aber gar nicht gut, sie verliert ihren Geschmack, der sogar ins Bittere kippen kann.

Zucchini

Die vielseitig und einfach zuzubereitenden Zucchini, die einmal aus dem Speisekürbis gezüchtet wurden und in verschiedenen Formen und Farben daherkommen, sind ausgesprochen kalorienarm und bieten eine ganze Reihe gesunder Inhaltsstoffe. Sie sind ruck, zuck gedünstet, füllen gemischte Gemüsepfannen auf und machen sich in Spaghettiform ganz besonders gut. Einfach durch den Spiralschneider »nüdeln«, ein wenig Öl und Salz dazu und 2 Minuten in der Pfanne erhitzen. Eine gute Tomatensoße und ein paar Wildkräuter oder Basilikumblättchen obendrauf – und fertig! Kein Wunder, dass diese »grüne Variante« als Pasta-Alternative bei Erwachsenen wie Kindern gleichermaßen beliebt ist.

Zucchini kann man natürlich auch gut roh essen, am besten in dünne Scheiben gehobelt oder in kleine mundgerechte Stücke geschnitten. Und in einem pikant gewürzten Smoothie, ob als Soße oder Kaltschale serviert, macht sich die gurkenförmige Frucht, die wenig Eigenaroma hat, immer gut.

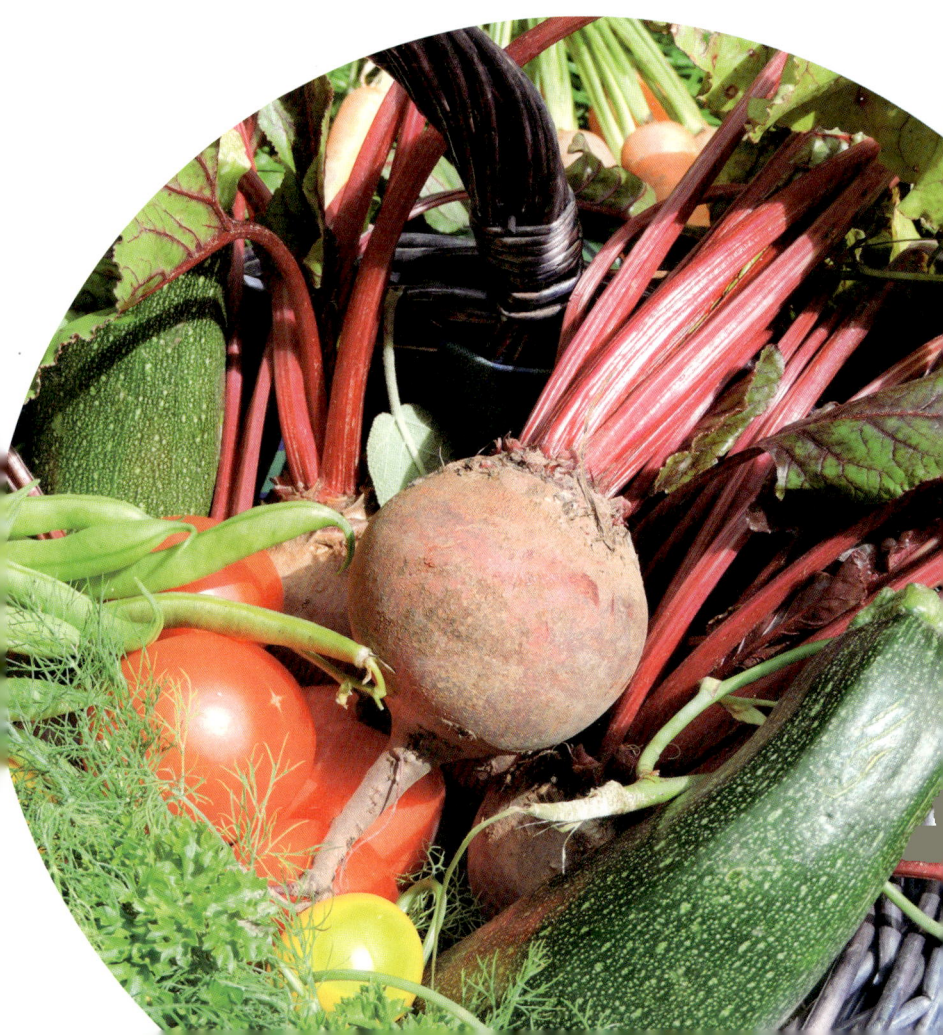

Experteninterview
mit Janet Emig

Einfach mal ausprobieren
Was kann denn passieren?
Janet Emig

Janet Emig stammt aus Nordirland und ist in Deutschland aufgewachsen. Sie studierte in Witzenhausen Agrarwirtschaft und betreibt heute in Eichenzell bei Fulda einen Gemüsehof. Zudem ist sie für die Hessische Verwaltungsstelle des UNESCO-Biosphärenreservats als landwirtschaftliche Beraterin tätig und veranstaltet Seminare, so auch zum Thema »Kochen mit alten Gemüsen«.

Frau Emig, wie sind Sie auf die alten Gemüse gekommen?
Nach meinem Studium der Agrarwirtschaft habe ich lange in Irland gearbeitet und da eigentlich auch den ersten Kontakt mit den alten Gemüsen aufgenommen, die teilweise in Irland ganz normal auf dem Speiseplan stehen. Zum Beispiel die Melde, ein typisches Blattgemüse, das wird in England oder in Irland auch noch gegessen. Oder die dankbare Steckrübe, die ist dort ein Allerweltsessen, die Iren essen sie jede Woche mindestens dreimal. Die krieg ich auf jedem Markt in allen Varianten.

Das war der Einstieg. Ich habe in Irland auf fünf Hektar auch selbst Gemüse angebaut. Als ich wieder nach Deutschland gekommen bin, habe ich viele von diesen Ideen auch nach hier mitgenommen. Ich habe dann im Chiemgau in einer Behindertengärtnerei gearbeitet. Als meine Tochter auf die Welt gekommen ist, habe ich mich mit einer kleinen Gärtnerei selbstständig gemacht und verstärkt alte Gemüse angebaut.

Was ist denn das Besondere an alten Gemüsen?
Das Besondere an alten Gemüsen ist, dass sie häufig nicht überzüchtet sind. Dass sie wesentlich resistenter gegenüber Krankheiten sind, die in anderen Bereichen, zum Beispiel in Monokulturen, immer wieder auftreten. Natürlich muss ich mir ein bisschen Gedanken machen, wie ich sie zubereite. Aber wenn man ein wenig Kreativität in der Küche entwickelt, gibt es immer eine Möglichkeit. Ich denke auch, wichtig ist der Erhalt der alten Gemüse wegen der Genvielfalt. Je mehr wir in die Hybridzüchtung gehen, umso einheitlicher wird unser Gemüse. Bei den alten Gemüsen habe ich einfach eine ganz große Geschmacksvielfalt.

Was tun Sie aktuell, damit diese alten Pflanzen bekannter werden?
Ich arbeite ja als landwirtschaftliche Beraterin und habe da den Schwerpunkt Diversifizierung. Gleichzeitig biete ich Kurse an zum Thema »Alte Gemüse, Kräuter und Neophyten«. Da halte ich zum Beispiel Vorträge, etwa bei den Landfrauen. Ich bin ganz unterschiedlich unterwegs. Vor Ort biete ich Kochkurse an zu dem Thema, weil ich bei Vorträgen festgestellt habe, dass die Leute sagen: Das ist toll und interessant, aber wir wissen nicht, was wir damit machen sol-

len. Damit war für mich der Startschuss gegeben, Workshops anzubieten zum Kennenlernen, Zubereiten und Probieren. Wenn die Leute etwas Leckeres gegessen haben, sind sie auch eher bereit, das einmal selbst auszuprobieren.

Wie sind denn so die Reaktionen? Gibt es einen Trend hin zum Natürlichen? Bei den Kräutern ist das ja offensichtlich.
(Lacht.) Bei den Kräutern ist es sehr offensichtlich, das ist dermaßen nachgefragt, gerade bei den Wildkräutern! Was kann man essen und sammeln? Beim Gemüse ist es so ein vorsichtiges Herantasten. Weil viele sagen: Wir haben nicht mehr die Zeit, es wird viel Schnelles zubereitet. Und wer hat überhaupt noch einen Gemüsegarten? Viele haben ihre Gärten in irgendwelche grünen Landschaften umgewandelt ...

... oder in so einen Einheits-Golfrasen ...
(Lacht.) Genau, Einheits-Golfrasen. Ich habe auch Angst: Denn es ist tatsächlich eine Generation Wissen verloren gegangen. Wenn man sich das mal überlegt: Unsere Großmütter haben alle noch einen Garten gehabt und Gemüse angebaut und haben versucht, übers Jahr die Familie damit zu ernähren, auch mit Einkochen und Einmachen. Als die Frauen angefangen haben, einen Beruf zu wählen, was jetzt nicht negativ gemeint ist, kam der Punkt, dass sie nicht mehr die Zeit hatten, das ganze Jahr einen solchen Haushalt durchzuhalten.

Wer hat noch Ahnung, wie milchsaures Gemüse eingemacht wird? Das ist tatsächlich Wissen, das nicht mehr weitergegeben wird und verloren geht. Ich denke mal, das kann aber auf der anderen Seite ein ganz, ganz großer Schatz sein. Und wenn man sich mit alten Gemüsen beschäftigt, mit Wildkräutern, bleibt es nicht aus, dass man sich Gedanken über Vorratshaltung macht und sich fragt: Was ist regional? Und: Was ist saisonal?

Haben Sie Lieblinge unter den alten Gemüsen, die Ihnen besonders ans Herz gewachsen sind?
Die Rote Melde ist eines meiner Lieblingsgemüse, weil ich sie vom Frühjahr an roh im Salat verwende. Ich koche Sie, ich nutze Sie zum Einwickeln von Grünkernbratlingen wie eine Kohlroulade, ich brate sie, ich fülle sie als Strudelmasse, verwende sie als Lasagnemasse, also …

Die Rote Melde ist universal einsetzbar. Absolut universal. Die mag ich halt unheimlich gerne. Es ist ein mildes Gemüse. »Melde« kommt ja von »mild«. Die wird auch bei uns in der Familie gern gegessen, ohne dass ich viel erklären muss.

Bei den Wurzelgemüsen mag ich Topinambur unheimlich gern. Man kann ihn roh wunderbar essen, auch im Frischkornmüsli, einfach frisch reingerieben, eine ganz tolle Geschichte. Im Rohkostsalat oder gekocht, püriert, gebraten.

Mit Topinambur kann man wirklich so viel machen.
Der ist einfach so vielseitig. Er ist zudem noch ganz gesund. Das ist ein mageres Gemüse, es ist für Diabetiker wunderbar geeignet.

Die Haferwurzel hab ich auch recht gern. Das ist ja eine zweijährige Pflanze. Im ersten Jahr im Frühjahr kann ich die Blätter als Blattgemüse verwenden, und im Herbst kann ich die Wurzel ernten. Ich kann sie braten, dünsten, ich kann sie roh essen. Sie ist jedoch faseriger als zum Beispiel die Schwarzwurzel. Aber gekocht ist sie eine tolle Sache, und dann kann ich sie immer noch abkühlen lassen und in den Salat schneiden.

Wenn Sie Leute beraten sollten, die sich einen Garten anlegen möchten und ganz neu einsteigen wollen: Welches alte Gemüse ist Ihrer Meinung nach besonders pflegeleicht und auch ertragreich?

Was wirklich einfach ist und was ich nur jedem empfehlen kann, ist zum Beispiel die Melde. Da reicht manchmal schon *eine* Pflanze zum Einsteigen. Und was das Schöne ist: Ich ernte ja nicht die ganze Pflanze, sondern ich pflücke mir die Blätter nach und nach ab. Das heißt, ich hab den ganzen Sommer über die Möglichkeit, was abzuernten und was auszuprobieren.

Und sie hat nahezu keinen Anspruch an den Boden. Sie wächst überall. Von daher ist das eine Pflanze, bei der man eigentlich nichts falsch machen kann, eine richtig gute Einsteigerpflanze. Was die Wurzelgemüse mögen, ist ein lockerer, tiefgründiger Boden. Im Hochbeet geht's fast immer. Einfach mal ausprobieren! Was kann denn passieren? Dass es nicht gleich funktioniert, aber ansonsten kann doch nichts Schreckliches passieren.

Da haben Sie auch wieder recht.

Man muss einfach nur mutig sein. Wer eine Möhre säen kann, kann auch eine Pastinake oder Petersilienwurzel säen.

Also einfach rangehen. Machen. Tun.

Das Einzige, worauf man ein bisschen aufpassen muss, wenn man Mangold im Garten hat: Die Rote Bete nicht daneben und auch nicht danach. Die beiden mögen das nämlich nicht. Das sind beides Pflanzen, die aus derselben Speiserübe entstanden sind. Lieber auseinander setzen.

»Schlagen« die alten Gemüse eigentlich die Zuchtsorten? Oder sind sie einfach »nur« gut, weil sie die Palette vergrößern?

Die alten Gemüse sind einfach gut, weil sie die Palette vergrößern. Es ist so wie mit allen Sachen: Wenn ich nur eine esse, dann hab ich halt auch eine Unterversorgung bei vielen anderen Nährstoffen, Vitaminen und Mineralien. Wobei die Alten, was den Gehalt angeht, sicherlich unverfälschter sind.

Was für die Leserinnen und Leser sehr interessant sein dürfte: Woher bekommen Sie das Saatgut? Wohin kann man sich wenden?

Der »Dreschflegel« ist eine ganz tolle Sache. Die geben eine ganze Menge raus, was das Saatgut angeht. Dann gibt es den »VEN«. Das ist ein Zusammenschluss von vielen Landwirten und Hobbygärtnern, die Patenschaften von einzelnen Pflanzen verteilen. Und wenn man eine Patenschaft übernommen hat, dann kümmert man sich ganz besonders um diese Pflanze. Man baut sie in seinem Garten an, man gibt das Saatgut weiter. Das ist so dieser Punkt, dass man sagt: Mir liegt jetzt eine Pflanze besonders am Herzen wie mir die Rote Melde. Nun möchte ich die auch weitergeben.

Wir haben ja gerade eine Renaissance dieser alten Nutzpflanzen zu verzeichnen. Man kann sie in immer mehr Geschäften kaufen. Und auch in guten Restaurants traut man sich an diese Gemüse immer öfter heran und erkennt, wie gut sie schmecken können. Wir kennen wieder Pastinake, Steckrübe, Mangold und andere. Doch gibt es Ihrer Meinung noch weitere alte Gemüse, die sich bereits in der Warteschleife befinden und nur darauf warten, wiederentdeckt zu werden?

Da gibt es solche Sorten wie den Knollenziest. In Frankreich sind die alten Gemüse in der Küche wesentlich stärker verbreitet. Da haben sich Spitzenköche zusammengeschlossen, die die alten Gemüse in der Feinschmeckerküche bekannt machen wollen. Und wenn man mal in die Richtung schaut, kann man eigentlich sehen, was da kommt. Da werden wohl solche Geschichten wie die unterschiedlichen Varietäten der Speiserüben wiederkommen.

Wir haben jetzt im Moment so eine Entwicklung, dass die Leute sich besinnen: Was kommt aus unserer Region? Was ist ehrlich, was hat keine weiten Wege? Ich glaube, das ist eine Chance auch für unsere alten Gemüse, dass die wieder Fuß fassen und wesentlich stärker verbreitet werden und auch wieder Einzug in die Küchen halten – daheim und im Restaurant.

Was wächst bei uns vom Frühjahr an übers Jahr gesehen?
Der Mangold ist zweijährig. Wenn ich den richtig geerntet habe im Vorjahr, hab ich ganz früh im Frühjahr die ersten jungen Blätter vom Mangold, das heißt, ich habe schon wieder ein wunderbares Blattgemüse. Wenn ich den Stielmangold habe, hab ich den Stiel sogar auch noch dabei, den kann ich als Spargelersatz wunderbar dünsten und ansetzen.

Was heißt richtig geerntet?
Viele ernten die gesamte Pflanze so richtig am Boden ab. Doch eigentlich schneidet man nur seitlich die Stängel weg und lässt das Herz stehen. Und das zieht sich im Winter zurück, aber treibt im Frühjahr wieder aus. So habe ich im frühen Frühjahr des zweiten Jahres tatsächlich noch einmal Gemüse.

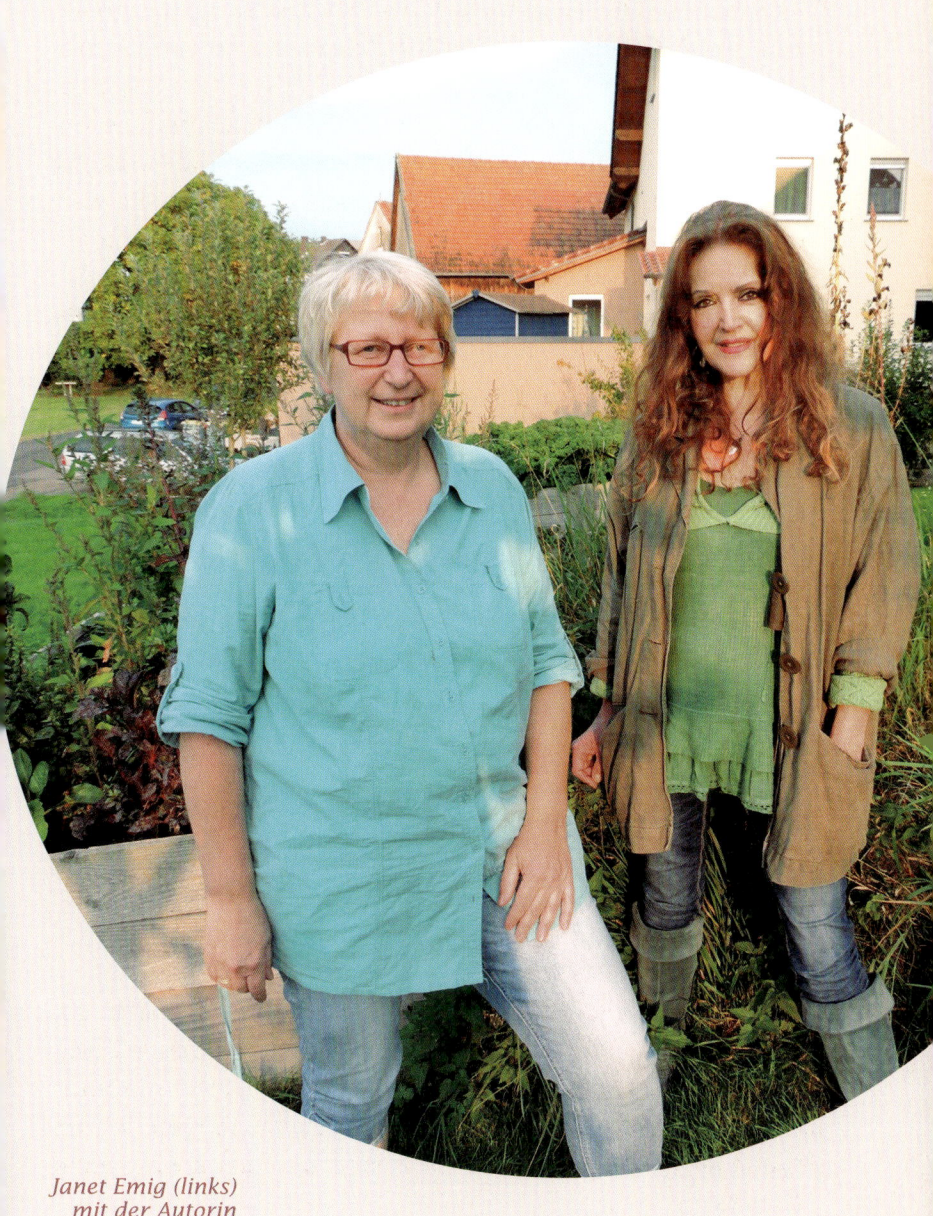

Janet Emig (links)
mit der Autorin

Klar, wenn ich mal so durch die Wildkräuterküche gehe, hab ich ein ganz breites Angebot. Das fängt mit der Brennnessel an, geht über den Giersch ...

Die Kräuter sind ja vom zeitigen Frühjahr bis in den späten Herbst hinein gut nutzbar ...

... und gehören ja tatsächlich auch zu den alten Gemüsen, weil sie früher wesentlich bewusster und intensiver gegessen worden sind als heute. Heute ist das so ein neuer Trend: Wir gehen mal an die Wildkräuter, wir machen Wildkräuterküche. Aber man kann sie nicht wirklich von den alten Gemüsen trennen. Hier in der Rhön haben die Leute Brennnesseln und Schlangenknöterich gegessen. Das war Frühjahrsgemüse, das wusste jede Frau. Sie ist hinausgegangen und hat den Schlangenknöterich geerntet. Das sind große Blätter, die ganz früh in der Wiese stehen. Die kann ich ernten.

Das hat mir noch mein Vater erzählt. Auch die Kinder wurden nach draußen geschickt und haben diese Blätter gesammelt. Die kamen dann in einen großen Topf und ergaben einen wunderbaren Spinatersatz.

Genau. Und im Frühjahr zehre ich immer noch von meinem eingelagerten Wintergemüse. Dann kommen ja schon die ersten Salate. Und dann Zucchini, Tomaten, auch wenn die ursprünglich nicht von hier stammen. Es gibt nun mal viele Gemüse, die von weit her kommen und mittlerweile auch auf unserem Speiseplan stehen. Wenn wir mal ganz hart sind, dann gehört auch die Kartoffel zu den Neophyten. Aber sie alle gehören mittlerweile auf unseren Speiseplan, und das ist ja auch in Ordnung.

Und dann kommt der Herbst schon mit reicher Ernte ...
... mit all den Wurzelgemüsen, die man dann ernten kann. Eigentlich brauchen wir nicht viel aus dem Ausland.

Gibt es bei den alten Gemüsen besonders empfehlenswerte Sorten? Sollte man da auf irgendetwas achten oder einfach nur froh sein, wenn man sie auf dem Markt entdeckt?
Ich denke mal, wir sind an dem Punkt, dass wir, wenn wir was entdecken, einfach froh sind, dass wir sie haben. Wenn ich mal überlege, beim Topinambur gibt es zweihundert unterschiedliche Sorten. Doch ich muss schon froh sein, wenn ich auf dem Markt überhaupt *eine* sehe. Oft gibt es nur einen, der sie anbietet.

Oder im Biomarkt, da gibt es sie vielleicht noch eher.
Ja. Und wenn ich unterwegs bin, ich bin ja noch in einem Gartenstammtisch, dann gucke ich immer in die Gärten und frage: Was hast denn du da für einen Topinambur? Blüht deiner früh oder blüht deiner spät? Viele haben ihn ja nur als Zierpflanze im Garten. Dann buddele ich die Knollen aus und nehme mir ein paar mit ...

Eine abschließende Frage, Frau Emig. Gibt es noch etwas, was Sie all den Menschen raten, die gerade die alten wiederentdeckten Gemüsearten nutzen möchten oder bei sich anbauen wollen?
Probiert es aus! Einfach mutig sein! Ihr werdet staunen, was alles möglich ist.

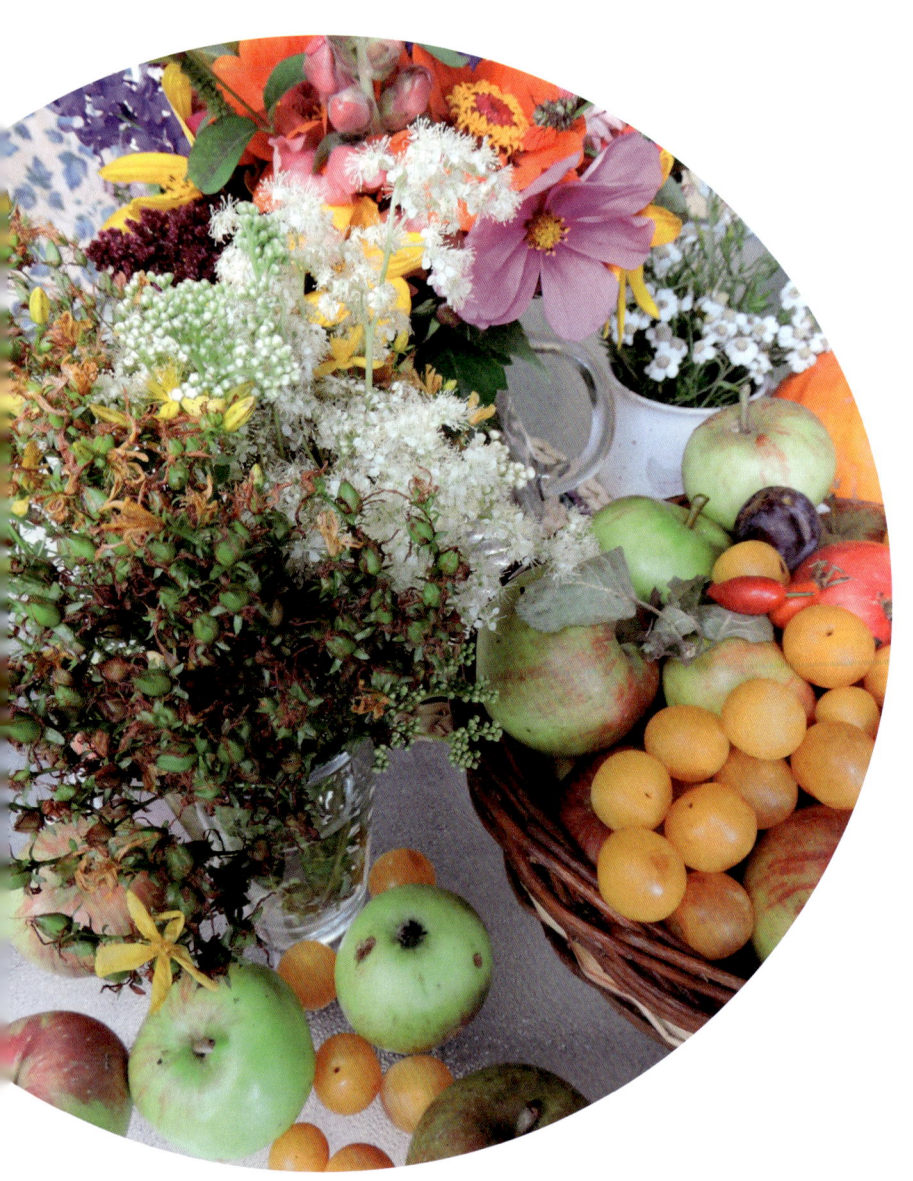

Kapitel 4

So bunt, so saftig, so gesund – heimische Früchte von Bäumen und Sträuchern

In meiner Kindheit war es für mich eine Selbstverständlichkeit, im Sommer oder Herbst Früchte aller Art in unserem Garten vorzufinden. Selbstgepflückte Erdbeeren, die endlich nicht mehr grün, sondern einladend rot unter den Blättern hervorlugten, wurden sofort heimlich in den Mund gesteckt. Das war eigentlich verboten, aber es gab viele Reihen davon, sodass der »Mundraub« den Erwachsenen nicht gleich auffiel. Später sammelte die ganze Familie schüsselweise Himbeeren, Rote und Schwarze Johannisbeeren sowie Stachelbeeren, die gerade im überreifen Zustand unvergleichlich köstlich schmeckten. Hinzu kamen Quitten, Pflaumen, Zwetschgen, Mirabellen, Reneclauden und natürlich verschiedene alte Apfelsorten, die man dankbar verwertete und deren Namen alle genau kannten. Es herrschte betriebsame Hektik in der Einmachküche, und der Keller quoll schließlich über von Einmachgläsern und Tontöpfen aller Art. Für unsere Familie war der Früchtesegen überreichlich, und so wurden auch Nachbarn zum Ernten und Verkosten eingeladen. Trotzdem blieb auch noch genug übrig für die Tiere, die einen naturnahen Garten gern bevölkern.

Das alles ist noch gar nicht so lange her, aber heutzutage, zumal im Stadtbereich, eher eine Seltenheit. Die Verfügbarkeit vieler Obstarten ist für uns mittlerweile so selbstverständlich geworden, dass ihre inneren Qualitäten in aller Regel gar nicht mehr wahrgenommen werden. Das ist schade. Früchte liegen zuhauf auf Wochen- und in Supermärkten in den Etageren, und kaum jemand denkt darüber nach, dass wir angesichts solcher Fülle einfach nur dankbar sein müssten. Heimisches Obst kann köstlich sein, aber auch viele »Exoten«, die uns aus Übersee erreichen, wie Zitrusfrüchte, Mangos, Papayas, Bananen & Co., sind gesund, da oft sehr gehaltvoll. Biologisch erzeugtes Obst, bei dessen Produktion im Vergleich zu konventioneller Ware viel Wert auf unbedenkliche Antischädlingsmittel gelegt wird, ist auch unter den Südfrüchten vorhanden.

Die Vielfalt all dieser leckeren Nahrungsmittel und ihrer zahlreichen Inhaltsstoffe ist durch die Wiederentdeckung vor allem hiesiger alter Arten und Sorten noch erweitert worden. Dies ist wie gesagt nicht nur für unsere Geschmacksnerven, sondern auch für unsere Gesundheit eine richtig gute Nachricht. Und damit sind wir schon, was sowohl die Popularität als auch den gesundheitlichen Wert angeht, bei *dem* hiesigen Kernobst überhaupt: dem Apfel.

Der Apfel und der Weg zurück ins Paradies

Was wäre unsere christliche Schöpfungsgeschichte ohne den Sündenfall, der mithilfe des »bösen« Apfels verursacht wurde? Oder waren es doch eher die Verführungskünste der »bösen« Eva? Dabei ist es bis heute gar nicht ganz klar, ob die in der Bibel genannte Paradiesfrucht wirklich ein Apfel war. Jedenfalls heißt die Übersetzung des lateinischen Gattungsnamen *malus* nichts anderes als »böse«.

Wie der Apfel als Mittel zum bösen Zweck missbraucht wurde, kommt in dem auch heute noch gebräuchlichen Ausdruck »Zankapfel« zum Ausdruck. Die Frucht steht zwar auch hier im übertragenen Sinne für etwas Wertvolles, das man in seinen Besitz bringen will, wird aber aus ebendiesem Grund auch zum Stein des Anstoßes, der zu Missgunst und Zerwürfnis und im Idealfall dann wieder zur Einigung führt.

So macht schon Eris in der griechischen Mythologie ihrem Ruf als Göttin des Streits und der Zwietracht alle Ehre, als sie bei einer Hochzeit einen goldenen Apfel mit der Aufschrift »Für die Schönste« unter die Göttinnen wirft. Paris, ein trojanischer Königssohn, soll es schließlich richten. Und er übergibt ihn Aphrodite, die ihm dafür als Gegenleistung die schöne Helena versprochen hat – was bekanntlich im Endeffekt zu jeder Menge Ärger führt und schließlich im Trojanischen Krieg gipfelt.

Dabei ist der Apfel ein uraltes, zunächst positiv besetztes Symbol, das die Kulturgeschichte der Menschheit bis in graue Vorzeiten durchzieht. Fast immer geht es um lebendige Fülle und Fruchtbarkeit, aber auch um Macht, Reichtum, Begehren und Erlösung. Kaum eine andere Frucht hat so viele Facetten.

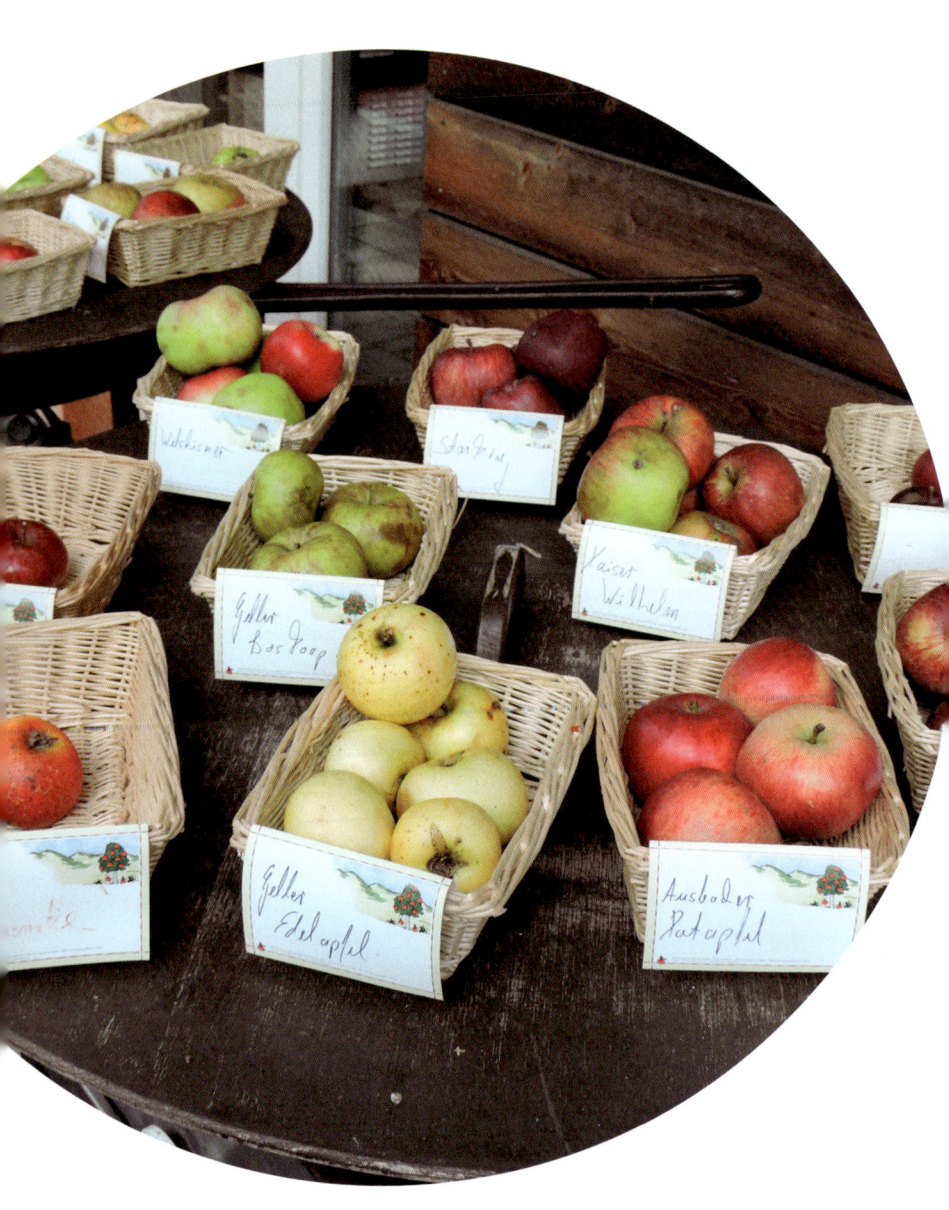

Schon die Kelten verehrten demnach den Apfelbaum und assoziierten besonders die rotbackigen Äpfel mit Liebe und Sexualität. Und an diese Tradition hält sich auch Goethe, wenn er Faust in der Walpurgisnacht eindeutig-zweideutig sagen lässt (*Faust 1*, 4128 ff.):

> *Einst hatt ich einen schönen Traum;*
> *Da sah ich einen Apfelbaum,*
> *Zwei schöne Äpfel glänzten dran,*
> *Sie reizten mich, ich stieg hinan.*

»Die Schöne« kokettiert daraufhin:

> *Der Äpfelchen begehrt ihr sehr,*
> *Und schon vom Paradiese her.*
> *Von Freuden fühl ich mich bewegt,*
> *Dass auch mein Garten solche trägt.*

Zwar bemüht man die Frucht auch heute noch gern, um die Form wohlgeformter weiblicher Brüste zu beschreiben, doch wird der Baum als Ganzes schon sehr früh auch mit dem männlichen Prinzip verknüpft. Im »Hohelied Salomos« (2, 3), das im 1. Jahrtausend vor Christi Geburt entstanden sein dürfte, heißt es:

> *Wie ein Apfelbaum unter den Bäumen des Wal-*
> *des, so ist mein Liebster unter allen anderen*
> *Männern. In seinem Schatten möchte ich aus-*
> *ruhn und seine Früchte genießen.*

Und war es nicht der ekstatische Genießergott Dyonysos, der den Apfelbaum gar »erfunden« haben soll?

In fast allen alten Kulturen spielt das Motiv des magischen Baums mit den begehrten »Goldenen Äpfeln«, die für Jugend, Leben, Wiedergeburt und Vollkommenheit schlechthin standen, eine besondere Rolle. Man denke an die Gemahlin des griechischen Göttervaters Zeus, Hera, und ihre goldenen Äpfel im Garten der Hesperiden, die von dem schrecklichen Drachen Ladon bewacht wurden. Oder an die nordische Göttin Idun, die als Hüterin der Goldenen Äpfel, welche auch hier den Göttern ewige Jugend und damit Unsterblichkeit garantierten, eine staatstragende Rolle innehatte.

Wussten Sie, dass auch das sagenumwobene »Avalon«, in das König Arthur als mythische Herrschergestalt keltischen Ursprungs am Ende seines Lebens entschwindet, auf das indogermanische *aballo* für »Apfel(baum)« zurückgeht?

Ob in Verbindung mit Aphrodite, Venus, Demeter oder der mesopotamischen Ischtar und all den anderen mythischen Götter- und Sagengestalten, der Apfel hat eine kulturhistorische Präsenz wie keine andere Obstart. Und die kann er nur erlangt haben, weil er auch im wirklichen Leben über lange Zeit als etwas Besonderes galt. Da spielt es eher eine untergeordnete Rolle, wenn man sich in der Wissenschaft nicht ganz einig ist, ob es sich zumindest bei den goldenen Äpfeln vielleicht nicht doch um andere runde Früchte handeln könnte.

Und Hand aufs Herz: Können Sie sich »Schneewittchen« etwa ohne den vergifteten Apfel vorstellen? Und das ist nicht das einzige Grimm'sche Märchen, dessen Symbolik sich um diese vielzitierte Frucht rankt! Oder was wäre Friedrich von Schillers »Wilhelm Tell« ohne den dramatischen Apfelschuss? Die Symbolkraft des Apfels spiegelt sich auch in anderen Kunstformen wider: in Kinder- und Volksliedern, auf

Gemälden, in Redensarten, ja sogar in Form einer histori-
schen Herrschaftsinsignie, nämlich des sogenannten Reichs-
apfels, der zugleich auf die Weltkugel verweist.

Na, so was ...

Ich war als kleines Kind fasziniert von den wunderschönen
runden Apfelscheiben, die mein Lieblingsonkel mit dem Messer zauberte: Sie trugen in ihrer Mitte einen Stern mit fünf
Spitzen. Ich weiß, dass es noch heute Menschen gibt, die darin ein Pentagramm sehen, das für die Elemente Erde, Luft, Feu-
er, Wasser und den alles umspannenden Geist steht. Auch soll
es durchaus noch »moderne Hexen« geben, die mit einem
Zauberstab aus Apfelholz einen Apfel mit einem Heilzauber
belegen, der dann nach Genuss seine Wirkung im Organismus
entfalten soll. Wer's glaubt ...

Man könnte diese Liste noch eine ganze Weile fortsetzen.
Doch nicht nur den Göttinnen der Liebe und Fruchtbarkeit
drückte man in Abbildungen entweder die Frucht selbst beziehungsweise einen Apfelzweig in die Hand oder stellte
ihnen Körbe voller Äpfel zur Seite. Noch in *Peterchens Mond-
fahrt* aus der Feder des Gerdt von Bassewitz, das als Mär-
chenspiel 1912 uraufgeführt und in den fünfziger Jahren
desselben, noch gar nicht so lange vergangenen Jahrhunderts verfilmt wurde, bringt die Mutter ihren beiden Kindern jeweils ein Körbchen mit Äpfeln ins Zimmer – was von
diesen freudig entgegengenommen wird. Stellen Sie sich
das mal heute vor.

  Die Zeiten haben sich gewandelt, und nicht nur wir,
sondern schon unsere Kinder werden von Werbestrategen
der Süßwarenindustrie wider besseres Wissen kontinuier-

lich ins Visier genommen. Da finde ich es richtig lobenswert, wenn etwa Grundschulen an ihre Schülerinnen und Schüler in der Pause (gesponserte) gesunde Äpfel verteilen und die Kids damit vielleicht wieder auf den Geschmack bringen!

Es ist auch noch gar nicht so lange her, dass man zu Weihnachten statt glänzender Kugeln rotbackige Äpfel an die Tannenzweige des Christbaums hängte und damit im tiefen Winter auf die neu erwachende Fruchtbarkeit im folgenden Jahr verwies. Natürlich wurden die Äpfelchen, die allein schon von der Größe her noch wenig mit unseren großen schweren Supermarktfrüchten zu tun hatten, nach und nach weggenascht.

Ob die Attribute »rund und gesund« bei Menschen zusammengehören, sei einmal dahingestellt, aber bei einem urigen Apfel trifft diese Wortkombi wirklich zu. Es wird spannend, wenn man von all den gesundheitlichen Wirkungen hört und liest, die vom Apfel ausgehen sollen. Dass ein Apfel Vitamine hat, ist für die meisten Menschen wahrlich nichts Neues: verschiedene B-Vitamine etwa, die Vitamine C und E sowie das Provitamin A und Folsäure. Doch auch sein Mineralstoff-Portfolio kann sich sehen lassen: Spuren- und Mengenelemente wie Kalium, Eisen, Magnesium, Phosphor und zahlreiche weitere. Dass sich im Kerngehäuse Jod versteckt, dürfte sich inzwischen herumgesprochen haben.

Fruchtsäuren und ätherische Öle wirken verdauungsfördernd und entzündungshemmend. Hinzu kommen viele bioaktive sekundäre Pflanzenstoffe. So machen die antioxidativen Eigenschaften der Carotinoide und Katechine im Apfel Krebszellen offenbar schwer zu schaffen. Auch weisen verschiedene Studien darauf hin, dass im Apfel enthaltene Kohlenhydrate wie die Fructo-Oligosaccharide wirkungsvoll

Darmkrebszellen abtöten können, und das ganz bestimmt nicht nur im Laborversuch. Sie seien damit effizienter als herkömmliche chemische Keulen, die ja nach wie vor leider auch gleich gesunde Zellen mit eliminieren. Ballaststoffe wie die Pektine senken den Cholesterinspiegel, binden Schadstoffe, darunter auch Schwermetalle, und »putzen« so den Darm. Sie sind sicher einer der Gründe dafür, dass man bei Magen-Darm-Problemen schon in meiner Kindheit als wirkungsvolles Hausmittel ein frisch »geriebenes Äpfelchen« bekam und in aller Regel gut vertrug.

Wissenschaftliche Arbeiten verweisen zudem auf die positiven Wirkungen gesunder, also nicht nur süß und fade schmeckender Äpfel auf unsere Blutzellen und die gerade in den westlichen Industrienationen weitverbreiteten Herz-Kreislauf-Krankheiten, Bronchial- und Lungenprobleme sowie degenerative Knochen- und Gehirnerkrankungen wie Alzheimer.

PRAXISTIPP

Essen Sie naturbelassene Bio-Äpfel möglichst roh, denn in verarbeiteter Form, ob als Saft oder gekochtes Mus, geht ein Großteil der heilsamen Substanzen verloren. Gerade unbehandelte altbewährte Apfelsorten müssen Sie wirklich nicht schälen. Abwaschen und ordentlich abreiben genügt, schließlich sitzen die allermeisten gesundheitlich förderlichen Substanzen in und unter der Schale!

Mein Vater, der immerhin fast hundert Jahre alt geworden ist, ging nie ohne einen direkt vom Baum gepflückten Apfel und ein Butterbrot wandern. Er wusste um die durstlöschenden und energiespendenden Eigenschaften dieser Frucht, deren ätherische Öle, anregende Fruchtsäuren und Aromastoffe sie zum idealen Snack machen. Und ich weiß heute, wie gut sich Äpfel schon in einem morgendlichen Smoothie genießen lassen.

Apfelsmoothie

Was Sie brauchen

2 Boskoop
2 Goldparmänen
1 Kaiser Wilhelm
1 Banane
1–2 Hände voll Wildkräuter oder kultivierte grüne Blätter
1–2 Gläser à 0,2 l Apfelsaft oder Wasser
1 Schuss Apfeldicksaft nach Belieben

Wie Sie vorgehen

Einfacher geht's kaum. Waschen Sie die Äpfel (wahlweise können Sie andere möglichst ältere Apfelsorten nehmen, die Sie mögen), und reiben Sie die Schale ab. Schneiden Sie jeden Apfel in Viertel. Schälen Sie die Banane, und geben Sie alle Früchte zusammen mit dem Grünzeug in den Mixer. Flüssigkeit dazu, durchmixen, abschmecken – und fertig!

Es gibt Früh- und auch Spätapfelsorten, die einen vom Sommer bis tief in den Herbst hinein mit frischen Früchten verwöhnen. Besonders saftige Mostäpfel werden zu Saft verarbeitet. Und auch wenn der letzte Lagerapfel – wie etwa der kleine hochrote Krampus – im Winter aufgegessen ist, bleibt immer noch der Gang zum Obsthändler, der heutzutage das ganze Jahr über Äpfel in seinem Sortiment führt.

Groben Schätzungen zufolge gibt es mehrere Tausend Apfelsorten auf der Welt, bei uns wachsen immerhin noch –

je nach Schätzung – zwischen 1000 und 2000, im Supermarkt und sogar von vielen Obsthändlern angeboten werden aber nur noch überschaubar wenige. Und das, obwohl diese Frucht von allen Obstarten auch heute noch von uns Deutschen im Durchschnitt am liebsten und auch am meisten verkonsumiert wird. Dabei stellt der Apfel kaum Ansprüche an Klima und Bodenbeschaffenheit. Schließlich gehört er zu den ältesten kultivierten Obstarten überhaupt.

Als Wildform wuchs er wohl schon in grauer Vorzeit in Südostasien. Diese uralten Äpfelchen muss man sich im Vergleich zu den heutigen Sorten winzig, etwa wie kleine Beeren vorstellen. Und sie waren für unseren modernen Geschmack wahrscheinlich extrem sauer. Dafür dürften sie aber vor wertvollen Inhaltsstoffen nur so gestrotzt haben! Noch die Römer stuften übrigens die alten wilden Früchte der Germanen im Vergleich zu ihren eigenen damals bereits angebauten Sorten als wenig schmackhaft ein. Doch ebendiese alten Äpfel hatten es in sich. In einem großangelegten Vergleich der bioaktiven Stoffe mehrerer Hundert alter Wildapfelsorten mit den heute gängigen Kulturäpfeln, den man 2003 in den USA durchführte, kam klar heraus: Die robusten Wilden waren den kultivierten Zahmen in Hinblick auf ihre »inneren Werte« deutlich überlegen.

Als weit vorn liegender und damit unangefochtener Testsieger entpuppte sich ein Apfel oder besser gesagt ein winziges Äpfelchen, das man heute noch in Nepal findet und das dort in abgelegenen Gegenden immer noch gesammelt wird. Es trägt den Namen »Malus sikkimensis« und ist kleiner als eine Rosine! Dafür hat es aber ungefähr hundertmal mehr an gesunderhaltenden Substanzen als jene Äpfel zu bieten, die wie etwa der Golden Delicious heute weltweit am meisten verkauft werden. Sie können sich selbst ausmalen, was das für unsere Gesundheit bedeuten mag.[6]

Als Vorfahre unseres heutigen Kulturapfels gilt allerdings der »Altai-Apfel« oder Malus sieversii, eine ursprünglich aus dem asiatischen Raum stammende Wildart, die heute noch in Kasachstan vorkommt, wo auch interessanterweise einmal uralte Handelsstraßen vorbeiführten. Selbst Alexander der Große, der hier im 4. vorchristlichen Jahrhundert auf seinem Feldzug gegen die Perser vorbeikam, hatte wohl einen Narren an diesen süßen, recht großen Früchten gefressen. Immerhin ließ er sie nach Griechenland bringen, von wo aus sie nach Rom und im Laufe der Zeit ihre Reise um die Welt antraten.

Um 400 n.Chr. hatte sich diese Frucht über große Entfernungen hinweg in zahlreichen damaligen Gärten etabliert und eingekreuzt. Doch die Sache hatte einen Haken. Denn leider waren gerade diese Äpfel lange nicht so gehaltvoll wie andere alte Wildsorten. Selbst unser heimischer Urahn, der kleine feste Holzapfel, soll den süßen runden Usurpator hinsichtlich der urgesunden Inhaltsstoffe um 100 Prozent übertroffen haben.

Schon bei den Pharaonen hoch im Kurs

Im Zuge archäologischer Ausgrabungen stieß man schon in prähistorischen Siedlungen auf verkohlte Fruchtreste des Apfels. Die ältesten in Deutschland zutage beförderten Funde schätzt man auf 6000 Jahre. Auch in alten Pharaonengräbern fand man mumifizierte Äpfel.

6   Vgl. Jo Robinson, a.a.O., S. 216f.

Doch egal, ob unsere heute erhältlichen Äpfel nun auf den bei uns einmal heimischen alten Wilden, den Holzapfel (Malus sylvestris), oder den asiatischen Malus sieversii zurückgehen: Es waren im Laufe der Jahrhunderte unglaublich zahlreiche und nicht mehr genau zurückzuverfolgende, auch klima- und bodenbedingte Zufallskreuzungen nötig, um die Sortenvielfalt hervorzubringen, deren sich dann frühe Obstzüchter nach und nach annahmen und die dann wiederum ihrerseits zu den Früchten führte, die jene Urpomologen zur Reife brachten.

Vor mehr als 2000 Jahren waren es – nach den ersten Anfängen des kultivierten Obstanbaus im Reich der Perser – besonders die Römer, die es bereits früh verstanden, wie man Äpfel kultiviert und veredelt. Auf ihren Feldzügen brachten sie von Südeuropa aus verschiedene dieser Sorten nach Mitteleuropa. Später kümmerte man sich besonders in den mittelalterlichen Klöstern um den Apfelanbau, der übrigens von Karl dem Großen maßgeblich gefördert wurde. So verbreiten sich schon im 12. Jahrhundert alte Sorten wie der Borsdorfer oder die Graue Renette.

Unsere heute bekannten Apfelsorten sind oft nicht viel älter als 100 oder 200 Jahre. Sie entstanden aus Zufallssämlingen, die man in Richtung Aussehen, Süßigkeit und Ertrag weiterzüchtete. Und das ging irgendwann zulasten der ursprünglich sehr breiten Palette primärer und sekundärer Pflanzenstoffe.

Die sogenannten »alten Sorten« weisen im Gegensatz zu den gängigen überkultivierten Sorten, die man in jedem Supermarkt bekommt, oft noch deutlich mehr dieser gesunden Inhaltsstoffe auf (siehe auch das Interview mit Jürgen Krenzer). Aber das muss nicht auf alle zutreffen. Denn lange nicht sämtliche altbewährten Sorten konnten bislang untersucht und bewertet werden. Sicher gibt es hier Unterschiede. Doch allein schon die große Vielfalt der unterschiedlichsten Aromen und der damit verbundene sensorische Lustgewinn macht es so wünschenswert, die Existenz dieser alten Apfelbäume zu erhalten und damit in die Zukunft zu retten. Hier gibt es für Verbände und Datenbanken noch eine Menge zu tun.

PRAXISTIPP

Tun Sie Ihrem Körper doch mal was Gutes, und planen Sie einen gesunden Apfeltag ein. Viel brauchen Sie dazu nicht, eben nur Äpfel, eine unbehandelte Zitrone, eine Handvoll Haferflocken und einen guten naturtrüben Apfelsaft. Von Letzterem trinken Sie gleich morgens 1–2 Gläser, gemischt mit Zitronensaft. Schütten Sie ihn jedoch nicht aus lauter Zeitmangel hinunter, sondern trinken Sie langsam, schluckweise und mit Genuss.

Im Laufe des Vormittags essen Sie 1–2 Äpfel, natürlich mit Schale. Gut kauen ist wichtig! Zum Mittagessen gönnen Sie sich eine leckere Apfelkaltschale: Geben Sie 2 Äpfel, ein bisschen Zitronenschale, Haferflocken und Wasser in einen Mixer, und füllen Sie die sämige Masse anschließend in einen hübschen tiefen Suppenteller. Als Dekor bieten sich zwei dünne Apfelschnitze an.

Am Nachmittag brühen Sie sich einen Tee aus frischen Apfelstücken, den Sie mindestens 10 Minuten ziehen lassen. Die Apfelwürfel können Sie anschließend herauslöffeln und den eventuell mit etwas Honig gesüßten Tee langsam trinken.

Als Abendessen gibt es frisch auf einer Glasreibe geriebenes Apfelmus, vielleicht mit ein paar darübergestreuten Blütenpollen.

Die nicht nur für Laien beinahe unüberschaubar zahlreichen alten Sorten tragen zum Teil fantasievolle oder ungewöhnliche Namen. So gibt es den als widerstandsfähig geltenden Winterbananenapfel, die betörend duftende Signe Tillisch, eine als »hochfein« beschriebene Liebhabersorte, den Schnabelsapfel oder Glucker, den man auch gut zu Most verarbeiten kann. Da ist die so attraktive wie robuste Rote Sternrenette oder auch die als geschmacklich überragend beschriebene Granatrenette (auch »Ribston Pepping« genannt). Als »kulinarische Granate« gilt manchem auch die fein-aromatische Ananasrenette, nicht zu vergessen die schon 1204 entstandene Goldparmäne, der gesunde hübsche Kaiser Wilhelm, der geschmacklich vollmundige Freiherr von Berlepsch und viele andere mehr. Eine sichere Bank ist übrigens immer der altbekannte gute Boskoop, der aufgrund seiner zahlreichen gesunden Inhaltsstoffe so manche andere Sorte in den Schatten stellt.

Doch Entwarnung ist noch nicht angesagt: Nach wie vor sind unsere alten Sorten und Streuobstbestände gefährdet. Zwar gibt es noch immer eine große Zahl alter Apfelsorten, doch sind diese in der öffentlichen Wahrnehmung noch lange nicht präsent genug. Aber es gibt den vielzitierten Lichtstreif am Horizont. Denn es tut sich etwas.

Wie schön, dass es inzwischen immer mehr interessierte Gruppen und Initiativen gibt, die sich über unser Land verstreut mit den alten, oft regionalen Apfel- und auch Birnensorten beschäftigen, diese kartieren und zu bestimmen versuchen.

So werden von verschiedenen Landesgruppen des deutschen Pomologen-Vereins familienfreundliche Apfelmärkte organisiert, regionale Lokalsorten des Jahres öffentlich vorgestellt, »Obstwiesen-Wanderungen« angeboten und »Runde Tische« zu alten Apfelsorten eingerichtet. Es werden Tagungen und Seminare veranstaltet sowie andere Events mehr. All dies sind gute Informationsquellen, die Sie als Verbraucher nutzen sollten. Man erfährt dort unter anderem die Adressen von im näheren Umkreis gelegenen Obsthöfen, die sich auf alte Sorten spezialisiert haben.

Nur so kann man seine Mitmenschen begeistern und mit ins Boot holen. Auch unser Interviewpartner gehört zu diesen Vorreitern, deren Beispiel allmählich Kreise zieht.

Es ist ein großer Genuss, ohne Reue in einen saftigen aromatischen Apfel zu beißen, der einen auch noch mit einer Vielzahl gesund erhaltender und heilender Inhaltsstoffe versorgt. Doch um Pilzkrankheiten und Parasiten abzuwehren, greifen konventionelle Obstanbauer gern zur Giftspritze. Und glauben Sie bloß nicht, dass es mit einer getan ist. Die Rückstände blieben dabei unter den vorgeschriebenen Grenzwerten, heißt es dazu gern von offizieller Seite. Wollen Sie sich auf solche Werte und Verlautbarungen verlassen? Ich nicht, und ich stehe damit weiß Gott nicht allein. Äpfel gehören zusammen mit Trauben immerhin zu den inzwischen toxisch am stärksten belasteten Früchten überhaupt. Entscheiden Sie sich daher sicherheitshalber oder auch vernünftigerweise für Früchte aus biologischem Anbau, der chemisch-synthetische Pestizide verbietet, wo zwar zur Schädlingsbekämpfung im Bedarfsfall Kupfer- oder Schwefelpräparate eingesetzt werden, ansonsten aber viel Wert auf natürliche Nützlinge gelegt wird.

Und schauen Sie sich nach Streuobstwiesen um. Dort stehen die Bäume nicht in Reih und Glied, sondern verstreut. Vergewissern Sie sich beim Besitzer, dass er keine Chemikalien einsetzt, und fragen Sie ihn, ob Sie seine Äpfel kaufen können.

PRAXISTIPP

Haben Sie Ihre Gesichtshaut schon einmal mit einer erfrischenden und klärenden Apfelmaske verwöhnt? Reiben Sie einen Apfel ganz fein. Eine Glasreibe tut hierbei gute Dienste. Mischen Sie den Brei mit etwas Honig, sodass die Masse nicht gleich von der Haut abrutscht, und fügen Sie nach Belieben etwas Rosenblütenwasser hinzu. Nach 15–30 Minuten können Sie die Maske mithilfe eines Papiertuchs und kühlem Wasser entfernen.

Ein Apfel darf nicht nur süß und austauschbar schmecken. Er muss einen eigenen Charakter haben, der sich zum Beispiel in ganz besonderen säuerlich-aromatischen Geschmacksnuancen und einem eigenen niederschlägt. Schauen Sie beim Einkauf nicht nur auf die perfekte, sprich ebenmäßige Schale und gleichmäßige Form, sondern fühlen und schnuppern Sie. Natürlich können Sie nicht gleich alle Äpfel anbeißen, legen Sie stattdessen unterschiedliche Früchte in Ihren Korb und probieren Sie sie zu Hause in aller Ruhe durch. Besonders Äpfel, die viel Sonne abbekommen haben und eine dementsprechend intensive rote Färbung aufweisen, haben oft auch mehr antioxidative Schutzstoffe entwickelt. Das sollte man aber nicht verallgemeinern, auch grüne Äpfel wie beispielsweise der Granny Smith haben in dieser Hinsicht etwas zu bieten. Persönliche Vorlieben spielen bei der Auswahl eine nicht zu unterschätzende Rolle und können in die richtige Richtung weisen. Individuelle Farb-, Geruchs- und Geschmackspräferenzen sollten niemals unterbewertet werden.

Trauen Sie Ihrer Intuition! Ich kenne Menschen, die sicher waren, dass sie rohe Äpfel einfach nicht vertrugen und schon beim ersten Bissen mit Übelkeit und Schlimmerem reagierten. Und dann stießen sie auf eine naturbelassene unbehandelte Sorte, der sie nicht widerstehen konnten, und siehe da: Die lästigen Symptome waren wie weggewischt!

Buntes Apfelgemüse

Äpfel kann man nicht nur roh essen, in den Smoothie integrieren, als Apfelmus beziehungsweise -kompott oder als saftige Zutat in Apfeltaschen oder Apfeltorte verspeisen, sondern auch in deftigen Gerichten als leckeren geschmacklichen Kontrapunkt genießen. Lassen Sie sich überraschen, und probieren Sie mal dieses schnell zubereitete Gericht aus (für etwa 4 Personen).

Was Sie brauchen

2 Pastinaken
2 violette und 2 orangefarbene Möhren
1–2 Zucchini (je nach Größe)
etwas Olivenöl
1 Brühwürfel
jeweils 1 Prise Kreuzkümmel, Kurkuma und geriebene
* Muskatnuss*
Salz, Pfeffer
1–2 säuerlich-saftige »alte« Äpfel
knapp ½ Tasse ungesüßten Soja-Reisdrink
Delifrut (Würzmischung aus dem Reformhaus)
1 Bund Dill

Wie Sie vorgehen

Pastinaken, Möhren und Zucchini mit dem Spiralschneider zu Gemüsekringeln oder -ringen beziehungsweise in kleine mundgerechte Stücke schneiden. Möhren und Pastinaken zuerst ins erhitzte Öl geben und anschmoren, anschließend die Zucchinispiralen oder -stücke dazugeben, mit etwas Wasser ablöschen und den Brühwürfel sowie die genannten Gewürze bis auf Deli-frut untermengen. Ganz zum Schluss Apfelschnitze kurz miter-hitzen. Mit etwas Soja-Reisdrink auffüllen und mit Delifrut ab-schmecken. In hübschen tiefen Tellern mit Dillzweigen dekoriert servieren.

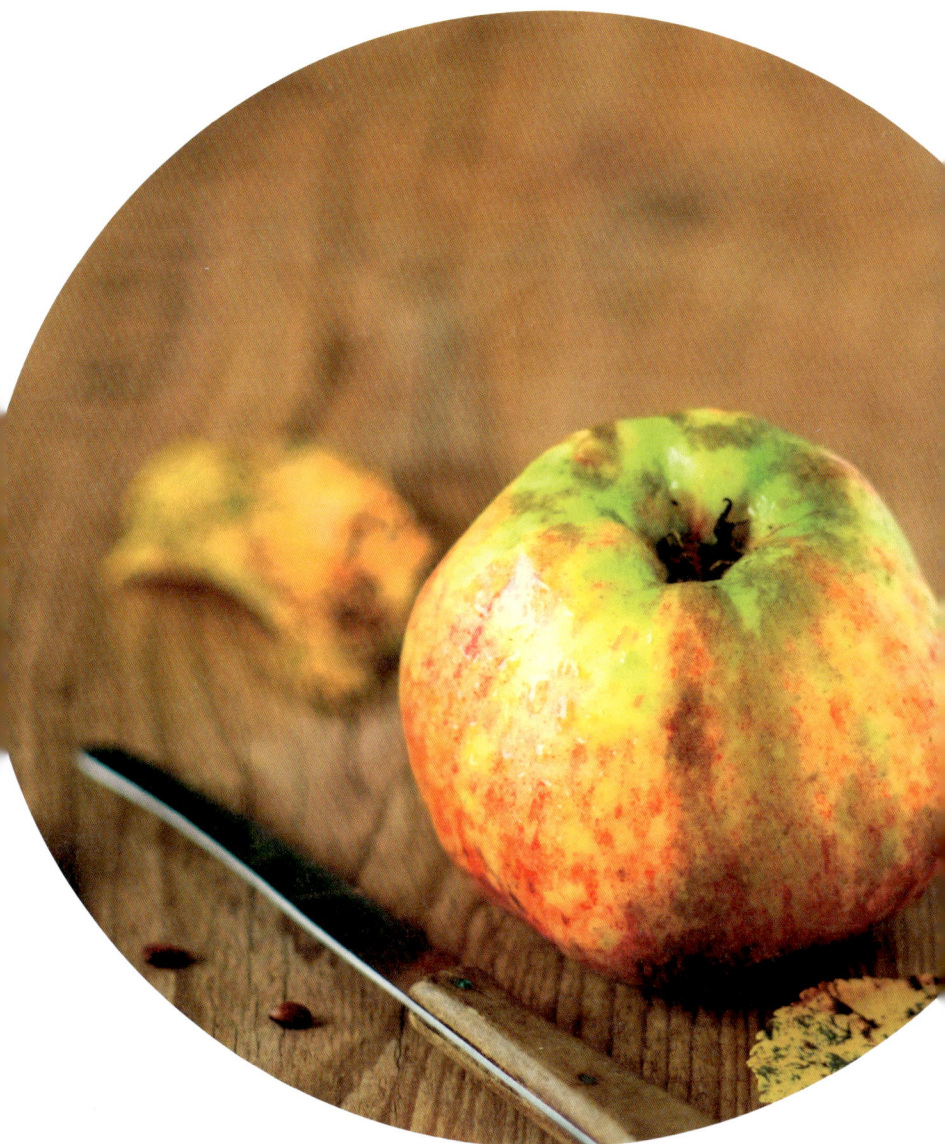

»Wenn ich wüsste, dass morgen die Welt unterginge, würde ich heute noch ein Apfelbäumchen pflanzen«: Dieses bekannte Zitat wird Martin Luther zugeschrieben. Ob er das nun wirklich so gesagt hat oder nicht, lässt sich heute nicht mehr klären. Aber das soll uns nun wirklich egal sein. Nicht egal ist uns jedoch der fast schon sture, hoffnungspralle Optimismus, der sich in diesen Worten ausdrückt. Und auf den kommt es schließlich an, wenn wir an die Zukunft der prächtigen alten Apfelsorten denken. Helfen Sie mit! Schauen Sie sich nach alten Apfelvarianten um. Fragen Sie gezielt nach. Und: Wie wär's, wenn Sie ein Apfelbäumchen pflanzten, auch wenn Sie nicht gleich den Weltuntergang erwarten?

Zwar gibt es inzwischen so kleinwüchsige Apfelbäume, dass sie sogar in einem Topf auf dem Balkon Platz finden. Doch wie Sie sich denken können, raten wir eher dazu, robusten, wind- und wetterbeständigen alten Apfelbaumsorten und deren gesunden aromatischen Früchten den Vorzug zu geben. Falls Sie bereits einen alten knorrigen Apfelbaum oder gar mehrere davon im Garten stehen haben, herzlichen Glückwunsch! Genießen Sie den Blütenzauber im Frühling und seien Sie dankbar für eine reiche Ernte. Selbst auf der Wiese liegen gebliebene, langsam vergehende Äpfel verströmen noch immer einen durchaus angenehmen Duft.

Lassen Sie uns das Kapitel mit einem Sprichwort schließen, das sich in Hinblick auf den Apfel fast aufdrängt: »In einem Garten ging das Paradies verloren. In einem Garten wird es wiedergefunden.« Hübsch, oder?

Experteninterview mit Jürgen Krenzer

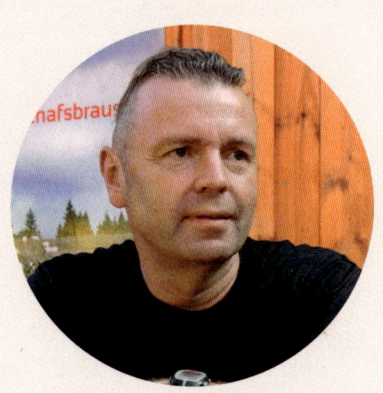

*Wenn dich alle für deine Ideen auslachen,
bist du auf dem richtigen Weg.*
Jürgen Krenzer

Der Gastwirtsohn und gelernte Koch Jürgen Krenzer betreibt seit 1988 in Ehrenberg-Seiferts im hessischen Teil des UNESCO-Biosphärenreservats Rhön das Rhönschaf-Hotel Krone mit Schaukelterei. Von Anfang an setzte er konsequent auf heimische Produkte. Als Mitbegründer und langjähriger Vorsitzender der Rhöner Apfelinitiative hat er das Biosphärenreservat mitgeprägt und den Beweis erbracht, dass es einen Markt für gute regionale Produkte gibt. Jürgen Krenzer ist Autor mehrerer Bücher und ein im gesamten deutschsprachigen Raum gefragter Referent.

Wie kam es zur Gründung der Rhöner Apfelinitiative?

Wenn man etwas tut, hat man meistens ein Motiv. Da gibt's wunderbare Beispiele: Thomas Edison hat sich in der Dunkelheit gefürchtet, deshalb hat er die Glühbirne erfunden.

Bei uns war es so: Du hast nirgends in der Rhön als Gastronom einen Apfelsaft komplett aus Rhöner Äpfeln bekommen. Das war der Hammer! Da haben wir pro Jahr in der Rhön 5000 Tonnen Äpfel, ein Riesenpotenzial, aber es gab keinen Apfelsaft aus Rhöner Äpfeln.

Bevor die Initiative gegründet wurde, bin ich mit Leuten vom Biosphärenreservat hin zu Keltereien und habe gefragt. Und die haben uns alle gesagt: Ja, wir haben *auch* Rhöner Äpfel drin. Aber Saft aus hundert Prozent Rhöner Äpfeln gab es nicht, mit der Begründung, es sei schwierig, die zu sammeln, das sei nicht organisiert. Das war der Grund, die Rhöner Apfelinitiative zu gründen, eigentlich, um endlich mal ein Produkt aus Rhöner Äpfeln zu bekommen, das man überall in der Gastronomie trinken kann: Rhöner Apfelsaft!

Das war 1995. Inzwischen gibt es längst einen Trend hin zu natürlichen Lebensmitteln.
Absolut. Der Trend ist da. Ich glaube manchmal, wir waren ein bisschen zu früh, und viele haben's nicht verstanden. Aber heute ist der Trend zu Selbstgemachtem, zu Selbstgekochtem und -gebrautem unverkennbar.

Das UNESCO-Biosphärenreservat und die Apfelinitiative haben sich von den Zielen her ja auch prima ergänzt: Erhalt der Streuobstwiesen, Förderung der Artenvielfalt ...
Das Biosphärenreservat war ein Glücksfall! Das Ganze bekam dann Struktur. Und letztendlich ist die Rhöner Apfelinitiative ein Verein zur Förderung und Erhaltung der Rhöner Streuobstbestände. Das geht nur, indem man sie nutzt. Wirklich auch die Äpfel erntet und dem Bauern einen guten Preis bezahlt.

Können Sie uns noch einmal in Erinnerung rufen, was man unter einer Streuobstwiese versteht?

Eine Streuobstwiese ist letztendlich eine typische alte Wiese, wo hochstämmige große, alte und junge Apfelbäume stehen. Also von der Neuanpflanzung bis zum achtzigjährigen Baum. Der Name »Streuobstwiese« kommt daher, weil diese Bäume »verstreut« auf der Wiese stehen und nicht in Reih und Glied.

Gibt es Untersuchungen, dass ungespritzte Streuobstäpfel nicht nur geschmacklich, sondern auch von den Inhaltsstoffen her besser sind?

Ganz spannendes Thema. Jawoll! Da gibt es himmelweite Unterschiede. Der Satz »An apple a day keeps the doctor away« [etwa »Ein Apfel am Tag macht den Arzt überflüssig«] kommt ja aus der Zeit, als es das Plantagenobst noch gar nicht gab. Die Inhaltsstoffe von einem Streuobstapfel reichen tatsächlich für einen Tag – von einem Granny Smith oder einer Pink Lady aber überhaupt nicht, da muss man 'ne ganze Kiste essen!

Das ist ja bei den Gemüsesorten genauso. Als ich Koch gelernt hab, da musstest du den Wirsing noch blanchieren, weil er wirklich bitter war. Heute ist das alles rausgezüchtet. Aber wir reden ja von bitterer Medizin. Das sind die Polyphenole und Flavonoide und wie sie alle heißen, diese Gerbstoffe – die sind in den alten Sorten noch drin.

Wir haben mal für unsere Apfelweine die Phenole messen lassen, zum Beispiel von einer Karmeliter Renette und der Kollege aus dem Vogelsberg von einem Boskoop. Da lag meine sehr milde, im Oktober reife Karmeliter Renette so im Mittelfeld, und der Boskoop war eine Granate, der hatte viele Phenole! Das ist für mich der Beweis.

Ärzte sagen ja auch: Also, wenn Alkohol, dann Rotwein, denn im Rotwein sind ja die Polyphenole drin durch das

Auswaschen der Traubenschale, und das dient dazu, die freien Radikale im Körper einzufangen. Der Beweis ist, das geht mit einem Streuobstprodukt auch, da haben wir auch die Polyphenole drin, aber nicht in einem Saftkonzentratprodukt von einer Plantage.

Das erklärt sich ja ganz einfach. Ein großer Apfelbaum hat das richtige Verhältnis: große Krone – große Wurzel. Je größer der ist, desto tiefer geht der in die Erde und holt da die Kraft raus, die dann wo landet? In der Frucht! Wo soll die Kraft in den »Bonsaibäumchen« in Südtirol denn herkommen?

Ist es gelungen, die Sortenvielfalt alter Arten zu fördern?
Ja! Wir haben eine große Sensibilität geschaffen. Also, wir wussten ja vorher gar nicht, was wir hier haben. Wir hatten Apfelsortenbestimmungen 97/98 im Rahmen eines Rhöner Streuobstprojekts. Schüler sind ausgeschwärmt, Pomologen haben 300 Apfelsorten dokumentiert und teilweise sogar kartiert. Wo steht der letzte Baum dieser Sorte? Damit man den dann veredeln kann mit einer Baumschule.

Zu welchen Apfelbäumen würden Sie raten, wenn jemand einen anpflanzen möchte?
Reden wir mal über den häufigsten Fehler: Junge Leute haben gebaut, haben ein Gartengrundstück, haben von der Apfelinitiative gehört – »Toll, ja, wir wolln 'nen Baum!« *Einen* Baum! Dann holt man sich einen Katalog von der Baumschule oder eine Empfehlungsliste von der Apfelinitiative und liest Champagnerrenette! »O toll! O Schatz, lass uns eine Champagnerrenette pflanzen!« Man weiß aber nicht, dass der sich allein gar nicht bestäuben kann. Der braucht noch einen zweiten Baum! Das wussten die Bauern früher und ha-

ben passende Bäume nebeneinandergepflanzt, damit die sich gegenseitig bestäuben.

Wenn ich nur einen einzigen Baum pflanzen will, nehme ich am besten den Dülmener Herbstrosenapfel, den Gravensteiner der armen Leute, der trägt jedes Jahr. Den kann man gut essen.

Sie loben stets den Boskoop. Welcher Apfel wäre noch eine Alternative?
Der Boskoop ist alternativlos. Einige stehen auf den Jona Gold, für die Freaks und Pomologen ist das eine neue Sorte, sie ist 1930 entstanden und damit immer noch eine »neue Sorte«! Alte Sorten sind zwischen 1810 und 1880 aufgekommen.

Die Rote Sternrenette ist ein Lieblingsapfel meiner Oma, den ich so mit übernommen habe. Der Seebaer Borsdorfer, eine regionale Sorte, ist auch toll. Und natürlich der Signe Tillisch: Das ist ein dänischer Apfel, der aromareichste Apfel, den es gibt. Den riechst du schon, wenn du 'ne gute Nase hast, zehn Meter entfernt, wenn da 'ne Kiste steht. So ein Apfel auf dem Tisch oder im Auto – genial! Der ist entstanden in Dänemark von einem Apfelzüchter namens Tillisch, und der fand den so toll, dass er ihm den Namen seiner Tochter gegeben hat, die hieß Signe, und das war 1866.

Sind die alten Sorten immer regional? Oder gibt es da auch überregional verbreitete?
Klassisches Beispiel: die Rote Sternrenette, eigentlich aus dem Rheinland, mittlerweile in ganz Deutschland verbreitet. Sieht auch überall ein bisschen anders aus.

Boskoop, ein Holländer, hat sich auch überall verbreitet. Äpfel wie der Boikenapfel oder der Riesenboiken, das sind alles Äpfel, die es in ganz Deutschland gibt. Rheinischer Bohnapfel, alte Sorte, steht überall, sehr gern an Straßen, weil der erst ziemlich weit oben Äste hat.

Wie ist Ihre Zwischenbilanz. Haben wir eine Bereicherung oder Verarmung im Angebot, was alte Sorten angeht?
Wir haben eine Bereicherung, aber nicht so, wie wir es uns vorstellen, weil Baumschulen nach wie vor Massenaufträge abarbeiten, zum Beispiel von Straßenbaubehörden. Da werden dann eben fünfhundert Rheinische Bohnapfelbäume gepflanzt statt zehn von dem und zehn von dem. Ich schau immer auf Neupflanzungen, wenn ich unterwegs bin: Boskoop, Rheinischer Bohnapfel, Sternrenette, Roter Berlepsch sieht man überall. Da hat sich durchaus schon etwas getan.

Sie sind auch deshalb in der Republik unterwegs, weil die Rhöner Apfelinitiative ein Vorzeigeprojekt des Biosphärenreservats ist. Wird das, was Sie hier machen, auch überregional wahrgenommen?
Ja, international sogar, weil wir sehr früh angefangen haben mit einigen Partnern. Also die Partner ins Boot zu holen: Baumschulen, Keltereien, Apfelbauern, Gastronomen.
Händler arbeiten Hand in Hand, das gab's früher nicht! Es gibt Mitglieder in ganz Deutschland, auch Leute, die selbst »nur Fans« sind und nichts anbauen …

… aber in Ihr Restaurant kommen und gern einmal Ihre sortenreinen Apfelweine probieren. Oder eines Ihrer Gerichte mit Rhöner Äpfeln. Was geht da eigentlich am besten?
Der Burner ist seit vielen Jahren das Apfel-Tiramisu, aus heimischen Zutaten. So kann ich übrigens auch wunderbar einen Rhöner Toast Hawaii machen – halt nicht mit Pineap-

ples, sondern mit »Rhön-Äppels«. Mit richtigem Schinken statt Pressschinken und einem Rhöner Brot aus Roggen und einem Rhöner Käse. So mache ich mit den gleichen Zutaten ein wunderbares Essen, das auch noch eine Wertigkeit hat. Ich könnte statt Ananas eine Ananasrenette nehmen, das ist ein supergeiler Apfel.

Und wenn ich noch mal auf die Welt komme, werd ich Apfelberater für die Gastronomie. Denn viele Köche haben keine Ahnung! Die bestellen einfach »Äpfel«. Vielleicht rote oder grüne. Und was machen sie dann damit? Apfelschnitze zum Dekorieren, und damit die nicht bräunen, kommen die in Zitronenwasser. Dann schmeckt der Apfel nach Zitronen-wasser!

Dabei gibt's Sorten wie den Gelben Edelapfel oder den weißen Winterglockenapfel, die haben so ein weißes, säure-betontes Fruchtfleisch, das bräunt nicht.

Insofern haben wir für die alten Apfelsorten einiges er-reicht, doch es gibt immer noch genug zu tun. Die Wert-schätzung dieser alten Sorten muss sich eben in der ent-sprechenden Wertschöpfung widerspiegeln. Schutz durch Nutzung. Nur so bleiben sie uns erhalten.

Die Hagebutte –
Frucht der Wilden Heckenrose

Es gibt ein beliebtes Kinderlied, das Sie ganz bestimmt kennen und das immer noch Rätsel aufgibt:

Ein Männlein steht im Walde ganz still und
stumm.
Es hat von lauter Purpur ein Mäntlein um.
Sagt, wer mag das Männlein sein,
das da steht im Wald allein
mit dem purpurroten Mäntelein.

Das Männlein steht im Walde auf einem Bein
und hat auf seinem Haupte schwarz
Käpplein klein.
Sagt, wer mag das Männlein sein,
das da steht im Wald allein
mit dem kleinen schwarzen Käppelein.

Sie meinen vielleicht, wie übrigens viele Leute, das sei der Fliegenpilz? Aber nein! Hier kommt die Auflösung, auch wenn mancher darauf besteht, dass der Verfasser damit *eigentlich* eine frühe Form des Satanspilzes im Auge hatte:

Das Männlein dort auf einem Bein
mit seinem roten Mäntelein
und seinem schwarzen Käppelein
kann nur die Hagebutte sein.

Den Text verfasste Heinrich August Hoffmann von Fallersleben anno 1843, der Komponist ist nicht bekannt. Allgemein bekannt ist allerdings die leuchtend rote Frucht der wild wachsenden Heckenrose – diese urwüchsigen Sträucher mit den zahlreichen weißen bis rosafarbenen fünfblättrigen Blüten, die auch in einem naturnahen Garten einfach nicht fehlen dürfen. Besonders wenn die Sonne scheint, kommen sie einem in ihrer wilden und doch zarten Ungezähmtheit regelrecht verwunschen vor, und man ahnt förmlich die Umrisse der wunderschönen Rosenprinzessin, die sich im Laufe der Jahreszeit zurückzieht, um leuchtenden, meist knallroten Früchtchen Platz zu machen.

Wilde Hecken- oder auch Hundsrosen verwöhnen das Auge vom Frühling bis tief in den Herbst hinein, und oft hängen die bauchig-ovalen Hagebutten auch noch im Winter an den Zweigen. Sie sehen dann mit ihren glitzernden Schneemützen wie kleine Wichtelmännchen aus. Nicht nur wir Menschen, sondern auch die Vögel freuen sich darüber, und sie sind damit nicht allein. Neben circa dreißig Vogelarten ernähren sich gerade in der kalten Jahreszeit auch geschätzte zwanzig Säugetierarten von diesen langlebigen Früchten.

Und die sind keineswegs »im Wald allein« zu finden, sondern in Gesellschaft zahlreicher anderer »Männlein« so gut wie überall zu entdecken. Schauen Sie sich doch einmal um! Sollten Sie nicht gerade mitten in einer Steinwüste wohnen, dann finden Sie ganz bestimmt, wenn nicht gleich ganze Hecken, mindestens einen wilden Hundsrosenstrauch in Ihrer Umgebung.

Na, so was …

Mir hat einmal jemand von einem alten Aberglauben erzählt und dabei verschwörerisch geblinzelt: Drei an Weihnachten im Busch hängen gebliebene Hagebutten geerntet und (ohne Kerne) gegessen, sollen lange Zeit vor Krankheit bewahren. Na, denn …

Und das ist nicht nur heute noch so, sondern schon seit Tausenden von Jahren. Reste von Hagebutten ließen sich zum Beispiel bereits in den berühmten zum UNESCO-Weltkulturerbe ernannten Pfahlbauten am Bodensee nachweisen. Man datiert deren Entstehungszeit in die Stein- und Bronzezeit zurück. Später war es wiederum Karl der Große, der – wie schon bei den Äpfeln – über seine Landgüterverordnung maßgeblich daran beteiligt war, dass diese wilden Rosensträucher kultiviert wurden.

Ob auch heute noch jedes Kind die kleinen, in der Hagebutte versteckten Samenkörnchen mit ihren garstigen Härchen kennt, die mit ihren Widerhaken so wunderbar als Juckpulver eingesetzt werden können, indem man sie anderen von hinten in den Pulli steckt?

Doch die Hagebutte kann ja noch so viel mehr. Spätestens die Heilkundigen des Mittelalters wie Hildegard von Bingen nutzten diese Pflanze zu medizinischen Zwecken. Wollen Sie mit einer altbewährten einheimischen Frucht auch heute noch wirkungsvoll Bakterien und Viren kaltstellen, Ihr Immunsystem auf Vordermann bringen, Cholesterin binden sowie Rheuma, Gicht und fortscheitender Arthrose vorbeugen, führt an dem leuchtend roten Tausendsassa kaum ein Weg vorbei. Schließlich ist die Hagebutte in unseren Breiten zusammen mit dem Sanddorn das Vitamin-C-reichste Obst überhaupt. So speichert sie sage und schreibe je nach Messung zwischen 500 und 3500 Milligramm Vitamin C pro 100 Gramm und ist damit etwa der Zitrone um ein Vielfaches überlegen. Die gemessene Vitamindichte variiert, weil es eine nicht zu unterschätzende Rolle spielt, ob die getesteten Früchte reif oder überreif sind, ob sie viel Wärme abbekommen haben und in welcher Umgebung sie gewachsen sind.

Nicht zu rütteln ist allerdings an der Tatsache, dass die Kitzelfrüchtchen unsere Infektabwehr gerade in Erkältungszeiten wirkungsvoll ankurbeln können. Aufgrund ihres entzündungshemmenden, ausleitenden Effekts tun sie auch bei Nieren- und Blasenbeschwerden, regelmäßig getrunken, gute Dienste. Neben dem Vitamin C enthält die Hagebutte Vitamin E, B-Vitamine, Calcium, Magnesium, Eisen und Phosphor, dazu Pektin, Flavonoide und eine volle Portion Carotinoide.

Es ist noch nicht lange her, da haben dänische Forscher in Hagebutten einen hitzeempfindlichen Inhaltsstoff gefunden, der, als Hagebuttenpulver verabreicht, offenbar sowohl die Beweglichkeit des Hüftgelenks spürbar verbesserte als auch die Schmerzschwelle deutlich und langfristig absenkte.

Hagebutten kann man getrost als »Urnahrung« bezeichnen, die uns schon über einen sehr langen Zeitraum mit gesunderhaltenden Inhaltsstoffen versorgten. Und glauben Sie nicht, man müsse sie erst lange kochen, um sie genießbar zu machen. Zugegeben: In unserer schnelllebigen Zeit fällt es manchem besonders schwer, diese »Butzen«, wie man die Früchte auch nennt, zu sammeln, zu entkernen, sie zu pürieren oder zum Trocknen auszulegen und einzulagern. Vielleicht ist es eine gute neue Erfahrung, gerade beim

Puhlen der Kerne die verstreichende Zeit zu nutzen, um entspannt seinen Gedanken nachzuhängen und innerlich zur Ruhe zu kommen. Wenn Sie sich das in Ihrer aktuellen Lebenssituation partout nicht vorstellen können, kann es aber auch durchaus sehr unterhaltend sein, dies in Gesellschaft von netten anderen Menschen zu tun. Es schmeckt dann vielleicht noch mal so gut, wenn man anschließend einen leckeren Vitamintrunk daraus zubereitet, der reichlich von dem Pflanzenfarbstoff Lycopin enthält, und gemeinsam anstößt!

Buttentrunk   REZEPT

Was Sie brauchen
3–5 Handvoll Hagebutten
mindestens zu gleichen Teilen stilles Wasser
2 Äpfel
1–2 Bananen

Wie Sie vorgehen
Die gewaschenen, halbierten und von Kernen befreiten Hagebutten in den Mixer geben und zusammen mit den anderen Zutaten pürieren. Prost!

PRAXISTIPPS

- Die Kerne sollten Sie nicht entsorgen! Man kann sie nämlich gleich frisch oder natürlich auch in getrockneter Form für einen Tee überbrühen. Weichen Sie die Kernchen über Nacht ein, seihen Sie sie am nächsten Tag ab, kochen Sie das Einweichwasser auf und gießen Sie es dann erneut über die Kerne. Der Tee darf dann noch mal 10 Minuten ziehen. Wiederum abseihen und langsam trinken.

- Eine andere Variante: Die über Nacht stehen gelassenen Hagebuttensteinchen am Folgetag mitsamt dem Einweichwasser aufkochen und so lange köcheln lassen, bis sich das Wasser rötlich färbt. Abseihen und trinken! Der »Kernle-Tee« soll auch bei Magenschleimhautentzündungen hilfreich sein.

- Es gibt eine supersimple Zubereitungsvariante der rohen Früchte, auf die ich im Grunde aus Ungeduld gestoßen bin und mit der ich immer wieder ein überraschtes Feedback bekomme. Mixen Sie einfach ein paar Handvoll entkernte Hagebutten mit etwas mehr als ebenso viel Wasser und einem ordentlichen Schuss Apfeldicksaft gut durch. Das war's schon. Wenn die Mischung stimmt – Abschmecken muss also sein –, schmeckt es einfach nach viel mehr, also richtig gut. Und was mindestens genauso wichtig ist: Dieser erfrischende Drink versorgt Sie mit einem ganz und gar natürlichen Vitamin-C-Schub! Etwas sämiger wird es mit einer Handvoll gemixter Mandeln. Tipp: Verzieren Sie die Gläser jeweils mit einem hübschen Zitronenmelissenblatt. Das passt gut zum zart orangefarbenen Teint des leicht milchigen Getränks.

Dass man mit Hagebutten Tee aufbrühen, Likör ansetzen oder Marmelade einkochen kann, ist nichts Neues. Eine Alternative hierzu ist das nur ganz kurz erhitzte vitaminschonende Hetschepetschimus (… ja, »Hetschepetschi« werden die kleinen Früchte regional auch genannt):

Hetschepetschi-Mus

Was Sie brauchen

ca. 1 Pfund Hagebutten
5 entsteinte Datteln
Apfeldicksaft oder Ahornsirup nach Geschmack

Wie Sie vorgehen

Hagebutten halbieren, entkernen und waschen, damit auch die letzten Härchen ausgeschwemmt werden. In den Mixer geben und zusammen mit den steinlosen (!) Datteln und ½ Liter Wasser durchmixen. Konsistenz überprüfen und nach Belieben nachsüßen. In einen Topf geben, unter Rühren kurz aufkochen, etwas abkühlen lassen und in mit kochendem Wasser ausgespülte Gläser füllen. Deckel drauf und auf den Kopf stellen, später im Kühlschrank aufbewahren.

Erfahrungsgemäß stehen sie da aber nicht lange, denn das Mus ist als Aufstrich, Pfannkuchenfüllung oder Breibeilage zu begehrt. Bei uns ist es jedenfalls in null Komma nichts weggeputzt.

Gut für die Haut

Wegen der antioxidativen Eigenschaften der Hagebutte finden sich Extrakte der kleinen Steinfrüchte auch in Kosmetikartikeln, zum Beispiel in hautstraffenden Antiaging-Produkten. In den Kernen befinden sich neben Vitaminen und Mineralstoffen auch Linolensäuren, die für ihren hautschmeichelnden Effekt bekannt sind. Sie wirken zellerneuernd, indem sie zu regenerierenden Prozessen anregen, die die Haut geschmeidig erhalten. Kein Wunder, dass Hagebuttenkernöl auch zur Rückbildung von Narben eingesetzt wird.

Natürlich gibt es inzwischen eine ganze Reihe Kultursorten der Hagebutte mit mehr Fruchtvolumen. Aber ich finde, dass gerade der Wilden Heckenrose ein besonderer Zauber innewohnt. Den höchsten Vitamingehalt erreichen die Hagebutten übrigens, wenn sie noch nicht weich geworden sind oder erste Nachtfröste abbekommen haben. Aber auch dann sind sie durchaus noch genießbar. Sammeln Sie die roten Früchte bei trockener Witterung, entkernen Sie diese und legen Sie sie großflächig zum Trocknen aus. Unachtsamkeit nehmen sie übel und entwickeln Schimmel. Sind sie durch und durch fest geworden, kommen sie in gut verschließbare Dosen.

Der Sanddorn – die Sonnenbeere

Wer im Herbst an den Küstengebieten der Nord- und Ostsee spazieren geht und Sanddorn an den Dünen entdeckt, der kann schon ahnen, was für eine Energie dieser Strauch für Mensch und Tier bereithält. Denn in der dritten Jahreszeit verwandelt sich der Dornenbusch, der im Frühjahr ganz unscheinbar blüht, in ein orangerot leuchtendes Feuerwerk. Kein Wunder, dass der Sanddorn mit seinen lodernden Früchten auch »Feuerdorn« oder »Orangenbeerbaum« genannt wird, zumal die sauer-herben Beeren mit bis zu 800 Milligramm pro 100 Gramm Frucht mehr Vitamin C als Orange und Zitrone enthalten. Doch das ist nur einer der zahlreichen hochkonzentrierten Inhaltsstoffe dieser kleinen Wunderwaffen: Sanddornbeeren bieten uns unter anderem Vitamin E, B_{12}, Carotinoide und wertvolle Öle. Über die Sommermonate speichert der Sanddorn Sonnenenergie, mit der uns die Früchte, die vom frühen September bis zum ersten Frost geerntet werden, in den kalten Monaten stärken.

ANBAUTIPPS

- Dieser Strauch, so viel ist klar, gedeiht unter freiem Himmel am besten. Mit etwas Glück auch in Ihrem Garten: Auf lockeren, wasserdurchlässigen, sand-, kalk- und kieshaltigen Böden wächst er in aller Regel ganz wunderbar.
- In den ersten beiden Jahren benötigt er noch viel Wasser, dann müssen Sie erst mal warten, bis er oft erst nach einigen Jahren Früchte trägt.
- Schatten bekommt ihm übrigens gar nicht. Ansonsten ist der Sanddornstrauch aber sehr pflegeleicht, überaus robust und kaum anfällig für Schädlinge.

- Für Gärtner gilt: Ein Sanddorn kommt selten allein. Denn nur die weiblichen Sträucher tragen Früchte, ein männlicher Strauch wird aber in der Nähe zur Windbestäubung der Blüten benötigt. Weil sie nur alle zwei Jahre kräftige Beeren tragen, empfehlen sich zudem mindestens zwei weibliche Sträucher, die Jahr für Jahr abwechselnd geerntet und zurückgeschnitten werden. Wie wäre es also, ein Sanddornbuschtrio vor Ihrem Haus anzupflanzen? Ihr Garten wird im Herbst in den schönsten Orangetönen leuchten.

Kennen Sie zufällig den wunderschönen Song »Catch a falling star and put it in your pocket, save it for a rainy day ...«? In der deutschen Version wird die Sternschnuppe zu einem Sonnenstrahl: »Fang 'nen Sonnenstrahl und steck ihn in die Tasche, heb ihn auf für'n Regentag.« Etwas Vergleichbares scheint diese fantastische Beere für uns zu tun: Sie speichert Sonnenenergie und verfügt damit über besonders viele biologisch aktive Substanzen. So hält sie uns nicht nur in der kalten Jahreszeit auf Trab. Sanddornfrüchte regen den Stoffwechsel an und fördern den Blutkreislauf. In der Erkältungszeit ist die Orangenbeere somit eine große Unterstützung und wird sowohl bei den ersten Anzeichen einer Krankheit als auch in den Tagen der Rekonvaleszenz empfohlen: Wer geschwächt ist, dem spendet diese Beere neue Kräfte. Bei chronischer Müdigkeit, Appetitlosigkeit, Stimmungstiefs und Erschöpfungszuständen weckt sie unsere Lebensgeister. So ist es nicht nur für die Tierwelt – ganz besonders die Vögel – ein

Segen, dass dieser robuste Strauch, der ja gerade in kargen, sonst unwirtlichen Gegenden gedeiht, bis in den Dezember seine Beeren an den Ästen trägt. Erstaunlicherweise fanden die Kräfte, die in dem uralten Ölweidengewächs schlummern, im Westen lange Zeit wenig Beachtung. Dabei hat der widerstandsfähige Strauch mit dem verzweigten Wurzelsystem wohl schon in der letzten Eiszeit vor über 17 000 Jahren seinen Weg von Asien nach Europa gefunden. Hier galt er mit seinen bunten Beeren und den schmalen, grün-silbrigen Blättern bis ins 20. Jahrhundert hinein vielerorts vor allem als Zierpflanze.

Ganz anders im Reich der Mitte: Bereits aus dem 8. Jahrhundert sind in der tibetischen Medizin Arzneirezepte mit Sanddorn überliefert. In der Mongolei, in deren Steppenlandschaften mit viel Sonne und lockeren Böden sich der Strauch besonders wohlfühlt, ranken sich seit alters Legenden um den Sanddorn. Nur ihm habe es der mächtige Dschingis Khan zu verdanken, dass seine Männer nach tagelangen Ritten zu Pferde noch kräftig genug waren, ganze Landstriche zu erobern. Denn der Feldherr habe seinen Reitern zur Stärkung Sanddorn verordnet.

Auch seine Pferde sollen mit Orangenbeeren versorgt worden sein, was ihnen ein besonderes Durchhaltevermögen, glänzendes Fell und außergewöhnliche Sehkraft verliehen habe. Möglicherweise leitet sich aus diesem geschickten Schachzug des Groß-Khans auch der Gattungsname des Sanddorns ab: Hippophae rhamnoides, was sich aus den griechischen Bezeichnungen für »Pferd« (híppos), »Licht« (phõs) und »Dornenstrauch« (rhámnos) herleitet.

Was im asiatischen Raum also längst bekannt ist, hat sich inzwischen auch bei uns herumgesprochen: Es lohnt sich, auf Sanddorn zu setzen. Mittlerweile ist man nicht nur in den Küstenregionen stolz auf diese Beeren, die in Gelees, Likören, Desserts, aber auch Salben und Pflegeprodukten erfolgreich vertrieben werden. Deutschlandweit wird Sanddornsaft und -öl längst in Apotheken, Drogerien und Biolä den verkauft.

Bewährte Hausmittel

Erhitzen Sie etwa 50 Gramm Öl aus gepressten Sanddornbeeren mit circa 10 Gramm Kokosfett und rühren Sie knapp 1 TL geriebenes Bienenwachs in die Masse, bis alles schön homogen ist. Geben Sie anschließend nach Belieben ätherische Öle hinzu. Fertig ist eine zarte, wohlriechende Handcreme, die den Händen gerade im Winter einfach nur guttut.

Dieser »Siegeszug« der kleinen orangefarbenen Beere, die auch an Flussbetten im Schwarzwald oder in den Alpen geerntet werden, hängt sicherlich mit den immer detaillierteren ernährungswissenschaftlichen Erkenntnissen zu ihren Inhaltsstoffen zusammen. Neben dem hohen Vitamingehalt verfügen die kleinen Kraftpakete über Eisen, Calcium und Folsäure. Für große Augen bei den Forschern sorgte zudem vor einigen Jahren die Erkenntnis, dass die Orangenbeere über einen erstaunlich hohen Vitamin-B_{12}-Gehalt verfügt, der bis dahin nahezu ausschließlich tierischen Produkten zugeschrieben worden war. Höchstens auf der Oberfläche von frisch geerntetem Obst und Gemüse, so die gängige Meinung, sei B_{12} in geringen Mengen zu finden. Tatsächlich enthalten die Samen der Sanddornbeere eine so hohe Konzentration an B_{12}, wie sie bisher nur in der tierischen Leber gemessen worden war. Somit sind die Beeren vielleicht auch eine wertvolle Vitaminquelle für Vegetarier und Veganer.

Dabei ist Sanddorn gleich doppelt gesund: Sowohl das vitaminreiche sauer-süßliche Fruchtfleisch als auch der kleine nussig herbe Kern mit seinen überlebenswichtigen ungesättigten Fettsäuren verfügen über Heilkräfte. Fruchtfleisch- und Kernöl sind in Apotheke und Naturkostläden auch separat zu erwerben. Übrigens: Besonders die Schale der Beeren enthält wichtige Inhaltsstoffe und sollte, wenn möglich, direkt mitverarbeitet werden.

Zunehmend wird Sanddornöl auch zur Hautpflege genutzt. Salben aus der Sanddornbeere dienen als Sonnenschutz, regen die Wundheilung an und sollen Akne, leichten Verbrennungen und Strahlenschäden entgegenwirken. Da die Orangenbeere freie Radikale bekämpft, unterstützt sie die Zellerneuerung, erhöht die Spannkraft des Bindegewebes – und wurde somit längst auch vom Kosmetiksektor entdeckt, dessen Antiaging-Pflegesets häufig mit dem Inhaltsstoff Sanddornöl werben.

In den Werbeversprechen steckt durchaus mehr als ein Körnchen Wahrheit, denn die ungesättigten Fettsäuren im Sanddornkern regulieren tatsächlich Hautfunktionen, die Palmitinsäure im Fruchtfleisch schmeichelt der Haut und beruhigt sie. Probieren Sie doch mal eine selbstgemachte Handcreme aus, um sich davon zu überzeugen.

Aufgepasst

Achtung, sowohl für Kosmetika als auch Nahrungs- und Arzneimittel aus dem Handel gilt: Viele Produkte, die mit Sanddorn werben, enthalten die Beeren nur zu einem verschwindend geringen Teil. Zudem haben Tests erwiesen, dass Sanddorn, der in Treibhäusern angebaut wird, all die wichtigen Vitamine und Mineralien, die die Beeren so einzigartig machen, in wesentlich geringerer Konzentration enthält als seine wild wachsenden Artgenossen.

PRAXISTIPPS

- Ein Manko hat die viel gelobte Orangenbeere: Sie ist überaus schwer zu ernten. Die Äste sind gespickt mit Dornen. Die reifen Früchte sind sehr weich, was das direkte Ernten vom Strauch zu einem klebrigen, »verlustreichen« Unterfangen macht. Manch einer lässt die Früchte daher am Baum und »drückt« den Saft aus den Beeren – was das Problem mit den Dornen beileibe nicht löst und auch dem Strauch auf Dauer schadet.

- Eine andere traditionsreiche Möglichkeit ist es, mit Holzstöcken unter Rütteln und Schütteln den Ästen zu Leibe zu rücken und die Beeren am Boden mit einem Tuch aufzufangen.

- Es gibt Sanddornfans, die schwören auf eine dritte unkompliziertere Variante: Einzelne, reich mit Früchten behangene Äste werden direkt mit der Heckenschere abgeschnitten und mit möglichst dicken Gartenhandschuhen vorsichtig in die Küche verfrachtet. Hier lassen sich die Beeren leichter vom Ast entfernen. Sind sie zu weich, wandert der gesamte

Ast kurz ins Gefrierfach, sodass die gefrorenen Beeren besser abzuzupfen sind. Dabei ist umstritten, ob die Schockstarre den Inhaltsstoffen der Beeren schadet, also: nicht zu lange im Kühlfach aufbewahren. Und natürlich versteht es sich von selbst, dass Sie den wertvollen Sträuchern mit der Heckenschere nicht allzu brachial zu Leibe rücken. Kleiner Ansporn: Das Ernten ist zwar mühselig, da die Sanddornbeeren aber schon in kleinen Mengen über außergewöhnlich viele heilsame Inhaltsstoffe verfügen, ist auch schon eine geringe Ernte ein großer Gewinn.

SAUER MACHT LUSTIG ...

Nur mit einer guten Portion Süßung sind die Sanddornbeeren »pur« genießbar. In rohen Mengen sind sie manchem sicherlich zu sauer. Aber gerade als das gesunde »gewisse Etwas« in Getränken und Lebensmitteln kommt die Orangenbeere ganz groß raus. Hier einige Ideen:

- Verfeinern Sie ein Kräuterpesto mit ein paar Sanddornbeeren – süßsauer, simpel und superlecker.
- Bereiten Sie sich im Mischverhältnis 1 zu 6 mit gut gekühltem Mineralwasser und gepresstem Sanddornsaft eine leckere Schorle zu.
- Verzieren Sie Kuchen oder Plätzchen mit einer attraktiven orangefarbenen Glasur aus Zucker, Wasser und einem Schuss Sanddornsaft.
- Oder wie wäre es mit Winterpunsch? Sanddornsaft mit einem guten Schluck Met vermischen und nach Belieben mit Honig süßen.
- Und natürlich sind ein paar frische rohe Sanddornbeeren im Smoothie immer eine gute und gesunde Sache!

Grundrezept Sanddornsaftkonzentrat   REZEPT

Sanddornsaft erhalten Sie gesüßt und ungesüßt in Drogerien, Apotheken und Bioläden. Besonders gut schmeckt er natürlich mit selbstgeernteten Beeren.

Was Sie brauchen

Sanddornbeeren
naturbelassenes, weiches Tuch
Honig, Ahornsirup oder Zucker nach Belieben

Wie Sie vorgehen

Die Beeren mit wenig Wasser zum Kochen bringen und weiter köcheln, bis eine breiige Masse entsteht. Die Beerenmasse – gesiebt durch ein naturbelassenes, weiches Tuch (beispielsweise aus Mull) – in ein verschließbares Gefäß füllen. Das Saftkonzentrat nach Belieben mit Honig, Ahornsirup oder Zucker süßen. Dann gilt es nur noch, viel Erfolg beim Verfeinern von Speisen und Getränken zu wünschen!

Der Schwarze Holunder – ein mystischer Buschbaum

Der Holunder gilt vielen Pflanzenkundigen als etwas Besonderes, ja Heiliges, Heilendes. Heute haben die meisten von uns das vergessen, weil die Verbindung zu jahrhundertelangen Traditionen und der ebenso langen Reihe unserer Vorfahren gekappt wurde, aus welchen Gründen auch immer.

Haben Sie schon einmal den Begriff »Hof-Holunder« gehört? Er kommt daher, dass man in ländlichen Gegenden noch bis vor gar nicht allzu langer Zeit Wert darauf legte, dass in der Nähe des Hofes ein Holunder wuchs. Man wusste die Nähr- und Heilkraft des Hollerbusches, Hölders oder Ellhorns zu schätzen, wie der Schwarze Holunder volkstümlich auch genannt wird. Er sollte darüber hinaus als Schutzbaum das Anwesen vor allerlei Gefahren wie Krankheit oder Blitzschlag behüten, aber auch Missgunst und Neid abwehren. Der Glaube an göttliche Magie und erfahrene Heilwirkung flossen zusammen und machten den Holunder zu einer ganz besonderen Pflanze, der man ehrfurchtsvoll begegnete und die man nicht einfach nach Belieben zurückstutzte oder gar eliminierte, wie das heute manchmal der Fall ist.

Der Holunder gilt schon bei den Kelten als Gabe der Göttin, die je nach Region oder Epoche auch »Hulda« oder »Percht(a)« genannt wird oder den Namen »Frau Holle« trägt und die so gut wie jedes Kind spätestens aus den Grimm'schen Märchen kennt. Sie prüft die Menschen und erweist ihnen je nach gezeigtem Verhalten Wohlwollen, verbunden mit Belohnung, oder aber sie stürzt sie gnadenlos ins Verderben.

Diese ehrfurchtgebietende Gottheit war für die Menschen über Jahrhunderte im Holunder präsent und verband in ihm ihre zarte, helle, lichte Seite, materialisiert in den duftenden Frühlingsblütendolden, mit der dunklen, mythisch-mystischen in den fast schwarzen herbstlichen Früchten. Vermutlich wurde die starke Muttergöttin, die sowohl die junge Heranwachsende wie auch die »alte Weise« verkörpernd in sich vereint, schon in der Jungsteinzeit verehrt. Und es gibt auch heute noch moderne Statuen wie etwa die auf dem Hohen Meißner am geheimnisvollen Holleteich. Hier begegnet man keiner furchteinflößenden Alten mit auffällig großen Zähnen, sondern einer ranken jüngeren Frau, die zu wissen scheint, was sie will. Der Teich gilt ähnlich wie der Brunnen im bekannten Märchen der Brüder Grimm als Pforte zur übersinnlichen Anderswelt.

Und genau damit wird auch der Holunder, der eng mit nichtmateriellen Wesenheiten assoziiert wurde, in Verbindung gebracht. Erhoffte man sich doch von der mächtigen Holle und ihren dienstbaren guten Geistern Hilfe und Linderung bei allerlei Ungemach.

Krankheit etwa »verschnürte« man symbolisch und brachte sie bevorzugt zum Hollerbusch, damit der sie transformiere und damit unschädlich mache. Ähnlich verfuhr man mit Laken von Kranken oder benutzten Verbänden, die an Holunderzweige gehängt wurden. Oder man versuchte mithilfe kleiner Gaben, die man als Opfer unter den Holunder legte, mit den wohlgesinnten Naturwesen zu kommunizieren, damit sie einem gegen unheilbringende, verwirrte, böse Geister hilfreich zur Seite stünden. Diese energetisch reinigenden und Dankbarkeit bezeugenden rituellen Handlungen, die manch einer vorschnell in den Bereich »Aberglauben« verbannen möchte, sind nicht zu unterschätzen und können auch heute noch Heilerfolge stimulieren und verstärken.

Es gibt zahlreiche Geschichten und Bräuche, die sich um den Holunder ranken, der übrigens nicht nur in ganz Mitteleuropa, sondern fast über die gesamte Welt verbreitet ist. Man hat ihn auch »Ahnenbaum« genannt, da man in seiner unmittelbaren Nähe besonders gut Kontakt mit den eigenen Vorfahren aufnehmen könne, um deren Rat und Hilfe zu erbitten.

Ich habe folgenden simplen Vorschlag: Gibt es einen Hollerbusch in Ihrem Garten oder in der Umgebung? Gehen Sie hin, betrachten Sie sich die spröde Rinde, streicheln Sie sie sanft und lassen Sie sich nieder. Entspannen Sie sich, damit Herz und Gedanken zur Ruhe kommen. Aufgeregtheit und Anspannung potenzieren sich hier manchmal und haben daher an diesem Ort nichts zu suchen. Schließen Sie die Augen und spüren Sie in sich hinein. Bleiben Sie so lange, wie es sich gut anfühlt, und bedanken Sie sich beim Gehen. Aber schlafen Sie bloß nicht ein! Frau Holle mag nun mal keinen Müßiggang, sagte mir augenzwinkernd eine alte Bäuerin, aber gegen eine wohlverdiente Pause hat sie nichts einzuwenden …

Sowohl die Blüten als auch die (erhitzten) tiefvioletten, fast schwarzen Beeren des Schwarzen Holunders sind essbar. Bei den hübschen Dolden gibt es keinerlei Problem, die Beeren enthalten jedoch das Glykosid Sambunigrin, das zu heftigen Magen- und Darmbeschwerden und sogar Atemnot führen kann. Die gute Nachricht: Dieser toxische Stoff zerfällt, wenn die Beeren gekocht werden.

Nicht zu verwechseln

Verwechseln sollte man den Schwarzen nicht mit dem Roten Holunder, dessen Beeren nicht schwarz werden, sondern rot bleiben, oder gar dem rundherum giftigen Zwergholunder, auch »Attich« genannt. Dieser trägt zwar ebenfalls dunkle Beeren, bleibt aber mit seinen in der Regel etwa 1,50 Metern Wuchshöhe im Gegensatz zum Schwarzen Holunder, der bis zu 7 Metern und höher wachsen kann, recht kleinwüchsig. Die Beeren des Schwarzen Holunders *hängen* im Gegensatz zu den nach oben wachsenden, dichter angeordneten des ungenießbar giftigen kleineren Bruders. Dessen Geruch wird zudem häufig als ziemlich unangenehm empfunden.

PRAXISTIPPS

- Beim Ernten die Blütendolden abschneiden und an einem trockenen luftigen Ort auf sauberen Tüchern trocknen, immer mal wenden. Man kann die Blütendolden auch kopfüber aufhängen.
- Wenn die Blütchen schön durchgetrocknet sind, von den Stielen abrebeln, noch ein paar Tage liegen lassen und danach in geeignete Dosen oder Papiertüten füllen.
- Holundertee: Für einen Tee circa 2–3 EL getrocknete Blüten mit ½ Liter gerade nicht mehr kochenden Wassers übergießen und abgedeckt etwa 5–10 Minuten ziehen lassen. Abseihen, eventuell süßen und bei Infekten oder Kältegefühl so heiß wie erträglich in kleinen Schlucken nach und nach trinken. Ansonsten ist der Tee auch abgekühlt nicht zu verachten.
- Manch einer bevorzugt die gebackene Variante, auch »Hollerküchlein« genannt. Dafür nimmt man die frisch gepflück-

ten Dolden, schüttelt sie aus, damit nicht etwa ein kleines Insekt mitgebacken wird, taucht sie in Eierkuchenteig, dem man auch einen Schuss Weißwein beimengen kann, und bäckt sie in Öl golden aus. Abschließend werden die Küchlein zum Abtropfen auf Küchenkrepp gelegt und vor dem Servieren noch mit Zucker und Zimt getoppt. Man kann auch jeden anderen Gebäckteig mit frischen oder getrockneten Hollerblüten anreichern.

- Oder wie wär's mit einem Holunderessig, den man gut für Salate verwenden kann? Das geht supereinfach: Messen Sie gut ½ Liter Obst- oder Weißweinessig ab, füllen Sie ihn in eine Glaskaraffe oder -flasche und geben 3–5 Holunderblütendolden mit hinein. Verschließen Sie das Gefäß, schütteln Sie es kurz und stellen Sie es circa 2 Wochen nicht gerade in die pralle Sonne, aber an ein sonniges warmes Plätzchen, ob draußen oder drinnen auf der Fensterbank. Danach wird der Essig abgeseiht, in passende Fläschchen abgefüllt und in den Kühlschrank für die weitere Verwendung gestellt. Hübsch dekoriert, macht sich so ein Holunderessig auch prima als nettes Mitbringsel für Freunde.

- Ich persönlich mag die *frischen* unerhitzten Blütendolden ganz besonders, gern auch gemischt mit Mädesüß und ein paar Minzeblättchen als aromatisierende Zutat in Apfelsaft oder Hirsebrei.

- Zu Hirsebrei passt auch sehr gut Holunderbeerensaft, den man im Bioladen in guter Qualität kaufen kann. Aber wenn Sie genug Holunderbeeren gesammelt haben, machen Sie ihn doch einfach mal selbst!

Holundersaft

Für Holundersaft sollten die Früchte voll-, aber nicht überreif sein. Grundsätzlich ist darauf zu achten, dass die Beeren nicht mehr rötlich oder grün, sondern tiefdunkel durchgefärbt sind. Der Pflanzenfarbstoff kann allerdings hartnäckige Flecken verursachen, also tragen Sie bei der Ernte und während der Weiterverarbeitung besser Handschuhe und eine Schürze, die etwas abbekommen darf.

Was Sie brauchen

ca. 1 kg Holunderbeeren
Haushaltshandschuhe
Zucker, Stevia oder ein Süßungsmittel Ihrer Wahl
1 feinmaschiges Sieb
1 Seihtuch (z. B. eine Mullwindel) oder ein Holzstampfer
dunkle Flaschen mit Gummiverschluss
evtl. Zimt und Sternanis

Wie Sie vorgehen

Schneiden Sie die schweren Beerendolden mit einer Schere, brausen Sie sie unter frischem Wasser gut ab und streifen Sie die Früchte mit einer Gabel von den Stielen. Danach vermischen Sie sie mit Zucker, Stevia oder einem anderen Süßungsmittel Ihrer Wahl. Man rechnet so ungefähr 100 Gramm Zucker auf 1 Kilogramm Beeren.

Lassen Sie alles abgedeckt in einer Schüssel mindestens ½ Stunde zum Durchziehen stehen. Die Masse in einem Topf in etwas Wasser aufkochen und circa 10–15 Minuten sanft weiter-köcheln lassen, bis die Beeren leicht ausdrückbar sind. Während dieser Zeit immer wieder umrühren und anschließend durch ein sehr feinmaschiges Sieb, in das ein Seihtuch (etwa eine Mullwindel) hineingelegt werden kann, in eine Glasschüssel abtropfen lassen. Das kann gut und gern über Nacht geschehen.

Man kann die Beerenmasse auch mit einem Holzstampfer bearbeiten oder mithilfe des Mulltuchs auswringen (Handschuhe!). Den gewonnenen Saft füllen Sie in sterile dunkle Flaschen mit Gummiverschluss. Ich stelle die Flaschen in den Kühlschrank und trinke hin und wieder ein Glas. Vielleicht haben Sie aber auch einen Dampfentsafter. Dieses Gerät kann gute Dienste leisten und die ganze Prozedur erheblich abkürzen.

Soll der Saft sehr lange halten, müssen Sie ihn in den verschlossenen Flaschen ½ Stunde einkochen, bevor er in die Vorratskammer kommt. Ist er zu süß geworden, verdünnen Sie ihn vor dem Verzehr mit Wasser. In der kalten Jahreszeit eignet sich Holundersaft, angereichert mit Zimt und Sternanis, auch wunderbar als Punsch-Grundlage.

Holunder-Glühtrunk REZEPT

Hier ist das Rezept für einen Punsch, der auch für Kinder gut geeignet ist, da er keinen Alkohol enthält.

Was Sie brauchen
Holundersaft
1 guter Schuss Apfelsaft
Früchtetee
Süßungsmittel (Agaven- oder Apfeldicksaft, Stevia etc.)
Zimtstangen und/oder Vanilleschoten
3–5 Nelken sowie Sternanis
1 unbehandelte Orange

Wie Sie vorgehen
Vermischen Sie Holunder- und Apfelsaft sowie Früchtetee zu gleichen Teilen mit einem Süßungsmittel Ihrer Wahl. Gewürzt wird

mit ein paar Zimtstangen, ausgekratztem Vanillemark, Nelken, Sternanis und ein paar Scheiben einer unbehandelten Orange. Aufkochen, von der Kochstelle ziehen und 10 Minuten abgedeckt ziehen lassen. Abseihen und genießen!

An den offensichtlichen, jahrtausendelang bewährten Heilwirkungen dieser Pflanze kommt man nicht vorbei. Von den Kelten und Germanen, den Ärzte des antiken Griechenland wie etwa Hippokrates oder Dioskurides über Paracelsus und Hieronymus Bock in der frühen Neuzeit bis hin zu Pfarrer Kneipp, Maria Treben und anderen mehr – sie alle wussten um die Heilkraft des Holunders, von der wir auch heute unbedingt profitieren sollten. Sowohl die getrockneten Blüten als auch die Beeren sind gerade in der kühleren Jahreszeit eine echte Hilfe, und nicht nur dann.

Natürlich ist der Holunder reich an heilkräftigen Inhaltsstoffen, von denen ich gern einige nennen möchte: die Vitamine A, B und C, Schleimstoffe, Fruchtsäuren, Kalium, Fluor, ätherisches Öl, Flavonoide … Ein paar Indikationen gefällig? Krebsvorbeugend, stimmungsaufhellend, blutdruckregulierend, entzündungshemmend, cholesterinsenkend – und dergleichen mehr.

Belassen wir's dabei. Man braucht sich einfach zu merken: Dem Holunder mit seinen Heilgaben kommt sowohl in der Prävention als auch der Behandlung von Erkältungskrankheiten eine prominente Stellung zu.

Nicht umsonst nennt man den Tee aus getrockneten und natürlich den frischen Holunderblüten (auch im Frühsommer gibt es schließlich Verkühlungen) »Schweiß- oder Schwitztee«. Hat man sich eine Erkältung eingefangen und möchte sie möglichst rasch wieder loswerden, dann kann man sich auf die schweißtreibende und damit ausleitende Wirkung dieses heiß und in kleinen Schlucken genossenen Getränks verlassen. Die in ihm enthaltenen ätherischen Öle tun aufgrund ihrer entzündungshemmenden antiviralen Wirkung ein Übriges. Noch meine Großmutter legte sich jedes Jahr einen Vorrat aus getrockneten Holunder- und Lindenblüten an, um ihre elf Kinder gerade in der kalten Jahreszeit im Bedarfsfall behandeln zu können – übrigens erfolgreich, wie mir glaubhaft versichert wurde.

Die Beeren mit ihrem satten Vitamin-C-Gehalt und dem in ihnen enthaltenen schwarzblau bis dunkelviolett färbenden Farbstoff (Anthocyan) sind in ihrer kombinierten antioxidativen Kraft ideal, um die Immunabwehr des menschlichen Körpers auf Hochtouren zu bringen. Und das keineswegs nur im akuten Krankheitsfall. Trinken Sie mal über etwa zwei Wochen jeden Tag ein Glas Holundersaft, dem Sie auch gern etwas Zitronen- oder Orangensaft beimengen können. Das schmeckt und wird Ihre Widerstandskraft gegen lästige Keime ganz bestimmt erhöhen!

Holunderbeerensuppe   REZEPT

Wie wär's im Herbst mit einer schmackhaften immunstimulierenden Holunderbeerensuppe (ergibt 1–2 Portionen)?

Was Sie brauchen

ein paar Handvoll reifer Beeren
evtl. 1 Apfel
Zucker und Zimt nach Belieben
ein paar Nelken, Kardamom und Vanille
Wasser oder Apfelsaft
Haferflocken zum Andicken

Wie Sie vorgehen

Beeren waschen und von den Stängeln abrebeln. Apfel waschen und in kleine Stücke schneiden. Zusammen mit den Gewürzen und etwas Wasser aufkochen und unter Rühren circa 10–15 Minuten weiterköcheln. Wenn die Beeren weich genug sind, die Masse durch ein engmaschiges Sieb passieren, damit auch ein jedes Kernchen und Nelkchen zurückbleibt.

Schöpfen Sie die Suppe danach zurück in den Topf, und verdünnen Sie sie je nach gewünschter Konsistenz mit Wasser, oder dicken Sie sie unter kurzem Aufkochen mit ein paar Haferflocken an, die man danach einige Minuten ausquellen lässt, bevor alles noch einmal kurz erhitzt und abgeschmeckt wird. Wohl bekomm's!

Ob Herz oder Nieren, Darm oder Leber, Augen oder Haut: Es gibt neben den Atemwegen eine Unzahl von traditionellen Anwendungsgebieten in der Volksmedizin. Auch bei Kinderkrankheiten wie Windpocken begleitend angewandt, stärkt Holunder den kleinen Patienten und ist dazu noch lecker.

Deshalb mein Vorschlag: Wenn Sie es nicht schon getan haben, dann betrachten Sie den Holunder ab jetzt mit anderen Augen. Nämlich als liebenswerte, alltagstaugliche, heilkräftige und vielleicht sogar magische Pflanze! Und probieren Sie aus, was dieser besondere »Buschbaum« speziell für Sie tun kann!

PRAXISTIPP

Haben Sie zu lange am Computer gearbeitet mit der Folge, dass Ihre Augen nun völlig übermüdet sind? Dann versuchen Sie es doch mal mit zwei in abgekühltem Holunderblütentee getränkten Wattebäuschchen, die Sie für 5–10 Minuten auf die geschlossenen Lider legen. Das hilft! Feuchte Auflagen erfrischen die Gesichtshaut und sollen sogar Akne beruhigen.

ANBAUTIPPS

- Als geschichtsträchtige Kombination aus optischer Zierde und heilkräftiger Nutzpflanze für uns und dazu als Vogelschutzgehölz und Bienenweide deckt der Holunder eine breite gartengestalterische Palette ab.
- Ein Holunder braucht Platz. Er gilt als robust und widerstandskräftig gegen Schädlinge und Krankheiten, was er offenbar auch auf inzwischen kultivierte Sorten übertragen haben soll.
- Er macht sich gut als Heckenkomponente oder am Grundstücksrand, mitten in den Garten sollten Sie ihn aber besser nicht setzen. Denn die vielen Vöglein, die sich an ihm bedienen, hinterlassen in seiner unmittelbaren Umgebung auch einige weniger hübsche Kleckse.
- In einem naturbelassenen Garten, wo der Rasen nicht in einem fort kurzgeschoren wird, fühlt sich der Holunder besonders wohl, und es dauert nicht lange, bis er sich von selbst vermehrt hat.
- Nährstoffreiche Erde mag er gern, kommt aber auch mit anderer Bodenbeschaffenheit zurecht.
- Suchen Sie ihn öfter auf, bringen Sie ihm Achtung entgegen, und zeigen Sie sich dankbar nach jeder Ernte.

Die Mirabelle – so wunderschön

Warum gerade die Mirabelle? Nein, nicht nur, weil sie mit ihrer hübschen runden Form, goldgelben Farbe und den zartroten Bäckchen (da, wo sie von der Sonne geküsst wurde) ihrem französischen Namen einfach alle Ehre macht. Schließlich heißt *miracle* »Wunder«, und *belle* bedeutet »schön«. Da stören auch die paar »Sommersprossen« – gemeint sind die dunklen bis rötlichen Pünktchen auf der Fruchthülle – kein bisschen.

Aber das sind natürlich nicht die einzigen Gründe, die für den Genuss dieses Steinobstes sprechen. Es ist darüber hinaus nahrhaft, schmeckt angenehm süß und saftig, ist gut verdaulich, vielleicht am bekömmlichsten von allen Pflaumenarten, und man hat eine große Bandbreite an Verwendungsmöglichkeiten der Mirabelle. Sie ist problemlos zu pflücken, und der Kern löst sich superleicht vom Fruchtfleisch. Allerdings kann der Obstbaum bis zu 5 und mehr Metern hoch werden, sodass man zum vollständigen Abernten eine standfeste Leiter braucht. Aber keine Angst: Auch die unteren leicht erreichbaren Äste tragen oft so schwer, dass man die oberen Früchte gern den Vögeln überlässt.

Wenn sie im Sommer zwischen Juli bis in den September hinein reif sind, wobei die Haupterntezeit in aller Regel in den August fällt, vergeht kein Tag, an dem ich meinen knorrigen alten Mirabellenbäumen nicht einen Besuch abstatte. Ich muss die Bäume nicht mal schütteln, sie tragen überreichlich, und ihre

Früchte wachsen mir förmlich in den Mund. In kürzester Zeit bin ich pappsatt, beschwingt und fühle mich nie schwer. Die Früchtchen lassen sich mit einem sauberen Tuch übrigens sehr leicht abreiben und glänzen dann einladend.

Meist trage ich einen Korb bei mir, sodass ich gleich einige der Früchte mit ins Haus nehmen kann. Dort kommen sie dann oft in den Smoothie oder werden im Kühlschrank für ein paar Tage zwischengelagert, um bei passender Gelegenheit gewaschen, entkernt und in Gefriertüten verpackt eingefroren zu werden. Denn sie sind auch im Winter ein Gaumenschmaus und duften, als warmes, leicht gesüßtes Kompott zubereitet, unvergleichlich nach Sommer.

PRAXISTIPP

Bewahren Sie rohe Mirabellen im Kühlschrank auf, und zwar möglichst im Gemüsefach. Wenn sie da länger als einen Tag zwischengelagert werden, waschen Sie die Früchte vorher nicht. Denn der weißlich pudrige, auch »Duftfilm« genannte Belag, der die Früchte überzieht, schützt sie, macht sie damit haltbarer und verhindert ihr vorzeitiges Austrocknen.

Kommen wir nun zu den vielfältigen Zubereitungsarten, für die sich die Mirabelle eignet. Ob als Smoothiebeigabe – unbedingt vor dem Mixen alle Kerne entfernen! – oder als natürlich ebenfalls kernloses Kompott, wobei die Früchte mit etwas Wasser unter Rühren erhitzt und (nicht zu) weich geköchelt werden, in Fruchtsoßen oder Konfitüren, Aufläufen und pikanten Gratins sowie, nicht zu vergessen, Likören und Schnäpsen: Das Aroma der Mirabelle verbindet sich harmonisch mit vielen anderen Lebens- und Genussmitteln. Auch Gebäck aus Rühr-, Mürbe- oder Blätterteig profitiert von der vielseitigen Frucht.

Wie wär's zum Beispiel mit einer Mirabellentarte, dekoriert mit Lavendelblüten und/oder geriebenen Pistazien? Oder haben Sie schon einmal von der säuerlich-scharfen, aus Georgien stammenden Fruchtsoße Tkemali gehört, die man wunderbar mit Mirabellen zubereiten kann und die besonders gut zu gekochten oder auch Bratkartoffeln passt?

Tkemali (Mirabellen-Fruchtsoße) REZEPT

Wichtig ist, dass die Soße die Geschmacksrichtungen würzig, scharf, sauer und süß in einem ausgewogenen Verhältnis enthält. Daher ist es auch sinnvoll, keine vollreifen Mirabellen zu verwenden, denn sie dürfen ruhig noch ein bisschen säuerlich sein!

Was Sie brauchen
ca. 500 g nicht zu reife Mirabellen
1–2 Knoblauchzehen
Salz nach Geschmack
1 knappe Handvoll frisches Koriandergrün
eine gute Handvoll Dill
je 1 TL Koriander- und Fenchelsamen, gemörsert
1–2 frische Chilischoten
1 EL Zitronen- oder Limettensaft

Wie Sie vorgehen
Mirabellen waschen und entsteinen, Knoblauchzehen abziehen und mit Salz zerdrücken, Koriandergrün sowie Dill waschen und nicht zu fein schneiden. Alles in einen Kochtopf geben.

Koriander- und Fenchelsamen ohne Fett in einer Pfanne unter Rühren kurz rösten, bis sie duften. Sie dürfen unter keinen Umständen verbrennen oder schwarze Brandflecken aufweisen. Anschließend im Mörser bearbeiten und zu der Masse im Topf geben.

Chilischoten waschen, klein schneiden und ebenfalls untermengen. Salzen, aufkochen und unter Rühren weich köcheln. Anschließend können Sie das Ganze pürieren und, wenn es nicht säuerlich genug schmeckt, Zitronen- oder Limettensaft hinzufügen und natürlich nötigenfalls nachsalzen. Nochmals kurz aufkochen, in saubere hitzebeständige Gläser füllen, diese verschließen, abkühlen lassen und in den Kühlschrank stellen.

Wenn die Soße etwas mehr »Biss« haben soll, verzichten Sie auf das Pürieren, und nehmen Sie einen hölzernen Kartoffelstampfer zu Hilfe, bis Ihnen die Konsistenz zusagt.

Lothringens Königin

Die Mirabelle hat eine richtige Fangemeinde. Und besonders viele ihrer begeisterten Anhänger leben in Lothringen. Denn das gelbe Steinobst, auch »Reine de Lorraine« (»Königin von Lothringen«) genannt, ist hier etwas ganz Besonderes. Schließlich kommt ein beachtlicher Teil der professionell angebauten Mirabellensorten aus dieser Region. Kein Wunder, dass zahlreiche lothringische Orte ab Mitte August Feiern zu Ehren der goldenen Frucht ausrichten. Das bekannteste, auch überregional beachtete Mirabellenfest findet in Metz statt, der Hauptstadt Lothringens, wo man der Frucht eine ganze Woche lang mit Tanz und Theater, Shows und bunten Umzügen »huldigt«.

Zwar ist die Herkunft dieser Pflaumenunterart ungewiss. Wahrscheinlich stammt sie aus dem vorderasiatischen Raum, vielleicht aus dem heutigen Irak oder auch Syrien, wo sie wohl aus Kreuzungen zwischen Pflaumen, Kirschen und Schlehen entstanden sein könnte. Von dort erreichte sie im Laufe der Zeit auch Europa. In Griechenland soll sie schon vor über 2000 Jahren kultiviert worden sein. Über Italien und Frankreich gelangte sie schließlich vor ein paar Hundert Jahren auch in unsere Gefilde, wo sie gute Wachstumsbedingungen vorfand und auch heute noch zum Beispiel in Baden, Mainfranken und am Mittelrhein angebaut und landesweit vertrieben wird. Doch das Hauptanbaugebiet ist nach wie vor Lothringen, wo auch die Gastronomie gern mit diesen Früchten wirbt. Im südfranzösischen Mirabeau (!) soll im 15. Jahrhundert der Herzog René von Anjou und Lothringen Mirabellenbäume angepflanzt haben, um sie später in Lothringen zu kultivieren.

Er hat damit möglicherweise die Grundlage für den Namen der Frucht sowie den wirtschaftlichen Erfolg zahlreicher Lothringer Nachfahren gelegt. Aber es gibt auch viel hübschere, sprich märchenhaftere Geschichten zur Herkunft der Mirabelle. So etwa die Legende der Prinzessin Mira:

Es war einmal eine Prinzessin namens Mira. So großzügig sie war, so schön war sie auch. Sie lebte in einem prunkvollen Schloss am Fluss Nied. Eines Tages bot sie einer alten Dame ihre Gastfreundschaft an. Um sich bei der Prinzessin zu bedanken, verwandelte die Alte, die in Wirklichkeit eine Fee war, alle unfruchtbaren Bäume rund um das Schloss in prächtiges Geäst, voll mit goldenen Früchten. Und die Fee sprach zur Prinzessin: »Da du Mira heißt und da du so großzügig wie schön bist, sollen diese Früchte mira-belles *heißen.«*[7]

7   Nach dem Artikel von Laurie Holzer, www.culture-routes.lu/php/fo_index. php?dest=bd_ar_det&id=00000157&lng=fr&trd=de, 10. März 2010 (11. Februar 2015).

Je nach Sorte und Verarbeitung schmeckt diese liebliche Frucht nicht nur so richtig gut, sondern sie hat auch inhaltlich einiges zu bieten. Die frische Süße ist – Sie ahnen es – einer angenehmen Portion Fruchtzucker zu verdanken. Diese leckeren kleinen Obstkugeln warten darüber hinaus mit einer ordentlichen Portion Kalium auf, dem Phosphor, Magnesium, Calcium, Eisen und Zink sowie Mangan und Kupfer folgen. Mit im gesunden Bunde sind die Vitamine C, E und A und solche aus der B-Gruppe.

Wenn Mirabellen im Sommer bis Frühherbst bei uns frisch auf den Märkten zu kaufen sind, greifen Sie besonders bei Bioware unbedingt zu! Bekannte Sorten sind zum Beispiel die »Mirabelle de Metz« oder »Mirabelle de Nancy«, die »Bellamira«, die »Mirabelle von Herrenhausen oder Pillnitz«. Probieren Sie, wenn möglich, mehrere Sorten, auch weniger beachtete regionale »Geheimtipps« aus, und verspeisen Sie, zu Hause angekommen, die köstlichen Früchte am besten gleich roh. Und mit den restlichen kleinen Sonnenpflaumen, die manchmal auch als »Gelbe Zwetschgen« bezeichnet werden, ist »Experimentieren« angesagt. Sie werden überrascht sein, mit wie vielen verschiedenen Nahrungsmitteln sich Mirabellen harmonisch kombinieren lassen.

ANBAUTIPPS

- Nicht nur lassen sich Mirabellenbäume leicht abernten und die Früchte so problemlos wie variantenreich verarbeiten. Der Obstbaum ist darüber hinaus auch hierzulande gut anzubauen und absolut pflegeleicht. Er ist nicht gern allein, deswegen stellen Sie ihm mindestens einen Partner zur Seite. Das hat auch damit zu tun, dass manche Mirabellensorten sich nicht selbst befruchten können, sondern Hilfe beim

Bestäuben brauchen. Und geben Sie den Bäumen Raum, das heißt einen Abstand von circa 5 Metern voneinander.

- Mirabellen sind dann besonders schmackhaft, wenn sie an einem sonnigen, warmen und einigermaßen windgeschützten Platz wachsen dürfen. Später sorgen die Wetterbedingungen in unseren Breiten schon dafür, dass der Baum von allein ausreichend versorgt ist. Wurzelnackte Pflanzen gräbt man am besten in der blattlosen Zeit des Jahres, das heißt im zeitigen Frühjahr oder im Herbst, in gute Gartenerde ein, der man gern etwas Kompost beimengen kann. Ein Pfahl neben dem jungen Baum gibt ihm am Anfang die nötige Standfestigkeit. Die Pflanzgrube hebt man etwa doppelt so tief und breit aus, wie der Umfang des Wurzelballens ist. Achten Sie aber darauf, dass die Veredelungsstelle nicht mit eingegraben wird. Gerade in der Anwachszeit sollte man regelmäßig gießen, da genug Feuchtigkeit im Boden eine der Grundbedingungen für pralle saftige Früchte ist.

- In der Regel weisen Gärtner darauf hin, dass ein guter Rückschnitt die Bedingung für eine reiche Ernte ist. Das mag sein, wenn das Laub zu dicht ist und das Reifen der Früchte dadurch behindert wird. Ich habe meine alten Bäume, die ihren Standort offenbar lieben, noch nie beschnitten, und sie belohnen mich seit vielen Jahren mit einer reichen Ernte.

- In der kälteren blattgrünlosen Jahreszeit wirkt dieser Obstbaum auf mich immer besonders sparrig und still. Doch lassen Sie sich nicht täuschen. Spätestens wenn die Zweige im Frühling hübsche helle Blütenbüschel zieren und im Hochsommer goldgelbe Früchte aus dem Laub lugen, ist der Mirabellenbaum ein Schmuck für jeden Garten.

Außer den hier vorgestellten Obstarten gibt es noch zahlreiche andere Arten und Sorten, deren Herkunft Jahrhunderte bis Jahrtausende zurückliegt und die auch heute noch so gesund wie schmackhaft sind, die Ihnen nicht nur mit ihren gesunden Inhaltsstoffen, sondern auch gerade wegen ihrer Vielfalt an Geschmackserlebnissen das Wasser im Munde zusammenlaufen lassen. Denken Sie nur an die wunderbaren Beeren! Ob aromatische Heidelbeeren, himmlische Himbeeren, süße Erdbeeren, pralle Brombeeren, erfrischende Johannisbeeren oder auch Beeren wie Goji, Aronia und andere mehr. Vergessen wir auch nicht Aprikose und Pfirsich, die belebende Birne, saftige Trauben, köstliche Kirschen und die gerade im Sommer heiß begehrten Melonen sowie all die Südfrüchte und Exoten, die inzwischen fast überall in Deutschland zu kaufen sind. Schauen Sie sich die Auslagen, wann immer möglich, bewusst an. Berauschen Sie sich an den Farben, Formen und Düften, die jede Art und jede Sorte, ja jede einzelne Frucht einmalig machen.

Kaufen Sie doch mal statt Süßigkeiten und Chips vermehrt diese natürlichen Köstlichkeiten – und verzehren Sie sie mit Genuss! Machen Sie das regelmäßig – und Sie werden sie bald nicht mehr missen wollen!

Kapitel 5

Getreide und Nüsse: Nützlich und lecker

Getreide –»Die guten ins Kröpfchen ...«

Getreide macht uns satt und zufrieden. Es versorgt uns seit Jahrtausenden mit Energie, doch essen wir heute viel zu viel davon. Die Balance der Nahrungsmittel scheint verloren gegangen zu sein. Es ist an der Zeit, mit stärkehaltigen Mehlen, die dazu noch viel Gluten enthalten, zurückhaltender umzugehen und sich vermehrt altbewährten, gut verdaulichen und weniger oder gar kein Klebereiweiß enthaltenden Getreidesorten wie etwa der Hirse zuzuwenden.

Gluten, das übrigens auch in Industriekleber verwendet wird, kann die Darmwände angreifen, sie anfälliger machen und damit durchlässiger für Krankheitserreger. Und es steht in Verdacht, Suchtpotenzial zu entfalten. Kennen Sie das nicht? Man isst ein Stück Brot, es schmeckt, und man kann irgendwie gar nicht mehr aufhören weiterzuessen. Folge: Es bleibt bei weitem nicht bei einer Scheibe, obwohl man im Grunde schon längst satt ist.

Irgendwann ist dann der Bauch so voll, dass man wirklich aufhört zu essen, doch Platz für leckeres gesundes Gemüse ist beim besten Willen nicht mehr da. In anderen Worten: Zahlreiche gesund erhaltende und heilende Inhalts-

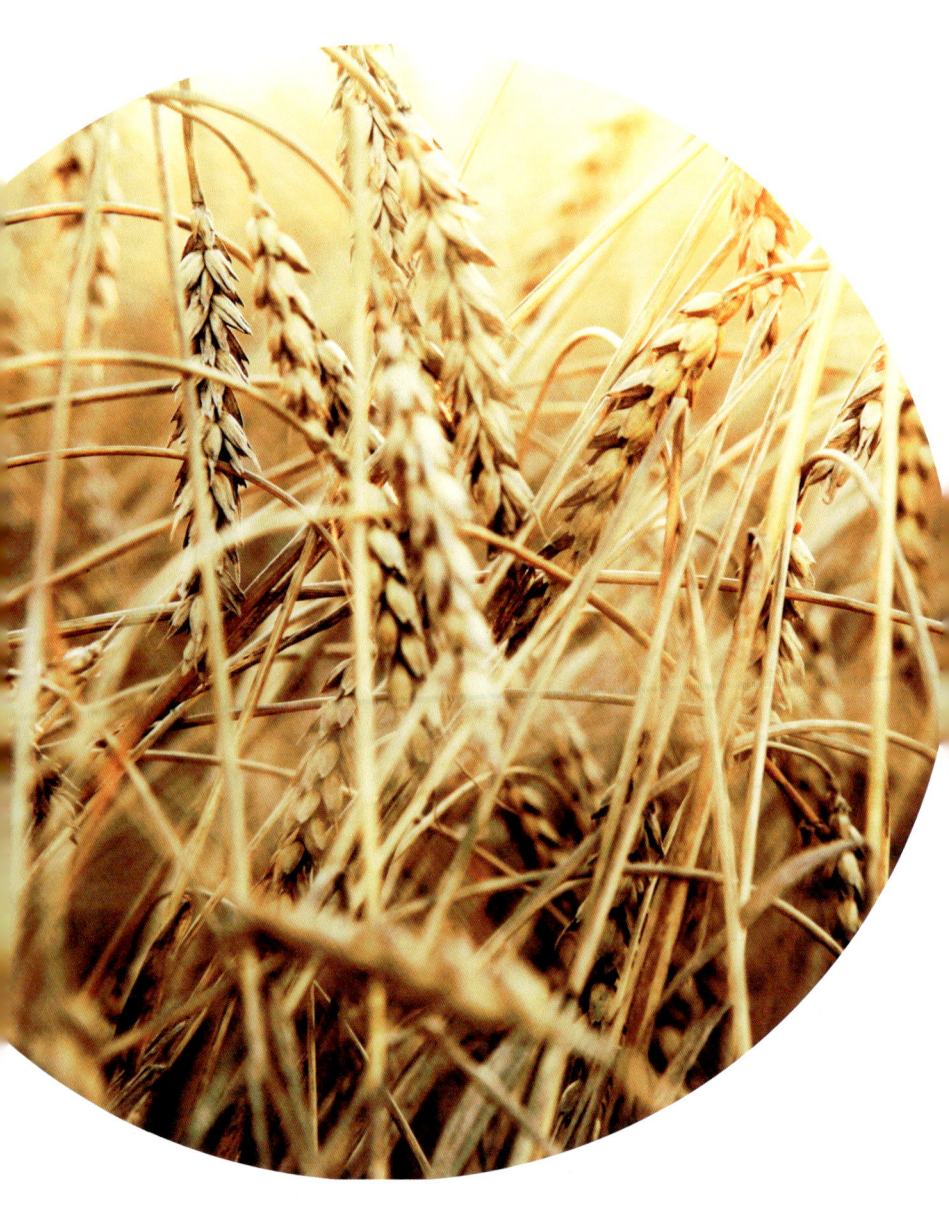

stoffe haben gar keine Chance mehr, in uns ihr gutes Werk zu verrichten, denn sie sind mit zweifelhaftem Erfolg verdrängt worden. Mehr als ein Körnchen Wahrheit steckt schon in der Aussage, dass gerade viel Gluten enthaltendes Getreide sich im übertragenen Sinne wie ein rigoroser Türsteher aufführt, der Leuten den Eintritt verwehrt, die es wirklich verdient hätten, eingelassen zu werden.

Doch halten wir eines fest: Getreide ist die wohl älteste Kulturpflanzenart. Nach der vierten und letzten Eiszeit, die über 100 000 Jahre andauerte und etwa 15 000 v. Chr. ihr Ende fand, vollzog sich die wohl größte Veränderung in der Geschichte der Menschheit: Wir wurden sesshaft. Über 2,5 Millionen Jahre waren wir als Jäger und Sammler durch die Wildnis gestreift, nun begannen wir in Dorfgemeinschaften mit Ackerbau und Viehzucht. Wie kam es zu dieser sogenannten neolithischen (jungsteinzeitlichen) Revolution, die so einschneidend für unser Leben war und den Wechsel von der Alt- zur Jungsteinzeit markiert?

Vermutlich ließen ansteigende Temperaturen die Gletscher schmelzen, und langsam, aber sicher entstand ein Klima, das dem gegenwärtigen nahekommt. Besonders günstig gestalteten sich die Bedingungen im Gebiet des heutigen Irans nahe den Flüssen Euphrat und Tigris. Durch die Erwärmung kam es zu immer mehr Regenfällen auf dem »fruchtbaren Halbmond« – und das war ein wahrer Segen für die Pflanzenwelt. Eine riesige Graslandschaft entstand. Und was streckte dort vorsichtig die Köpfe aus dem Boden? Richtig: wild wachsendes Getreide!

Man darf sich das fast wie ein Schlaraffenland vorstellen, das beinah wie aus dem Nichts entstanden war. Bei Ausgrabungen, zum Beispiel in Israel, stieß man auf Funde von sogenannten »Erntevölkern«, die zwischen 12 000 und

10 000 v. Chr. lebten und fleißig ernteten, ohne jemals säen zu müssen! Die Körner wurden einfach zerkaut oder zerrieben, wohl mit Wasser zu Brei vermengt oder als in der Sonne getrocknete Fladen verspeist.

»Urfladen«

REZEPT

Backen Sie doch mal »Urfladen«! Kneten Sie dazu einen Grundteig aus Wasser, einigen Handvoll Einkorn- oder Zweikornmehl und etwas Salz. Bearbeiten Sie den Teig so lange mit den Händen – Zuschlagen ist erlaubt! –, bis er glatt aussieht und nicht mehr klebt. Formen Sie nun flache runde Fladen; und nein, Sie müssen sich jetzt keinen passenden Stein suchen und den Fladen dort in der Sonne langsam trocknen lassen! Stechen Sie stattdessen von oben ein paarmal mit einer Gabel hinein, und backen Sie die Mini-Brote in einer gusseisernen Pfanne ohne Fett oder im Backofen, bis sie von außen leicht knusprig und angebräunt sind.

Natürlich können Sie zuvor dem rohen Teig auch feingehackte Zwiebeln, geraspelte Möhren oder kleine Tomatenstückchen beimengen – und alle möglichen Kräuter sowie Gewürze Ihrer Wahl.

Diese urigen Fladen harmonieren auch gut mit schmackhaften Aufstrichen. Probieren Sie's aus! Es schmeckt, sättigt gut, kräftigt sofort und ist auch noch gesund!

Körner-Vielfalt

Es gibt sieben große Getreidearten: Weizen (dazu gehören auch Emmer, Einkorn und Dinkel), Roggen, Hafer, Gerste, Hirse, Mais und Reis. Daneben gibt es sogenannte Pseudogetreide, die von vielen Menschen zwar für Getreide gehalten werden und auch so ähnlich aussehen, biologisch betrachtet aber gar kein Getreide sind. Dazu gehören Quinoa, Buchweizen und Amaranth.

Mit der Zeit begannen unsere frühen Vorfahren, Getreide aktiv anzubauen, vielleicht, weil die natürlichen Bestände um sie herum allmählich zurückgingen oder man auf Nummer sicher gehen wollte. Aus Nomaden wurden sesshafte Bauern, die bald auch Viehzucht betrieben. Spätestens 5000 v. Chr. hatte sich diese neue Lebensart auch in Mitteleuropa und nahezu überall auf der Welt verbreitet. Erste Sorten waren Gerste, Emmer und Einkorn.

Die zeitliche Einordnung dieses ersten systematischen Anbaus von Getreide ist einigermaßen unstrittig. Es gibt inzwischen jedoch Entdeckungen, die sogar noch weiter in die Vergangenheit weisen und die der bisherigen Annahme widersprechen, dass der Mensch in der Altsteinzeit noch keine Körner zu sich nahm. So fanden Archäologen in einer Kalksteinhöhle in Mosambik Steinwerkzeuge, die offenbar zur Zerkleinerung von Getreidekörnern dienten – vor 42 000 bis 100 000 Jahren! Stärkekörner, die an den Steinen gefunden wurden, weisen unter anderem auf den Verzehr von wilder Hirse hin.

Ob nun vor 12 000 Jahren oder gar noch viel früher: Getreide steht seit Urzeiten auf unserem Speiseplan. Warum also sollten wir heute etwas daran ändern?

Vorbehalte sind allerdings richtig und wichtig. Sorten wie Weizen und auch Roggen gelten als stark »verindustrialisiert«, und vieles von dem, was wir in Bäckereien oder Supermärkten kaufen, enthält nur noch wenig von den Inhaltsstoffen, die ursprüngliches Getreide eigentlich besitzt. Ein weiteres Problem ist – wie bereits angesprochen – das Gluten, das wegen gesundheitlicher Bedenken nicht zu Unrecht heiß diskutiert wird und von dem auch die bei uns meistkonsumierten Getreidesorten leider recht viel enthalten.

Umstrittenes Gluten

Gluten ist ein natürliches Klebereiweiß, das in den meisten Getreidesorten enthalten ist. Fürs Brotbacken sind diese Klebereigenschaften hervorragend geeignet, sie machen den Teig geschmeidig, locker und gut formbar. Das Problem mit dem Gluten: Es gibt eine ganze Reihe von Menschen mit einer massiven oder wohl auch latenten Glutenunverträglichkeit. Dann kann Gluten eine Entzündung der Dünndarmschleimhaut und mehrere andere unklare Beschwerden hervorrufen.

Weizen, Roggen und Gerste, auch Emmer und Einkorn sowie Hafer enthalten allesamt Gluten in unterschiedlichen Mengen. Wirklich glutenfrei sind nur drei Getreidesorten: Hirse, Mais und Reis. Auch Pseudogetreide wie Buchweizen, Quinoa und Amaranth sind glutenfrei.

Trotzdem: Ganz zu verzichten braucht in der Regel niemand, zumal es einige wirklich gesunde Sorten gibt. Um diese zu erkennen, gilt es lediglich, »die Spreu vom Weizen zu trennen«.

Getreideurgesteine: Einkorn und Emmer

Einkorn und Zweikorn, das bekannter unter dem Namen »Emmer« ist, sind Urformen des Weizens und gehören zu den wohl allerältesten und damit am frühesten kultivierten Getreidesorten. Über viele Jahrtausende wurden sie von unseren Vorfahren als wichtige Energielieferanten geschätzt. Heute sind beide Sorten kaum noch bekannt, was vor allem daran liegt, dass ihr Anbau zugunsten des wesentlich ertragreicheren und damit lukrativeren »normalen« Saatweizens zurückging. Doch besonders im ökologischen Landbau erleben beide Sorten seit einigen Jahren eine kleine Renaissance. Fragen

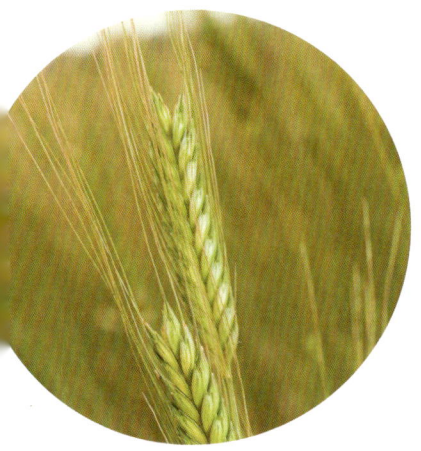

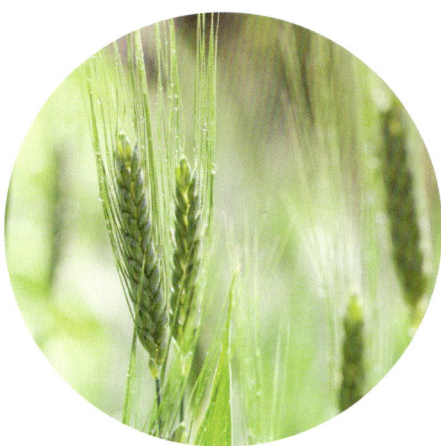

Einkorn

Emmer

Sie mal im Reformhaus, in einem Bio- beziehungsweise Naturkostladen oder auch fortschrittlichen Supermarkt nach. Sie werden, fündig geworden, schnell auf den Geschmack kommen. Zumal beide Sorten um einiges mehr zu bieten haben als der allgegenwärtige hochgezüchtete Weizen, der dazu in Verdacht steht, Herz und Hirn zu schädigen.

Erstmals im Mittleren Osten angebaut, gelangte *Einkorn* (alternativ auch »Kleiner Spelz« oder »Blicken« genannt) vor rund 5000 Jahren nach Europa. Reste des Getreides ließen sich sogar bei »Ötzi« finden, der bekannten Gletschermumie.

Als Vorläufer des vielgerühmten Dinkels und besonders des heute so prominent präsenten Saatweizens ist Einkorn beiden vom Eigenaroma bei weitem überlegen und kann sich in Hinblick auf seine inhaltlichen Wirkstoffe durchaus sehen lassen.

So besitzt das Getreide deutlich mehr Mineralstoffe und Spurenelemente wie Magnesium, Zink, Eisen und Kupfer sowie einen sehr hohen Anteil an ungesättigten Fettsäuren.

Zudem enthält es anderthalb mal so viele Proteine wie Weizen und bis zu viermal so viel Carotin. Erstere unterstützen unser Nervensystem und sorgen für ein lang anhaltendes Sättigungsgefühl, Letzteres ist gut für unsere Sehkraft und unser Immunsystem.

Mindestens so gut wie die meisten Vollkorngetreide oder vielleicht noch effektiver, kann Einkorn das Risiko für Herz-Kreislauf- und Krebserkrankungen sowie Diabetes und Übergewicht senken. Es ist leicht verdaulich und somit auch als Schonkost gut geeignet. Sie haben eine Weizenallergie? Fragen Sie Ihren Arzt: Möglicherweise kann Einkorn als (sogar gesündere) Alternative dienen.

Im Ökolandbau wird Einkorn geschätzt, weil es ziemlich resistent gegenüber Schädlingen und Getreidekrankheiten ist. Ebenso wie Zweikorn zählt es zum Spelzgetreide: Die Spelzen sind mit den Körnern verwachsen und wirken wie kleine Schutzschirme gegen äußere Einflüsse wie Luftschadstoffe. Gleichzeitig kommt Einkorn sehr anspruchslos daher. Es wächst selbst in rauen Gegenden und braucht keinerlei künstliche Düngemittel. Gründüngung reicht vollkommen aus.

PRAXISTIPPS

- Einkorn hat ein leicht süßes, nussig buttriges Aroma. Das feine, aufgrund der enthaltenen Carotinoide leicht gelbliche Mehl eignet sich zum Backen, aber auch zum Binden von Saucen und Suppen.
- Wer gern Waffeln isst, kann statt normalem Weizen oder Dinkel auch mal Einkorn ausprobieren: Das ist bekömmlich, nahrhaft und schmeckt.
- Lässt man das ganze Korn keimen, kann man es als nährstoffreiches und leckeres Extra im Salat und auf dem Brot verwenden.

- In gut sortierten Geschäften finden Sie neben Einkornmehl und ganzen Körnern auch immer mehr verarbeitete Produkte wie Brote und Pasta, die wesentlich aromatischer als normale Weizenprodukte schmecken. Im Kommen ist auch Bier aus Einkorn-Malz. Und: Eine Reihe von Müsli-Mischungen enthalten bereits Einkorn- oder Emmerflocken.

Was passiert bei Gründüngung?

Bei Gründüngung wird der Boden nicht chemisch-synthetisch gedüngt, sondern *Pflanzen* lockern das Erdreich auf – zum Beispiel Lupinen, Klee oder Raps. Dadurch entsteht viel Humus, und der Boden kann mehr Wasser speichern. Gleichzeitig schützen die Pflanzen den Boden vor starken Temperaturschwankungen und heftigem Regen. Manche Pflanzenarten vertreiben auch Schädlinge oder reichern den Boden mit Nährstoffen an. Zudem wird Unkrautbildung vorgebeugt, und beim Abmähen bilden die Pflanzen so etwas wie eine »Mulchschicht«. Gründüngung sorgt somit für eine erhebliche Bodenverbesserung – ganz ohne Chemie.

Emmer (Zweikorn) ist etwa ebenso alt wie Einkorn. Der »Weizen von Rom«, wie man dieses Getreide zu Römerzeiten nannte, ist in unseren Gefilden vielleicht noch mehr an den Rand gedrängt worden als Einkorn. Auch dieser »Steinzeitweizen«, der kräftig nussig schmeckt und dessen Körner etwas dunkler und faltiger als Einkorn aussehen, wurde, was den Anbau angeht, vom modernen Hochleistungsweizen, aber auch von Roggen, Gerste und inzwischen auch Dinkel überflügelt. Außerdem versetzte der Zweite Weltkrieg dem hiesigen Anbau einen gewaltigen Rückschlag, denn die süd- und ostdeutschen Emmerplantagen gab es danach nicht mehr. Dazu nahmen ursprüngliche Betreiber die Produktion nach dem Krieg gar nicht erst mehr auf.

Projekte zur Förderung alter Kulturarten haben den Anbau jedoch neu angekurbelt, sodass heute wieder kultivierte Flächen entstanden sind. In Israel, dem Libanon, dem Irak und Iran sowie der Türkei oder auch Äthiopien hat Zweikorn Tradition. Dort wird es auch heute noch gerne in der Küche verwendet. Schließlich gilt Emmer in Fachkreisen nicht nur als eine der gesündesten Getreidearten, sondern als eines der vielleicht gesündesten Lebensmittel überhaupt. Das hat er vor allem auch seiner Fülle an Eiweiß- und Mineralstoffen zu verdanken.

Mehr Platz für die »Alten«

Um den alten Weizensorten den Weg zum Comeback zu ebnen, haben Forscher der Uni Hohenheim in Stuttgart sowie Vertreter des Landesinnungsverbandes für das württembergische Bäckerhandwerk e. V. den so genannten »Arbeitskreis Spelzgetreide« gegründet. Unterstützt von Müllern und Nudelproduzenten, fördert dieser Zusammenschluss den Anbau von Einkorn und Emmer. Wie der Dinkel, der heute schon wieder deutlich stärker angebaut wird, sollen auch diese alten Sorten endlich wieder ins Licht der Öffentlichkeit gerückt werden.

Das hat sich auch der bayerische Biohof Chiemgaukorn, der zwanzig verschiedene Pflanzenarten selbst anbaut, auf die Fahnen geschrieben. Der Familienbetrieb hat ein besonderes Interesse daran, dass alte und in Vergessenheit geratene Kulturpflanzen ihren angestammten Platz »auf dem Feld und auf dem Teller« wieder einnehmen können. »Unser Bemühen ist es, in einer Zeit, in der sich der Anbau von Nahrungspflanzen immer weniger lohnt und jeden Tag neue, unnütze Massenprodukte auf den Markt kommen, Lebensmittel herzustellen, die den Namen ›Mittel zum Leben‹ auch verdienen.«[8]

Spelzgetreide machen bei der Herstellung generell mehr Arbeit, da Spelz und Korn voneinander getrennt werden müssen und die Körner maschinell nicht so schnell verarbeitet werden können. Gute Bäcker, die sich von der Masse abheben wollen, haben aber schon leckere Brote und Teigwaren aus diesen Getreiden in ihrem Sortiment und wissen um den aromatischen Geschmack von Emmer und Einkorn.

PRAXISTIPPS

- Gekocht kann man die Körner in Bratlingen, Aufläufen und Salaten oder als Einlage in Eintöpfen und Suppen essen. Besonders in der Toskana gilt die *zuppa di farro* (aus Zweikorn oder manchmal auch Dinkel), die ursprünglich ein typisches »Arme-Leute-Gericht« war, heute als Spezialität.
- Was für Einkorn gilt, gilt für Zweikorn schon lange: Probieren Sie mal bei Gelegenheit Emmerbier, vielleicht mögen Sie es auf Anhieb! Diese dunklen, eher trüben Schwarzbiere schmecken sehr würzig und werden immer beliebter. In der Schweiz gibt es sogar Emmerschnaps.

Eine besonders erwähnenswerte Bearbeitungsmethode ist das Aufrauen der Außenschicht. Das macht zum Beispiel der ökologisch wirtschaftende Biohof Chiemgaukorn. Urgetreide wie Emmer sowie Einkorn und auch Dinkel lassen sich anschließend ohne längeres vorheriges Einweichen in

---

8   Vgl. Broschüre Chiemgaukorn, siehe auch www.chiemgaukorn.de.

etwa 20–30 Minuten wie Reis kochen und auch so weiterverwenden. Da liegt es nahe, diese sogenannten »Perl«-Produkte auch gleich »Bayerischer Reis« zu nennen! Sowohl Perl-Emmer als auch Perl-Einkorn kann man gut als Beilage anstelle von Reis und auch als »Risotto«-Variante servieren. Perl-Emmer eignet sich besonders als Zutat in »Reis«-Salat. Das etwas mildere Einkorn macht sich gut in Füllungen, Bratlingen oder Klößen. Chiemgaukorn bietet außerdem einen schmackhaften Urgetreidemix aus geperltem Einkorn, Emmer und Dinkel an.

Grundrezept Urgetreide

REZEPT

Was Sie brauchen

1 Teil geperltes Urgetreide
2 Teile Gemüsebrühe
ein wenig Leindotter- oder Rapsöl (je nach Getreidemenge)
Salz und Pfeffer nach Geschmack

Wie Sie vorgehen

Urgetreide und Brühe gemeinsam aufsetzen und aufkochen. Anschließend bei geringer Hitze mit geschlossenem Deckel etwa 20 Minuten köcheln lassen. Immer mal überprüfen, dass nichts anhängt. Von der Kochstelle ziehen, ein wenig Öl hinzugeben, nach Belieben nachwürzen und gut durchmengen. Danach noch 5–10 Minuten durchziehen lassen. Mit zwei Gabeln auflockern. Wenn Sie das Getreide körniger mögen, in etwas weniger Flüssigkeit aufkochen.

Mit den auf diese Weise zubereiteten Urkörnern als Grundlage können Sie nicht nur Bratlinge, Klöße, Suppen und vieles mehr zubereiten, sondern in abgekühltem Zustand auch einen wohlschmeckenden, an gesunden Inhaltsstoffen reichen Partysalat.

Partysalat mit Urgetreide REZEPT

Was Sie brauchen

Urgetreide nach dem Grundrezept
2–3 grob geraspelte (Ur-)Möhren
Paprika- und Tomatenwürfel
1 gescheibelte Salatgurke oder Gürkchen aus dem Glas
Maiskörner
1 sehr fein geschnittene Zwiebel
1 durchgepresste Knoblauchzehe
gehackte Kräuter wie Brennnnesseln, Dill, Petersilie,
*   Spitzwegerich oder Vogelmiere*
Öl und Essig
1 Spur Dicksaft

Wie Sie vorgehen

Körner und Gemüse mischen. Angemacht in einer Vinaigrette aus Öl und Essig sowie einer Spur Dicksaft, ist dieser Salat kaum zu übertreffen!

Hafer: Schonkost schon seit Jahrtausenden

Hafer ist – besonders in Form von Haferflocken – heute deutlich bekannter als Einkorn und Emmer. Ebenso wie die beiden Erstgenannten gilt er als eine der hochwertigsten bei uns angebauten Getreidearten. Seine Spuren reichen immerhin über 7000 Jahre zurück. In Mitteleuropa wurde Hafer erstmals vor rund 4000 Jahren angebaut. Plinius der Ältere hielt in seinen Aufzeichnungen fest, dass die Germanen viel Brei oder Grütze aus Hafer aßen. Und es waren wohl auch die Römer, die dieses Getreide mit nach Britannien brachten. Können Sie sich ein traditionelles englisches Frühstück ohne Porridge vorstellen?

Später im Hochmittelalter spielte Hafer bei uns noch immer eine wesentliche Rolle für die Ernährung. Als die Kartoffel dann nach und nach Europa »eroberte«, geriet er jedoch erst einmal ins Hintertreffen. Heute aber ist dieses Getreide wieder weit verbreitet und geschätzt. Denn Hafer ist vor allem eines: leicht bekömmlich. Als beinah unverzichtbare Müslizutat und natürlich als Diät- und Schonkost, man denke nur an den gut verdaulichen Babybrei, ist er hervorragend geeignet.

Wer kennt ihn nicht, den berühmt-berüchtigten »Haferschleim«? Als Kinder- und Krankennahrung ist dieser nach dem Kochen von Haferflocken durch ein feinmaschiges Sieb gedrückte zarte Schleim immer noch aktuell. Dabei schmeckt er besser, als der Name vermuten lässt. Und: Er ist ein extrem guter Helfer bei Magen-Darm-Erkrankungen.

Generell ist Hafer im medizinischen Bereich nicht nur wegen seiner magen- und darmfreundlichen Qualitäten angesagt. Er kann auch Nierenbeschwerden lindern und bei Rheuma helfen. Er entlastet Leber, Galle, Herz sowie Bauchspeicheldrüse und wirkt sich günstig auf Blutdruck und Cholesterinspiegel aus. Hafertee, hergestellt aus purem Haferstroh oder unter Beimischung von Brennnesseln oder Zinnkraut, kann nicht nur die Ausscheidungsfunktion der Nieren unterstützen. So gibt es auch Bäderbehandlungen mit Haferstroh, die bei Hauterkrankungen helfen sollen. Kein Wunder, dass Hafer in einer ganzen Reihe von Medikamenten enthalten ist.

Auch in der Kosmetikindustrie wird er eingesetzt. Lotionen für gesunden kräftigeren Haarwuchs enthalten Hafer, ebenso Feuchtigkeitscremes sowie Reinigungsmilch.

PRAXISTIPP

Füllen Sie mal ein kleines Säckchen mit 1–2 Handvoll Haferflocken, und nehmen Sie es mit unter die Dusche oder am besten in die Badewanne. Dort tränken Sie es in Wasser und drücken es immer wieder aus. Mit der milchigen Flüssigkeit, die dabei ausgepresst wird, streichen Sie über Ihre Haut und besonders Ihr Gesicht. Es fühlt sich hinterher frisch und zart an.

Hafer-Power

- Man kann Hafer übrigens sehr leicht von anderen Getreidearten unterscheiden, denn im Gegensatz zu Weizen, Gerste und Roggen hat Hafer keine Ähren (dicht gedrängte, längliche »Kornbündel«), sondern verzweigte Rispen, an deren zarten Ästchen die Haferkerne hängen.
- Hafer ist reich an ungesättigten Fettsäuren, Eiweißen, Vitaminen und Mineralstoffen. Schleim- und Ballaststoffe helfen unserem Darm bei der Arbeit, das viele Zink ist ein prima Erkältungsschutz, da es unser Immunsystem stärkt. B-Vitamine helfen dem Stoffwechsel, Vitamin E und Provitamin A sind nicht nur für Haut und Knochenwachstum gut. Und: Hafer soll sogar bei Süchten aller Art sowie Schwermetall-Ausleitungen Körper und Seele gute Dienste leisten. Man kann im Grunde von Kindesbeinen an bis ins hohe Alter von diesem Getreide profitieren.

- Hafer enthält zwar auch Gluten, allerdings in geringen Mengen, sodass er für manche Zöliakiekranke verträglich sein kann! Es empfiehlt sich, in vorheriger Absprache mit einem Arzt geringe Mengen von Hafer, etwa als Brei aus Feinblattflocken, zu sich zu nehmen und vorsichtig auszutesten, wie der Körper darauf reagiert.
- Hafer liefert Energie en masse und steigert die geistige und körperliche Leistungsfähigkeit. Es heißt nicht umsonst: »Den sticht der Hafer!« Deswegen ist er auch in vielen Pulvern für Kraftsportler enthalten. Und mit seinem Eisengehalt ist Hafer sogar Fleisch klar überlegen.
- Ach ja, der Ausspruch »Den sticht der Hafer!« bezieht sich ursprünglich auf Pferde, die Bauchschmerzen bekamen, daher unruhig wurden und manchmal wild auf der Weide herumgaloppierten, wenn sie zu viele Haferspelzen mitgefressen hatten. Die stachen nämlich, wenn sich die Tiere ihrer auf natürliche Weise wieder entledigen wollten ...

Zwar sind die Hektarerträge meist niedriger als bei anderen Getreidearten. Dafür lässt sich Hafer recht leicht anbauen, da er kaum Ansprüche an den Boden stellt. Denn Hafer ist robust. Auch in regenreichen Regionen kommt er problemlos zurecht. Und wem tut er außerdem noch gut? Richtig, unserem Geldbeutel! Denn Haferprodukte sind meist kostengünstig zu erwerben.

Tatsächlich dient der größte Teil des in Deutschland angebauten Hafers aber nicht als Nahrung für uns Menschen, sondern als Futtermittel für Rinder, Geflügel und natürlich Pferde. Aber auch die Weichfresser unter den Vögeln des Himmels nehmen gerade in der kalten Jahreszeit gesundes

Vogelfutter aus Haferflocken, vermengt mit etwas kalt gepresstem Salatöl, sehr gern an!

Der Letzte und bei weitem nicht der Unwichtigste im Bunde der Zufriedenen ist natürlich unser Gaumen: Haferprodukte sind einfach schmackhaft. Besonders vielfältig lassen sich Haferflocken verwenden, die man übrigens in einer speziellen Hafermühle ohne große Hitzeeinwirkung selbst pressen und gleich im Müsli verwenden kann. Auch Smoothies kann man mit einigen Haferflocken lecker anreichern.

Was ist Großblatt, was Kleinblatt?

Im Supermarkt und in Bioläden gibt es verschiedene Sorten von Haferflocken. Die festen Großblattflocken sind in der Regel aus ganzen Haferkernen gewalzt, die zarteren Kleinblattflocken dagegen aus Hafergrütze. Schmelzflocken, die aus Hafermehl bestehen, sind besonders leicht löslich und gut trinkbar.

Haferbrei

REZEPT

Wie wär's mal wieder mit einem leckeren Haferbrei?
Den kann man auch gut aus Soja- oder Reismilch zubereiten (für 1–2 Personen).

Was Sie brauchen

etwa ¼ l Soja- oder Reismilch
ca. 50 g Feinblatt-Haferflocken
ein paar Datteln
evtl. Ahornsirup, Rosinen, Nüsse, Apfelschnitze,
    Bananenstückchen

Wie Sie vorgehen

Milch in einem Topf erhitzen, Haferflocken mit einem Schneebesen einrühren, ein paar klein geschnittene frische oder getrocknete Datteln dazugeben, kurz aufwallen lassen, Kochgefäß zur Seite ziehen und 10 Minuten zum Quellen stehen lassen. Anschließend umrühren und eventuell etwas mehr Flüssigkeit hinzugeben, bis sich eine schöne Konsistenz ergibt. Falls noch nötig, zum Beispiel mit Ahornsirup nachsüßen – fertig!

Auch ein paar Rosinen, gemahlene Nüsse und Apfelschnitze oder Bananenstückchen werten den Brei sowohl geschmacklich als auch inhaltlich auf und ergeben eine kräftigende, nahrhafte Süßspeise.

PRAXISTIPPS

- Zum Binden von Teigen oder Bratlingen aller Art eignen sich Haferflocken sehr gut.
- Und eine dünne Haferflockenschicht auf dem Backblech oder in einer Kuchenform vermeidet das Anhängen und ist daher eine gute Alternative zu Butter oder Öl beziehungsweise Backpapier.
- Ebenso erhältlich ist auch Hafergrütze, das sind gröber zerkleinerte Haferkerne, aus denen man eine gute Suppe kochen kann, sowie Haferkleie, die aus den Randschichten des Korns plus Keimling besteht. Beide Produkte können bei regelmäßigem Verzehr helfen, einen erhöhten Cholesterinspiegel zu senken.
- Hafermilchtüten haben Sie sicher auch schon mal im Ladenregal stehen sehen. Diese »Milch« ist eine gute Alternative zu Kuhmilch, die ja immer wieder in die Kritik gerät. Hafermilch ist normalerweise nicht ganz billig, dabei kann man sie so einfach selbst herstellen (siehe Rezept). Das hat außer der Kostenersparnis noch den Vorteil, dass man das in

Fertigprodukten gern zugesetzte Öl ganz weglassen oder ersetzen kann. Ich nehme statt Sonnenblumenöl das sehr gesunde Rapsöl.

Hafermilch

REZEPT

Was Sie brauchen
ca. 150 g Haferflocken (Groß- oder Kleinblatt)
nach Belieben etwas Apfel- oder Agavendicksaft oder einige Datteln
etwa 1–2 EL Rapsöl
1 gute Prise Salz
Wasser

Wie Sie vorgehen
Die Haferflocken sowie 300 Milliliter Wasser in einen guten Mixer geben. Durchmixen und circa 10 Minuten stehen und quellen lassen. Gut ½ Liter Wasser und gegebenenfalls Dicksaft oder Datteln (ohne Kern!) sowie das Öl hinzugeben. Salz nicht vergessen. Alles gut auf niedriger Stufe durchmixen und wieder etwa 10 Minuten stehen und nachdicken lassen. Die mengenmäßige Zugabe von Wasser hängt davon ab, wie Sie die Hafermilch haben möchten: sämig, sahnig oder dünnflüssig. Nach dem abermaligen Ausquellen seihen Sie die Hafermilch durch ein Seihtuch oder Sieb ab – und das war's auch schon. Wenn Sie einen Hochleistungsmixer benutzen, kann das Abseihen meist entfallen.

Man kann statt der Haferflocken auch ganze Haferkerne nehmen. Die müssen aber vor dem Mixen über Nacht eingeweicht werden.

Behalten Sie einfach das Grundrezept im Kopf: ansetzen mit doppelt so viel Wasser wie Haferflocken, durchmixen, quellen lassen. Wieder Wasser dazu (je nach gewünschter Konsistenz) sowie Salz und gegebenenfalls Öl. Zum Ausquellen stehen lassen.

Hafermilch kann für Müsli, Brei, im Smoothie und auch als Puddingzutat sowie nach Zugabe von Äpfeln, Beeren oder Bananen als sehr leckere Fruchtmilch und vieles andere mehr verwendet werden. Im Winter ist sie, aufgekocht mit Vanille, Zimt und/oder Sternanis, eine Wucht, besonders zu Plätzchen und Stollen, aber auch »ganz solo«.

Im Kühlschrank hält frische Hafermilch ein paar Tage. Im Sieb oder Seihtuch übrig gebliebene Reste eignen sich bestens als Müslizutat oder – pikant abgeschmeckt – als Grundlage für Bratlinge.

PRAXISTIPP

Ein bisschen Hafermilch im Kühlschrank stehen zu haben ist immer sinnvoll. Sie sind müde und ausgepowert? Mixen Sie einfach etwa 170 Milliliter Hafermilch mit 1–2 Bananen und 1 TL Mandelmus. Das geht schnell und gibt rasch wieder Kraft und gute Laune! Mit Himbeeren oder Erdbeeren gemischt, wird der Powerdrink rosa, mit Persimonen zartorange, 1 TL Gerstengraspulver färbt ihn grün.

Hirse: Goldene Beautyperlen

So könnte man die gelben Körnchen nennen. Denn Hirse, die aus der Familie der Süßgräser stammt, wird oft spontan mit Schönheit assoziiert, und das nicht zu Unrecht. Unsere Haare, Fingernägel und unsere Haut – sie alle profitieren von Silizium. Und davon hat Hirse reichlich zu bieten. Das Spurenelement fördert die Elastizität und Spannkraft des Bindegewebes, stützt Knorpel und Knochen und schützt darüber hinaus vor Bakterien, Viren und anderen Entzündungserregern. Unser offizieller täglicher Siliziumbedarf beträgt etwa 30 Milligramm – schon 75 Gramm Hirse reichen also aus, um diesen Bedarf komplett zu decken. Gerade in der zweiten Lebenshälfte kann das sehr nützlich sein, denn mit dem Alter nimmt die in unserem Organismus vorhandene Siliziummenge ab. Sie haben Gelenk-, Bandscheiben- oder Wirbelsäulenprobleme? Dann ist Hirse ein »Muss« auf Ihrem Speiseplan. In Kombination mit Kräutern, Samen, Früchten und Gemüse kann sie durchaus zu einer besseren Beweglichkeit beitragen.

25,8 Prozent der Erdkruste bestehen aus der organisch gebundenen Kieselsäure Silizium. Pflanzen, die sie in ihren äußeren Zellschichten einlagern, sind oft deutlich widerstandsfähiger gegenüber Erkrankungen und Schädlingen. Ein besonders anschauliches Beispiel ist der Bambus: Er ist beinhart und doch elastisch. Ähnliches kann Silizium in unserem Körper bewahren oder wieder in Gang setzen.

Neben Silizium hat Hirse aber noch mehr zu bieten, zum Beispiel reichlich Eisen und Magnesium. Ersteres ist gut für die Blutbildung, für den Sauerstofftransport, die Zellteilung und Energiegewinnung. Bei chronischer Müdigkeit etwa kann Eisen sehr hilfreich sein, vor allem in Kombination mit Vitamin C. Und Hirse speichert deutlich mehr von diesem Mineralstoff als die meisten anderen Getreide! Magnesium wiederum spielt eine tragende Rolle bei der Prävention von Diabetes, Herz-Kreislauf-Erkrankungen sowie chronischen Entzündungsprozessen und Muskelzuckungen. Von Eiweiß über ungesättigte Fettsäuren bis hin zu Mineralstoffen in Form von Mengen- oder Spurenelementen, bei denen die Hirse im Vergleich mit allen anderen Getreidesorten ganz vorne mitspielt – die kleinen Körner haben so einiges in petto! Apropos Schönheit: Ein hübsches Lächeln hat viel mit dem Zustand unserer Zähne zu tun. Und auch den fördert Hirse aufgrund ihres natürlichen Fluorgehalts.

Doch im Endeffekt sind es *zwei* Eigenschaften, für die dieses Getreide steht: sein hoher Siliziumanteil und die Tatsache, dass Hirse glutenfrei ist.

Sie leiden unter Zöliakie (Glutenunverträglichkeit)? Aus der schleimfreien Hirse werden eine ganze Anzahl von glutenfreien Fertigprodukten wie Backwaren hergestellt, übrigens sogar glutenfreies Bier.

Aber natürlich kann man mit den goldgelben Körnern, die sehr angenehm schmecken und satt machen, gerade in der eigenen Küche eine Menge anstellen. Hirse kocht man wie den gleichfalls glutenfreien Reis und bereitet statt eines Risottos eben mal ein »Hirsotto« zu.

Die gesunden perlrunden Körnchen, die weltweit in verschiedenen Formen angebaut werden, sind vielseitig zu verwenden: ob in Aufläufen, Backlingen, Nockerln oder (warm oder abgekühlt) als Salatzugabe – und natürlich für Hirsebrei! Wer kennt es nicht, das Grimm'sche Märchen *vom süßen Brei*, das aus alten Erzählungen schöpft und somit ein mehrfach behandeltes literarisches Thema variiert. Es versetzt uns in eine Zeit zurück, in der statt Brot eben der tägliche Brei im Vordergrund stand. Hatte man den zur Verfügung, fühlte man sich gestärkt und musste keinen Hunger leiden.

Hirsebällchen

Hier ein ganz einfaches, reichlich Silizium enthaltendes Gericht, zu dem ich gern kurz erhitzte Tiefkühl-Mirabellen oder -Pflaumen vom Vorjahr aus dem eigenen Garten reiche. (Ergibt etwa 6 Stück für 1–2 Personen).

Was Sie brauchen

1 Tasse Hirse (ca. 50 g)
2 knappe Tassen Mandelmilch
1 Prise Salz
4 kleingeschnittene Datteln
Haferflocken nach Bedarf
evtl. Agavendicksaft, Reis- oder Ahornsirup

Wie Sie vorgehen

Hirse vorm Erhitzen heiß abspülen. Mandelmilch in einem Topf aufkochen und Körnchen unter Rühren langsam einrieseln lassen. Die Hirse soll von der Flüssigkeit bedeckt sein. Salz und Datteln hinzugeben. Unter gelegentlichem Rühren 5 Minuten köcheln, von der Herdplatte ziehen und mindestens 10 Minuten ausquellen lassen. Die Masse soll gut zusammenhalten. Eventuell Hafer- oder Hirseflocken einarbeiten.

Pingponggroße Bälle formen oder eine normale Kaffeetasse mit der Hirsemasse füllen, oben glatt streichen und vorsichtig auf einen Teller stürzen. Rundherum Kompott verteilen. Je nach Anzahl der Esser auf die gleiche Weise die anderen Teller anrichten.

Für meinen Geschmack ist die Hirse durch die Zugabe von Datteln süß genug. Falls Sie nachsüßen möchten, tropfen Sie einfach ein wenig Agavendicksaft, Reis- oder Ahornsirup darüber.

Wenn Sie die Hirse als klassischen Brei essen wollen, geben Sie noch etwas Mandelmilch und/oder Orangen- beziehungsweise Zitronensaft dazu und rühren alles glatt.

Natürlich können Sie die Hirsekörnchen auch als Hirsemehl bekommen oder in einer Getreidemühle selbst fein vermahlen. In diesem Zusammenhang fällt mir ein wiederum ganz einfaches uriges Plätzchenrezept ein, ganz ohne Zugabe von Butter und Eiern.

Hirseplätzchen süß oder pikant

REZEPT

Ergibt etwa 30 Stück

Was Sie brauchen

gut 200 g fein vermahlene Hirse
knapp 100 g fein vermahlenes Einkorn
Soja-Reis- oder Hafermilch
etwas Olivenöl
ca. 2 EL Mandelstifte
ca. 2 EL Mandelmus oder geriebene Mandeln
etwas Ahornsirup
evtl. Haferflocken

Wie Sie vorgehen

Alles miteinander vermengen, bis eine gut formbare Masse entsteht. Kleine Kugeln aufs mit Haferflocken bestreute Backblech setzen und bei 150–180 Grad etwa 20 Minuten backen, bis sie ganz leicht angebräunt sind. Die rustikalen Hirsekugeln sollten innen noch weich sein.

Natürlich können Sie statt der Mandelstifte und des Ahornsirups auch klein geschnittene Zwiebeln oder fein geriebenes Gemüse sowie Salz und Schwarzkümmel und so weiter mit einkneten. Das ergibt dann die pikante Variante! Zusammen mit einer leckeren Soße und/oder herzhaftem grünen Salat kann man da wohl kaum etwas falsch machen!

Hirse ist uralt. Es gab sie möglicherweise schon vor 100 000 Jahren. Für lange Zeit war Hirse eines der Hauptnahrungsmittel unserer Urahnen und späteren Vorfahren rund um den Globus, in Afrika und Asien ist sie es heute noch. In Europa war Hirse das im Altertum und Mittelalter wohl am meisten angebaute Getreide überhaupt. Hier in Deutschland belegen Funde zum Beispiel bei Leipzig, dass Hirse mindestens um 5000 v. Chr. schon bekannt war.

Der Name ist Programm

Interessant ist, dass der Name »Hirse«, althochdeutsch *hirsi*, aus einer indogermanischen Wortwurzel stammt, die passenderweise mit Wachstum, Sättigung und Nahrhaftigkeit zu tun hat.

Neben der normalen goldgelben Speisehirse, die man aus dem Supermarkt kennt und die wegen ihrer Färbung auch »Goldhirse« genannt wird, gibt es Hirsekörner, die noch »gesünder« sein sollen: die Braunhirse. Gewöhnliche Speisehirse wird vorm Verkauf entspelzt und geschält. Der Vorteil: Dadurch wird sie verdaulicher, und mögliche toxische Rückstände wie Pestizidspuren oder Schimmelpilze, die sich an den Außenschichten befinden können, werden dabei weitgehend entfernt. Der Nachteil: Durch den Verlust der Schale gehen auch gesunde Inhaltsstoffe verloren.

Braunhirse wird nur in ungeschälter Form angeboten: Spelz und Schale bleiben dran. Sie gilt deswegen als mineralstoffreichstes Getreide der Welt, ist ebenfalls glutenfrei und soll die positive Wirkung von Goldhirse insgesamt noch einmal toppen. Spätestens in der mittelalterlichen Heilkunde hat sie bei uns eine Rolle gespielt.

Genutzt wird das braune Getreide im Gegensatz zur Goldhirse weniger als Backware oder Beilage, sondern als vermahlenes Nahrungsergänzungsmittel, das man sich einfach über alle möglichen Speisen streut oder in ein Getränk rührt. Das hierfür verwendete Braunhirsemehl ist so fein, dass die mineralischen Mengen- und Spurenelemente perfekt vom Körper aufgenommen werden können und die Braunhirse nicht erst gekocht werden muss, um verdaulich zu werden.

Wie bei allem Guten gilt: Man soll es in Maßen genießen. So gibt es gewisse Vorbehalte auch bei Braunhirse, vor allem wegen der enthaltenen Phytinsäure. Die befindet sich in den mitvermahlenen Außenschalen der Braunhirse. Schädlich sind diese Stoffe jedoch nur bei einem sehr hohen Konsum – in Maßen kann Phytinsäure sogar durchaus gesund sein. Wer nicht mehr als (je nach eigener Größe und Gewicht) 2–4 EL Braunhirse am Tag zu sich nimmt und sich ansonsten abwechslungs- und vitalstoffreich ernährt, muss also keine Bedenken haben.

Für Menschen mit einem sehr empfindlichen Magen-Darm-System kann Braunhirse jedoch schlecht verträglich sein. Hier empfiehlt es sich, beim Arzt nachzufragen oder eben einfach bei Goldhirse zu bleiben. Übrigens: Braunhirsekeimlinge sind eine gute Alternative: Beim Keimen werden Stoffe wie Phytinsäure und Tannin nahezu komplett abgebaut. Darüber hinaus weisen die Keimlinge sogar noch gesteigerte Nährwerte auf! Sie können Braunhirsekeimlinge sogar luftgetrocknet und fein vermahlen zum Beispiel in Reformhäusern bekommen.

Smoothie mit Braunhirse

REZEPT

Werten Sie Ihren Smoothie zur Abwechslung doch mal mit gemahlener Braunhirse auf!

Was Sie brauchen

1 Apfel
1 Banane
1 EL gemahlene Braunhirse oder Braunhirsekeimlinge
1 EL Haferflocken
1 EL frisch gepressten Zitronen- oder Orangensaft
trüber Apfelsaft (Menge je nach gewünschter Konsistenz)

Wie Sie vorgehen

Einfach »smoothig« mixen. Aber das wissen Sie ja schon …

Nüsse – harte Schale, smarter Kern

Jedes Kind weiß, dass Nüsse sehr kalorienreich sind. Zu viele davon müssen wir aber auch nicht naschen. Wenn Sie so richtig Lust darauf haben, reicht meist schon eine Handvoll pro Person und Tag aus. Doch Eiweißgehalt und Fettsäurestruktur dieser kerngesunden Fröhlichmacher bergen für unseren Körper durchaus Vorteile. Und als rasche Energielieferanten sind sie allemal »unersetzlich«.

Es gibt in Deutschland außer unseren bekannten einheimischen Nüssen wie Wal- und Haselnuss eine Reihe weiterer »ausländischer« Arten zu kaufen, die jede für sich hierzulande eine Menge Verehrer gefunden hat. So möchte ich Ihnen aus beiden Bereichen jeweils eine Nuss vorstellen.

Die Macadamianuss

»Königin der Nüsse« – so wird die Macadamianuss auch genannt. Und das nicht ohne Grund, denn ihr Reichtum an Nähr- und Vitalstoffen macht sie zu einer der wohl gesündesten und für uns wertvollsten Nuss überhaupt. Macadamianüsse sind wie kleine »kulinarische Schatztruhen«. Ihr unschlagbarer Mix aus gesunden Pflanzenstoffen sucht seinesgleichen.

Die kleinen Kraftkugeln stecken voller B-Vitamine und Mineralstoffe wie Calcium, Eisen, Magnesium, Kalium und Phosphor. Sie enthalten Ballaststoffe und wirken sich positiv auf unseren Cholesterinspiegel aus. Ihr hoher Fettanteil (ganze 76 Prozent je 100 Gramm) wirkt auf viele erst einmal abschreckend. Doch tatsächlich tut die Anzahl der enthaltenen ungesättigten Fettsäuren unserem Herz-Kreislauf-System und unserem Stoffwechsel gut.

Ursprünglich stammt die Macadamiapflanze aus Australien. Dessen Ureinwohner, die Aborigines, wussten die Früchte schon vor vielen Tausend Jahren ob ihres hohen Nährwerts und Fettanteils als energiespendende Kraftsnacks zu schätzen. Dabei mussten sie sich etwas Besonderes überlegen, um an den schmackhaften Kern dieses Nahrungsmittels heranzukommen: Vermutlich klemmten sie die »Kindal Kindal«, wie sie die Nuss nannten, in eine Steinmulde und schlugen mit einem anderen Stein auf ihr herum. Dabei blieb der helle Nusskern am ehesten heil.

Von Australien setzte sich der Siegeszug der Macadamianuss dann im Laufe der Zeit über die ganze Welt fort. Wegen ihrer Herkunft nennt man sie auch manchmal »Australische Nuss« oder »Queenslandnuss«. Sie ist die einzige australische Frucht, die den Welthandel erobert hat.

Aus Queensland sowie New South Wales, beides Regionen an der subtropischen Ostküste Australiens, kommen die Nüsse auch heute noch. Aufgrund der gestiegenen Nachfrage zählen nun aber auch vor allem Hawaii sowie Neuseeland, Südafrika, Kalifornien, Israel und einige Staaten Zentral- und Südamerikas zu den Anbaugebieten.

Um den Verzehr für die Kunden zu erleichtern, werden die Nüsse im Laden meist geschält angeboten.

PRAXISTIPPS

- Macadamianüsse sind die Früchte des Macadamiabaums. Etwa zwanzig Nüsse wachsen in einer Traube zusammen. Der runde, cremefarbige Kern ist von einer sehr harten, braunen Schale umgeben. Diese ist so fest, dass man sie mit einem herkömmlichen Nussknacker gar nicht öffnen kann. Drum herum sitzt sogar noch eine zweite grüne Außenhülle. Die kleinen Tresore sind also bestens geschützt. Ungeschälten Macadamianüssen kann man nur mit speziellen Spindelnussknackern beikommen.

- Schütteln Sie die Nüsse vorm Kauf: Klappert es in der Schale, ist der Kern ausgetrocknet, also nicht mehr zu empfehlen.

- Eine geöffnete Packung bereits geschälter Macadamianüsse sollte man besser nicht zu lange liegen lassen, denn das empfindliche Nussöl lässt sie recht schnell ranzig werden. Doch wer einmal auf den Geschmack gekommen ist, kann sich kaum noch vorstellen, dass Macadamianüsse im eigenen Vorratsschrank »vergammeln« könnten. Denn dafür sind sie einfach zu schmackhaft! In meiner Familie ist es schon vorgekommen, dass Packungen versteckt wurden, damit sie nicht in »fremde Hände« fielen.

- Eine halbvolle Tüte sollte man zudem fest schließen, denn die Nüsse nehmen das Fremdaroma anderer Nahrungsmittel in sich auf.

- Diese »cremigen Trostspender«, wie eine Freundin sie nennt, eignen sich nicht nur zum Sofortverzehr, sondern können auch vielseitig mit anderen Lebensmitteln kombiniert werden. Hier eine kleine Auswahl: hacken und übers Müsli streuen, Obstdesserts damit dekorieren, in Keksen und Kuchen verbacken, Gemüsepfannen und asiatische Wokgerichte damit aufwerten.

- Damit das Nussaroma noch deutlicher herauskommt, können Sie gehackte und sogar vermahlene Kerne in einer Pfanne ohne Fett unter Rühren anrösten und über Süßes oder Pikantes verteilen. Oder mengen Sie doch mal Macadamianussöl unter Ihr Salatdressing! Auch in Kosmetika findet dieses Öl Verwendung, besonders aufgrund der hohen Konzentration von Palmitolein-Fettsäure, die übrigens auch in Sanddornbeeren und Avocados vorkommt.
- Sie haben trockene, spröde Haut? Dieses Macadamianussöl zieht gut ein, strafft, regeneriert und bietet sogar noch einen leichten Lichtschutz. Kein Wunder, dass auch hawaiianische Frauen, in deren Heimat die Pflanze ja mittlerweile in größerem Stil angebaut wird, darauf schwören ...

Für Haustiere nicht geeignet

Schatz für den Menschen, Gefahr für Tiere: Mögen die essbaren Macadamianüsse auch gesund und wertvoll für den Menschen sein, so wirken sie giftig auf Hunde und Katzen. Etwa zwölf Stunden nach dem Verspeisen kann es zu Verstopfung, Muskelzucken, starken Gelenkschmerzen, Fieber oder gar einer Lähmung des Hinterleibes kommen. Die Ursache dieser Probleme, die auch wieder abklingen können, ist bis heute nicht geklärt.

Achtung: Auch Kleinkinder muss man von ganzen unvermahlenen Nüssen fernhalten! Sie könnten sich verschlucken und daran ersticken.

Der Anbau des Macadamianussbaums erfordert Geduld, denn die Bäume wachsen nur sehr langsam und sind empfindlich. Erst nach etwa sieben Jahren, mal etwas früher oder auch deutlich später, tragen sie genug Früchte für eine lohnende Ernte.

Nach dem Aufsammeln der Nüsse vom Boden, zumeist per Hand, wird zunächst die weiche grüne Außenschale entfernt. Danach werden die Nüsse mehrere Wochen luftgetrocknet, um ihren Wassergehalt zu senken. Dadurch lassen sie sich leichter knacken. Anschließend werden die Kerne meist noch geröstet, damit sie die lange Reise nach Europa besser überstehen. Die aufwändige Produktion schlägt sich natürlich im Endpreis nieder. Aber schließlich nimmt man Macadamianüsse ja nicht täglich zu sich – und wenn, dann in kleineren Mengen.

Die Walnuss – unsere eigentliche Königin?

Die Walnuss als königliche Frucht des Jupiter wetteifert angeblich mit der Macadamianuss, um sie zu entthronen und selbst zur unbestrittenen Königin der Nüsse zu werden. Kaum eine andere Nuss hätte das so verdient wie sie. Ähnlich wie die alten Römer dem Jupiter weihten die Griechen sie übrigens dem Göttervater Zeus, denn sie schätzten ihr Aussehen, ihren Geschmack und ihre segensreichen Auswirkungen auf unsere Gesundheit.

Gefragtes Edelholz

Die Walnuss ist nicht nur als Nuss begehrt. Denn es sind nicht allein die Früchte, sondern auch das Holz des attraktiven knorrigen Baums, das sich dank seiner schönen ausgeprägten Maserung großer Beliebtheit erfreut. Das Edelholz hat seinen Preis und wird außer zu Möbeln, Täfelungen oder Parkettböden auch zu Tabakpfeifen verarbeitet.

Man geht davon aus, dass die Walnuss bereits vor der letzten Eiszeit, also vor über 100 000 Jahren, auf der Erde verbreitet war. Bis vor ein paar Jahren war allerdings nicht einmal klar, ob sie tatsächlich eine Nuss ist. Botaniker bezeichneten sie als Steinfrucht, ehe der Diplombiologe Michael Markowski die Fachwelt dank seiner Forschungsergebnisse damit überraschte, dass Walnüsse doch »echte« Nüsse sind! Zu uns kommen sie heute hauptsächlich aus den USA und Frankreich, werden aber auch in China und dem Iran, in Italien und Chile angebaut.

Ein altes Naturrätsel

Zur schönen warmen Sommerzeit, da trage ich ein grünes Kleid. Doch wenn erst kommt der Herbst daher, trag ich das grüne Kleid nicht mehr. Ich trage dann ein Kleid aus Stein, ein Hammerschlag dringt kaum hinein. Und kommt die liebe Weihnachtszeit, so trag ich gar ein golden Kleid. Das zieht mir dann das Kindchen aus und isst mich selbst zum Weihnachtsschmaus.[9]

Besonders bekannt sind Walnüsse für ihre außergewöhnliche, dem menschlichen Gehirn ähnelnde Form. Kein Wunder, dass die Signaturenlehre, die vom Aussehen einer Pflanze auf deren Wirkung schließt, der Walnuss eine positive Wirkung speziell auf unsere grauen Zellen zuspricht. Immerhin hat die Europäische Behörde für Lebensmittelsicherheit (EPSA) 2012 offiziell bestätigt, dass Walnüsse die Elastizität der Blutgefäße verbessern können, was eine Grundvoraussetzung für optimalen Blutfluss ist. Und das wiederum ist

---

9   Vgl. Doris Laudert, *Mythos Baum*, München 2003.

natürlich äußerst förderlich für unser Herz-Kreis-lauf-System. Walnüsse können den Cholesterinspiegel senken und vor Herzinfarkt und Schlaganfall schützen. Da reichen schon circa 30 Gramm am Tag! Auch bei Problemen mit der Bauchspeicheldrüse und sogar in der Brustkrebspräventi-on eröffnen sich Perspektiven.

Zu diesen gesundheitlichen Effekten tragen, ganz wie bei der Macadamianuss, die in ihr reichlich verborgenen mehrfach ungesättigten Fettsäuren bei. Als einzige Nuss weist die Walnuss dazu einen sehr hohen Gehalt an Alpha-Linolensäure auf. Das ist eine Omega-3-Fettsäure, die wir über die Nahrung zu uns nehmen müssen, da unser Körper sie nicht selbst produziert. Diese Art Fettsäure wirkt sich sehr positiv auf unseren Blutdruck aus und kann Blutverklumpung hemmen.

Gerade wenn Sie keinen Fisch essen mögen, kann ein höherer Walnusskonsum also wirklich gut für Sie sein. Denn Omega-3-Fettsäuren sind generell und trotz ihrer Wichtigkeit für unseren Körper nur in einer begrenzten Anzahl von Lebensmitteln enthalten: in guten Ölen wie Raps- und Leinöl, in Lachs, einigen anderen Fischen und eben Walnüssen. Die bunkern darüber hinaus Eiweiß, Ballaststoffe, Vitamine (vor allem Vitamin E), Mineralstoffe und Antioxidanzien, die unsere Körperzellen vor angriffslustigen Radikalen schützen können. Die kleinen »Minigehirne« stecken also voller wertiger Powerstoffe – es ist schlichtweg klug, sie zu essen.

Die Parallelen zur Macadamia setzen sich weiter fort, denn auch Walnussbäume benötigen bis zu zehn Jahre und mehr, ehe sie zum ersten Mal genug Früchte für eine gute Ernte tragen. Diese lange Zeit machen die Bäume dadurch wieder wett, dass sie über sage und schreibe hundert Jahre hinweg geerntet werden können. Pro Jahr tragen die teils über 20 und noch mehr Meter hohen stattlichen Holzriesen in ihren weit ausladenden Kronen im Schnitt etwa 40 Kilogramm Nüsse. Die genaue Anzahl variiert natürlich von Baum zu Baum und Jahr zu Jahr.

Dass die ertragreichen Bäume recht empfindlich gegenüber Kälte sind, geschenkt! Zwar scheinen sie das warme Klima ihres Hauptanbaugebiets Kalifornien zu mögen. Doch auch bei uns wachsen sie in einigen Gärten, zum Beispiel in meinem. Als einmal vor vielen Jahren zu meinem Leidwesen alle Obstbäume um ihn herum gefällt werden mussten, um eine Baugrube ausheben zu können, wurde »mein« Walnussbaum nicht angetastet und blieb als Einziger unversehrt. Warum? Wer weiß … Ich habe jedenfalls seine Nüsse schon als Kind sehr gern gemocht, und es war immer etwas ganz Besonderes, wenn »unsere« Walnüsse zur Adventszeit im Familienkreis rund um den Adventskranz geknackt wurden.

PRAXISTIPPS

- Als Beigabe im Müsli oder Smoothie oder auch als Füllung im Gebäck sind Walnüsse beliebt, ebenfalls in Kuchen oder Pralinen, zumal sie da allein schon durch ihre Optik einiges hermachen.
- Doch sollte man Walnüsse nicht nur auf ihre »süße Seite« reduzieren. Man kann sie auch als nussige Kruste über Pfannengemüse und -aufläufen oder auf Pizza einsetzen sowie gemahlen über Pasta streuen. Ich mag sie pur und unverarbeitet am allerliebsten.

- Und glauben Sie nur nicht, dass Walnüsse im frischen Zustand einen unangenehm bitteren Beigeschmack hätten. Den haben sie nur, wenn sie falsch behandelt oder nicht mehr sehr frisch sind. Walnüsse lagert man trocken, kühl und dunkel.
- In Salatsoßen kann Walnussöl durchaus für ein neues Geschmackserlebnis sorgen. Lange galt es als Luxusöl für Gourmets, heute aber auch immer mehr als Öl für die Gesundheit. Zum Braten ist Walnussöl allerdings nicht geeignet.

Die Königin der Nüsse

Wer aber gewinnt nun den »Wettkampf« um den Titel der »Nusskönigin«? Was die Inhaltsstoffe betrifft: Gleichstand. Jede hat viel zu bieten. Was das Aussehen angeht: grundverschieden. Die eine hell und rund, die andere braun und außergewöhnlich. Geschmack? Geschmacksache! Die eine mundet buttrig mild, die andere apart aromatisch. Fazit: Beide haben das Zeug zum Sieg. Wenn ich denn wählen müsste: Die Walnuss bliebe meine *einheimische* Königin!

Weitere Nüsse

Nach den Porträts dieser beiden »Königinnen« wundert man sich vielleicht ein wenig: Und was ist mit den anderen wie der schmackhaften einheimischen, an zellschützendem Vitamin E reichen Haselnuss? Oder der wie eine abgeflachte Walnuss aussehenden, viel abwehrstarkes Zink enthaltenden Pekannuss? Der Paranuss mit ihrem bemerkenswerten, die Schilddrüsenfunktion unterstützenden Selen- sowie knochen- und zahnfreundlichen Phosphorgehalt? Oder den beliebten Vitamin-B-haltigen und mineralstoffreichen Cashewkernen?

Wer gar nicht um den Titel buhlt, ist zum Beispiel auch die vielseitige Mandel mit dem unübersehbaren Anteil an krebsfeindlichem, arterienschützendem Vitamin E. Hat sie wie all die anderen das vielleicht überhaupt nicht nötig? (Dabei sind die vier Letztgenannten wie auch die eisenhaltigen Pistazien im streng botanischen Sinn eigentlich gar keine »richtigen« Nüsse, obwohl sie vielen als solche gelten.)

Sie alle haben, was Geschmack, gesunde Inhaltsstoffe und Aussehen angeht, eine ganze Menge zu bieten. Wenn es um die Frage geht: »Welches Nahrungsmittel ist für mich nun das beste?«, liegt es an Ihnen, nicht nur in die Waagschale zu werfen, was inzwischen aus wissenschaftlicher Sicht vermutet wird oder nachweisbar ist, sondern auch in sich hineinzuspüren und herauszufinden, was Ihnen selbst in Ihrer jeweiligen Lebenssituation guttun würde.

Keine der zahlreichen Nahrungspflanzen hat es in irgendeiner Weise nötig, uns etwas zu beweisen! Sie alle wachsen auf unserer Erde und sind bereit, uns zu unterstützen, indem sie uns *das* an Duft- und visuellen Reizen, verbunden mit gesunderhaltenden Inhaltsstoffen, anbieten, was wir in verschiedenen Lebenslagen am ehesten gebrauchen können. Nehmen wir das Angebot dankbar an! Pflanzen sind so viel mehr als bloße Materie und Mittel zum Zweck. Sie sind prägend eingebunden in das überaus komplexe und empfindliche Geflecht sinnlicher und übersinnlicher Gegebenheiten in unserer Welt. Dieses Zusammenspiel braucht wie in einem guten Orchester aufmerksame und faire Partner, auf die man sich verlassen kann. Ohne Pflanzen können wir Menschen nicht überleben, sie aber durchaus ohne uns.

Schlusswort:
Alles im grünen Bereich?

Dass naturbelassene Ernährung gesund und leistungsfähig erhalten und mit einer höheren Lebenserwartung einhergehen kann, ist nicht nur aus wissenschaftlicher Sicht unstrittig, sondern schon mit ein wenig gesundem Menschenverstand leicht nachvollziehbar.

Auch Proteine aus Milch oder Fleisch sind erwiesenermaßen nicht so gesundheitszuträglich, wie man lange glaubte beziehungsweise uns glauben machen wollte. Das Schlimme ist, dass die Massentierhaltung heute nicht nur für die Tiere selbst eine Qual ist und darüber hinaus in ökologischer Hinsicht massive Probleme aufwirft, sondern im Übermaß genossen auch eine nicht zu unterschätzende gravierende Gefahr für unsere geistige und körperliche Unversehrtheit darstellt (Stichworte Stoffwechsel, Übersäuerung, artfremde Wachstumshormone, Belastung durch Umweltgifte, medikamentöse Behandlungen und vieles mehr).

Das ist eine Tatsache, auf die viele Ernährungsexperten und Krebsforscher immer wieder hingewiesen haben.

Was aber genauso evident ist, will dieses Buch vermitteln: Pflanzen sind eine wunderbare Nahrungsquelle, aus der wir uns, wollen wir auf Dauer leistungsstark und gesund bleiben, täglich ausgiebig bedienen sollten.

Doch nicht nur ernährungswissenschaftlich orientierte Experten sind sich da einig. Selbst die neue Physik und ihre Quantentheorie versetzen uns in dieser Hinsicht in Erstaunen. Eines ist sicher: Materie und Bewusstsein gehören untrennbar zusammen. Alles in uns und um uns herum durchdringt und verändert sich gegenseitig und wirkt prägend aufeinander ein. Und so ist auch unsere Nahrung genau wie wir selbst einem Wechselspiel elektromagnetischer Einflüsse ausgesetzt, die wir aber auch sinnvoll für uns nutzen können.

Nach allem, was wir heute wissen, kann man davon ausgehen, dass, vereinfacht ausgedrückt, die Kommunikation und Verständigung unter den Zellen unseres Körpers gestört ist, bevor degenerative Erscheinungen wie Krankheiten entstehen und sich deren Konsequenzen schließlich in spürbaren Symptomen niederschlagen. Und hier kommen die Biophotonen ins Spiel, die nichts anderes als kleinste Lichtquanten sind.

Man muss sich die DNS-Moleküle nicht nur wie unveränderbare winzige Erbspeicher vorstellen, sie sind viel flexibler und manipulierbarer, als wir denken, wie der US-amerikanische Biologe Bruce Lipton schon lange herausgefunden hat. Sie scheinen aber noch eine andere äußerst interessante Funktion zu haben, indem sie nämlich wie kleine Antennen fungieren, welche die elektromagnetische Energie des uns umgebenden Lichts auffangen und in der Zelle verteilen. Dafür sind sie allein schon von ihrem Aufbau her als klitzekleine Hohlraumresonatoren bestens geeignet.

Jede Zelle generiert nun ein ganz bestimmtes elektromagnetisches Feld, das wiederum biologische Prozesse anstößt und in spezielle Bahnen lenkt. Und auf diesen so in Gang gesetzten chemischen Austausch zwischen den zahllosen

Molekülen und den besonderen Rhythmus, in dem das geschieht, kommt es an.

Sind die Verständigungsimpulse zu schwach, kann das zu unkontrollierten Reaktionsfolgen führen. Sprich: zu Stoffwechselstörungen, die dann körperliche Fehlabläufe wie alle möglichen Krankheiten bis zu fatalen Wucherungen zur Folge haben.

Dass Lichtwellen die Sprache der Zellen sind, vermutete schon Anfang des 20. Jahrhunderts ein russischer Wissenschaftler namens Alexander Gurwitsch, dessen Ansatz in den siebziger Jahren des 20. Jahrhunderts von dem deutschen Professor Fritz Popp weiterverfolgt wurde. Woher soll eine Zelle wissen, dass sie wachsen oder auch nicht mehr wachsen darf, um das harmonische Miteinander im Körper zu wahren? Das kann nur funktionieren, wenn sie die richtigen Informationen erhält, wie sie zum Beispiel elektromagnetische Strahlung aus dem Sonnenlicht liefern kann.

Und was glauben Sie, wo diese kleinen heilsamen Biophotonen auch und gerade enthalten sind? In unbehandelten, ursprünglichen Nahrungsmitteln!

Es gibt heute hochempfindliche Messgeräte, die uns, dessen sind wir sicher, in kontinuierlich weiterentwickelter Form in immer größeren Schritten voranbringen werden, um in Regulationstherapien zu münden, die wohl einmal die Medizin der Zukunft prägen. Doch bis dahin können Sie ganz persönlich und in eigener Verantwortung eingreifen und für sich und andere tätig werden. Indem Sie sich zurückbesinnen auf eine Ernährung, die so viele ursprüngliche, uralte und lange bewährte Inhaltsstoffe bereithält, die im wahrsten Sinne des Wortes Licht in Ihren Körper und Ihr Leben bringen!

Selbstverständlich ist es aber nicht die Nahrung allein, die uns glücklich macht, sondern es kommt auch hier wieder auf das komplexe harmonische Zusammenspiel körperlicher, mentaler und seelischer Faktoren an. Rationalität und Spiritualität schließen sich nicht aus, sondern befruchten sich gegenseitig. Und wahre physische Fitness geht immer einher mit einem klaren Bewusstsein und einer ausgewogenen psychischen Konstitution.

Das heißt natürlich nicht, dass eine solche ideal verzahnte Lebensweise sozusagen zwangsläufig zu einem Status quo führt, den man mit einer gemäß heutigen Erkenntnissen optimalen Ernährung, einem erleuchteten Geist und einer ausgeglichenen Psyche ganz automatisch erreicht. Das Leben hält, wie wir alle wissen, eine Menge von Unwägbarkeiten bereit, die uns nicht selten eines Besseren belehren, indem sie uns mit ungeahnten neuen Herausforderungen überraschen.

Nein, es kann nur darum gehen, die Augen offenzuhalten und mit Intuition, die aus Verstand *und* Bauchgefühl gespeist wird, den als uncool erkannten und uns meist von anderen antrainierten Gewohnheiten Lebewohl zu sagen.

Heißen Sie Erkenntnisse, die Ihren Geist ansprechen, ja elektrisieren und sich darüber hinaus *gut* anfühlen, in Ihrem Leben willkommen. Sie können Ihnen neue Horizonte eröffnen, die Ihr Dasein schlichtweg bereichern.

Wir hoffen, dass wir Sie bei diesem Prozess ein wenig unterstützen konnten.

Fulda, im Frühjahr 2015
Tanja-Gabriele und Dr. Mathias Schmidt

Danksagung

Vielen lieben Dank, Viola und Leonard, für eure freundliche, sachliche Unterstützung!

Ein großes Dankeschön geht auch an unsere Interviewpartner Hildegard Kita, Janet Emig und Jürgen Krenzer, die uns an ihrem umfangreichen Erfahrungsschatz ganz selbstverständlich teilhaben ließen.

Allen, die zur Realisierung dieses Buches in irgendeiner Weise beigetragen haben, fühlen wir uns verbunden: Stellvertretend für alle bedanken wir uns bei Ralf Lay für sein konstruktives und einfühlsames Lektorat sowie der zuständigen Redakteurin Sabine Stechele! Und nicht zu vergessen: Lieber Remus, du zeigst uns immer wieder aufs Neue, wie wichtig es ist, wenigstens einmal am Tag »Natur pur« zu schnuppern. Danke!

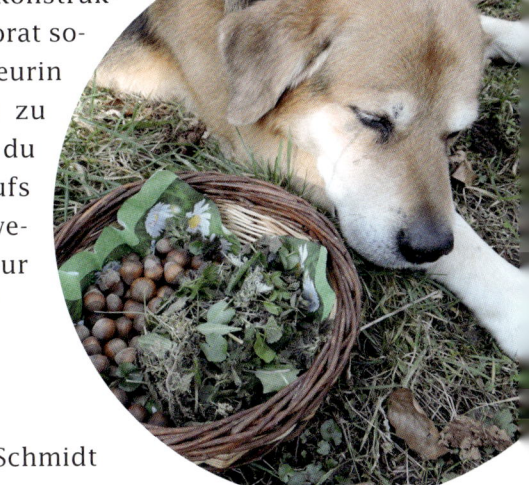

Tanja-Gabriele und Mathias Schmidt

Rezeptverzeichnis

Heilmittel

Literatur (Auswahl)

Aschenbrenner, Eva: *Die Kräuterapotheke Gottes*, Goldmann 2010.
Aschenbrenner, Eva: *Der Wildkräutergang durchs Jahr*, Kosmos 2002.
Bickel, Gabriele: *Mein Kräuterhexenwissen*, Kosmos 1997.
Birmann-Dähne, Gerthild Elisabeth: *Das Rhöner Wildkräuterbuch*, Parzellers Buchverlag, Fulda 2008.
Dahlke, Rüdiger: *Peace Food*, Gräfe und Unzer 2011.
Dalichow, Irene: *Die Blütenapotheke*, Goldmann 2011.
Davis, William: *Weizenwampe. Warum Weizen dick und krank macht*, Goldmann 2013.
Fischer, Susanne: *Medizin der Erde*, Heinrich Hugendubel Verlag 1984.
Fleischhauer, Steffen Guido & Guthmann, Jürgen & Spigelberger, Roland: *Essbare Wildpflanzen*, AT Verlag 2014.
Faulstich, Joachim: *Das heilende Bewusstsein*, Knaur 2006.
Glaschke, Stefanie: *Das Heilwissen der weisen Frauen*, Verlag Kreuz GmbH 2008.
Grappendorf, Doris: *Meine wilde Hausapotheke*, Katharinen-Verlag 2013.
Hartmann, Walter & Fritz, Eckart: *Farbatlas Alte Obstsorten*, Ulmer Verlag 2011.
Haßkerl, Heide: *Alte Gemüsearten neu entdeckt*, Stocker Verlag 2008.
Hiersch, Sigrid & Grünberger, Felix: *Die Kräuter in meinem Garten*, Narayana Verlag 2014.
Hildmann, Attila: *Vegan for Fit*, Becker Joest Volk Verlag 2012.
Kirk, Mimi: *Rohköstlich leben*, Hans-Nietsch-Verlag 2011.
Laudert, Doris: *Mythos Baum*, blv Verlag 2003.
Lewis, Pam: *Making Wild Flower Meadows*, Frances Lincoln, London 2003.
Mayer, Gottfried & Uehleke, Bernhard & Saum, Kilian: *Das Grosse Buch der Klosterheilkunde*, Verlag Zabert Sandmann 2013.
Messner, Gertrude: *Kräuterhandbuch für Mutter und Kind*, Löwenzahn Verlag 2009.
Mühl, Franz: *Alte und neue Apfelsorten*, Obst- und Gartenbauverlag 2011.

Neuner, Fred & Landwehr, Michaela: *Gutes aus dem Garten*, Christian Brandstätter Verlag 2012.

Perlmutter, David: *Dumm wie Brot*, Goldmann 2014.

Pflanzen duften den Garten gesund, Abtei Fulda.

Pflanzensaft gibt Pflanzenkraft (Natürliche Gieß- und Spritzmittel für den Garten), Abtei Fulda 2012.

Pirc, Helmut: *Wildobst und seltene Obstarten im Hausgarten*, Stocker Verlag 2011.

Robinson, Jo: *Eating on the Wild Side*, Little, Brown and Company, U.S. 2013.

Rütting, Barbara: *Was mir immer wieder auf die Beine hilft*, Goldmann 2014.

Schönfelder, Ingrid & Peter: *Der Kosmos-Heilpflanzen-führer*, Kosmos 2008.

Schnack, Friedrich & Limbach, Sandro: *Das kleine Kräuterbuch*, Insel Verlag 1936.

Schocke, Sarah: *Kleine Veganer-Bibel*, Goldmann 2014.

Sieck, Annerose & Jörg-Rüdiger: *Heilerinnen im Mittelalter*, Carl Überreuter Verlag 2008.

Slipher, Beate: *Natur satt!*, Kosmos Verlag 2009.

Storl, Wolf-Dieter: *Der Selbstversorger*, Gräfe und Unzer Verlag 2013.

Storl, Wolf-Dieter: *Heilkräuter und Zauberpflanzen zwischen Haustür und Gartentor*, Knaur Taschenbuch 2007.

Storl, Wolf-Dieter: Pflanzendevas: *Die geistig-seelischen Dimensionen der Pflanzen*, AT Verlag 2013.

Switzer, John. *Gesunder mit Dr. Switzers Vitalkost-Rezepten*, Gesundheit Verlag 2013.

Thönnes, Dietmar & Schwester Schlömer, Blandina & Pater Kerschgens, Peter: *Gesundheit aus dem Klostergarten*, Georg Thieme Verlag 1999.

Treben, Maria: *Heilkräuter aus dem Garten Gottes*. Ennsthaler 2014.

Willcox, Bradley & Craig Willcox, D. Craig: The Okinawa Program, Harmony, U.S. 2001.

Internetadressen (Auswahl)

Kräuter

www.heilkraeuter.de
www.der-kraeuterweg.at
www. kraeuter-verzeichnis.de
www.zentrum-der-gesundheit.de

Altbewährtes Obst und Gemüse sowie Getreide

www.chiemgaukorn.com (Chiemgaukorn Naturprodukte aus Bio-Anbau)
www.dreschflegel-saatgut.de
www.faz.net/aktuell/stil/essen-trinken/genuss/gemueseanbau-alte-sorten-
neu-entdeckt
www.gentechnikfreie-saat.de
www. hoffmann-obstbaumschule.de/bioland-historische-sorten
www.inka-ev.de (z.B. nützliche Saatgut-Adressen)
www.ndr.de/ratgeber/gesundheit/Alte-Gemüsesorten-neu-entdeckt
www.nutzpflanzenvielfalt.de (VEN, Verein zur Erhaltung der Nutzpflanzen)
www.pomologen-verein.de/alte obstsorten
www.roh.spirit.de/rohkost-rezepte/wildkraeuter-wirkung
www.vern.de (VERN, Verein zur Erhaltung und Rekultivierung von
Nutzpflanzen)
www.welt.de/lifestyle/Alte-Gemuese-neu-entdeckt

Register

Bildnachweis

Bildredaktion: Melanie Greier, Anka Hartenstein

Flora Press: 98 (Bildagentur Beck), 305 (Botanical Images); Fotolia.com: 44 (emer), 74 (Fotolyse), 81 (gabriffaldi), 95 (Sternstunden), 125 (bit24), 126 (Johanna Mühlbauer), 143 (emer), 158 (tycoon101), 167 (redhorst), 178 (GoodMood Photo), 181 (Mitmachfoto), 255 (ji_images); iStockphoto.com: 63 (Henrik_L), 75 (SashaFoxWalters), 89 (schnuddel), 139 (Heike Rau), 156 (Anita_Bonita), 160 (liamgrantfoto), 189, 201 (MmeEmil), 195 (duckycards), 221 (Leonidovich), 223 (AlexPro9500), 273 (typo-graphics), 312 (mashabuba), 320 (nadla), 327 (ntdanai); Shutterstock.com: 25 (In Tune), 37 (Hector Ruiz Villar), 63 (Bildagentur Zoonar GmbH), 63 (mimohe), 71 (Julia Reschke),72 (andras_csontos), 73 (RAFAL FABRYKIEWICZ), 77 (Matthijs Wetterauw), 78 (movit), 79 (Robert Mertl), 85 (Vic and Julie Pigula), 103 (ArTDi101), 113 (Lecic), 135 (Ekaterina Kondratova), 147 (ARCANGELO), 151 (Shebeko), 162 (Brent Hofacker), 173 (Ildi Papp), 207 (Sea Wave), 217 (Olha Afanasieva), 265 (PhotographyByMK), 281 (VICUSCHKA), 300 (maradonna 8888), 305 (Karen Kaspar), 332 (mmkarabella); Privatarchiv Hildegard Kita: 90; Privatarchiv Oliver Schmidt: 233; Privatarchiv Tanja-Gabriele Schmidt: 13, 16, 18, 51, 69, 70, 82, 84, 225, 236, 240, 257, 291, 341